中医药古籍珍善本点校丛书

倚云轩医案医话医论

[清] 方耕霞 著

李鸿涛 王柳青 张明锐 吴晓锋 点校

中华人民共和国科学技术部科技基础性工作专项资金项目
中医药古籍与方志的文献整理（课题号：2009FY 120300）

學苑出版社

图书在版编目(CIP)数据

倚云轩医案医话医论/(清)方耕霞著;李鸿涛等点校.
—北京:学苑出版社,2015.5
ISBN 978-7-5077-4751-5

Ⅰ.①倚… Ⅱ.①方… ②李… Ⅲ.①医案—中国—近代 ②医话—中国—近代 ③医论—中国—近代 Ⅳ.R249.52

中国版本图书馆 CIP 数据核字(2015)第 070036 号

责任编辑:陈 辉
出版发行:学苑出版社
社　　址:北京市丰台区南方庄 2 号院 1 号楼
邮政编码:100079
网　　址:www.book001.com
电子信箱:xueyuanpress@163.com
销售电话:010-67601101(销售部)、67603091(总编室)
经　　销:新华书店
印 刷 厂:北京市广内印刷厂
开本尺寸:890×1240　1/32
印　　张:11.75
字　　数:249 千字
版　　次:2016 年 5 月北京第 1 版
印　　次:2016 年 5 月北京第 1 次印刷
定　　价:58.00 元

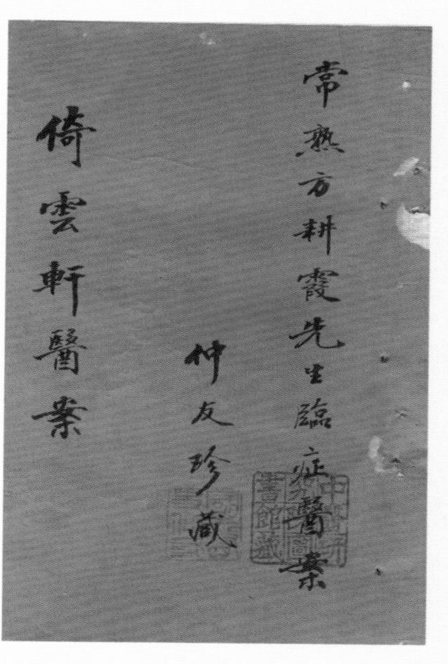

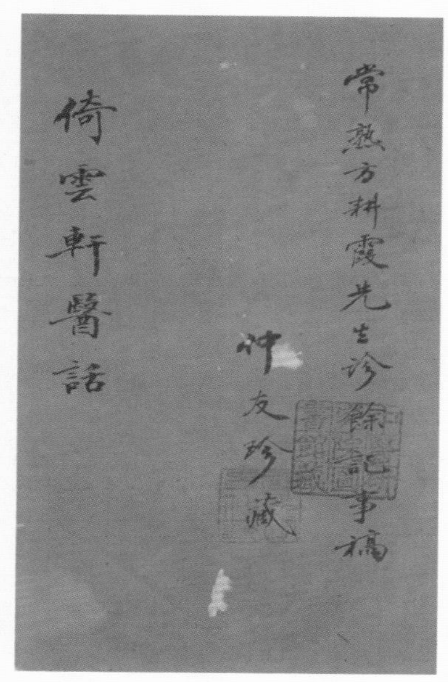

倚雲軒醫案目錄

光緒己亥年新正月初日在於倚雲館君嘉録存

倚雲醫話目錄

倚雲書屋

倚雲軒醫案

外感寒熱門

錢 冬患時疫之時為病二病經兩月頻進清補究竟濕邪未去陽氣大傷頻渴不[illegible]飲舌白罩灰病不多度六脈流滿病情重險固不待言所幸胃脈和緩精神猶較為一線生機若進扶陽益胃以擅不治之陽附子理中以溫中焦之氣機乃吉

附子理中湯　於朮　柴胡　獨活　陳皮　半夏

茯苓　木香　伏龍肝

單 幼身患無汗四日肌熱少夜目赤唇紅氣溫之邪蘊帶化電未基生風

桑葉　杏仁　牛蒡　元參　黃芩　丹皮　連翹

桔梗　山梔　川貝　薄荷　蘆根

王 冷汗不止此陽脫也譫言妄語此神脫也兩左尺弦大妄情右撮摸搬不知乃陰陽俱竭之象病雖本於濕溫凡濕阻深極之陣外邪未及內陷每之即見虛脫當於危險之秋攻邪乎扶正乎無審兩光之間還當盡之救正氣或能冀其萬一

大熟地 人參 附子 白芍 炙草 歸身

茯苓 大棗 牡蠣

又 冷汗漸收陽回之象言語清爽神回之象脈兩手皆和陰陽頗有來復之機矣惟顳大不耐況撮仍如昨中水火兩虧之象前方既見小效且仍守其制

外感

人参鹿茸治验辨　石芾南医原论六气归燥湿两端

新溪张仲岩观舌苔辨病　读成注伤寒论阅手第一回苏东坡代

李士材治王肯堂病又治水泻顶法　己酉年上开疾多霍乱方治验

人议余喜写温药辨说　温明远治鬼昏谵奇法验

说吾人会喜服膏滋药　见褚氏遗书云大肠与肺脉同行

丁松生医学丛书治验各症　针科朱传贵臂痛指点如法灸愈

说六淫邪气亦能传疫邪治法　秋雨庵董蓬有瘵劳病

食猪胆令人阳痿不举　说侯氏黑散冷服

考瑞内遗精成劳　说新肉症　管子水地篇言五味生五藏

昭芭煙公送井溪心法书　北方白喉禁针药剂　西医造鼠疫症

春西街生古早行之　西说库南石膏不效谈　又诋中医内经虚造　说石芾南茶春雨谭

西医出实验中医理想别　西电非阴阳造说中五味　杨州医报陆晶年方法　论治泻痢

说西人检疫防疫病由　西医百病肺病居多　终身不病非肺病之真说

中风先兆与不必多有由　徐灵胎云业医知各药出产性味　生地　牛膝　当归　白芍

山药　川芎　党参　黄芪　枸杞　麦冬　菊花　犀角　牛黄　珍珠　麝香

琥珀　羚羊　人参　冰片　川朴　川贝　川连　山漆　石斛　木通　通草　脚气

读徐批叶案指五味柴胡症用法　因女东倪朋读千金方治崩带症

钱牧斋鹤中跌什嘉言奇法治验　䩶名过张居明论痰病起由　又言痰厥痛治

幼闻冯医产后症说冯氏锦囊　扶阳抑阴　论惠地最能消痰降气验

照前方去白芍　加五味子七下

案　湿温一候汗出过多表虚由此而遏阳气亦由此而虚湿邪未化胸痞

不舒邪未清咳嗽不爽嗜好之神内虚表虚虚而恋邪最易生变延之

温中开痞佐以泄肺化邪

人参　乾姜　川连　半夏　炙草　川朴　归须

象贝　蒌子　桔梗

又　咳嗽虽减汗肢冷舌白不渴脉濡右加种种见端皆为太阴少阴之

症但太阴有暖渴而无便血少阴有便血而不暖渴今便血而不暖渴者

少阴为病乎症已棘手将宗仲景法治之须藉机乃吉务必防脱

人参　熟附子　炙草　白芍　炮姜　于术　归须

补气

川朴　杏仁　茯苓　新绛　桔梗

全　表九日口渴喜饮苔黄津涸腹痛之剂痛入夜神烦表势更盛

邪热挟积热入阳明胃府业经液伤营阴将有不通有津热承

接作气于一线气液涸风动则难为力矣六年七十有八最宜正气不支

凉膈散　白蜜　调生萝卜汁三钱送下

吴　暑湿病两候表势起伏面晦唇焦里热未见蠲虽汗出亦转而

病之所以不退者由日吸洋烟致腹中之积滞不行与邪热互相胶结为患

耳少腹作痛舌白罩灰是其征也法当行滞利气得积去热亦自解

调胃承气汤合温胆汤　加萝卜汁一杯

张　暑湿病两候屡经汗下仍然渴不多饮胸痞不舒舌白罩灰右弦左

倚雲軒醫話卷下

常熟方仁淵耕霞甫著

予設一癡願謂一世學醫年已花甲未能十全祇得其半何謂祇得其半蓋於古今之籍雖未盡觀亦已不少矣然析疑義斷微茫自能於臨症之際當不致拿穩之差然證心中了了指下模糊者非欲今精神衰老識不能再有進益願未世仍為醫士將今生之靈性學業帶之以讓之後半之功庶一病到眼了然於變化能盡情局詳斷之差成一名醫此予之妄想癡願也未知閻羅王肯許我否一笑 因目作挑聯

刪去

泰西本草所用藥味猛烈者多中國出者亦居其半其言功用但列寒熱溫涼補瀉有毒無毒某藥治某病猶攻草根金石昆蟲鱗介之說不攷不言升降虛實藏府經絡此國彼國之法未可謂也惟所疑者如人參黃芪中國以為補藥彼亦以為補藥黃連靈香中國以為瀉藥彼以為補藥膽礬味酸苦而濇中國以為湧吐服飲彼亦為補藥此氣味者性情氣味大不相同功用大異未知是何義何居殊屬可怪恨不得西醫而問之至其術能剖腸伐胃以活人之血接補血虛之人視華佗師之刮骨療毒卑之不足道矣治外之法為從來所未

三消门

渴 口渴善飲小便如油能食善飢此消症也火不歸原故然

金匱腎氣湯去車前 加麥冬 蓮鬚

又 金匱云飲一斗小便亦一斗腎氣丸主之仍師其意

前方去澤瀉車前 肉桂 加葛根 益元散 [illegible] 棗仁 麥冬

又 進金匱法渴飲略減再從其意

前方去棗仁 加葛根 益元散

又 病退甚緩識以下消之症不易治耳當與病合仍宗前意

枸杞 菟絲 巴戟 附子 炙熟地 牙棗仁 肉桂 紫石英

牛膝 五味 山藥 茯神 覆盆子

丁 渴飲溺渾三消已得其二脈浮弱非治肺胃

大生地 萸肉 山藥 茯苓 黃芪 知母 麥冬

鮮沙參 丹皮 澤瀉

又 原消症之由由氣化之不能上承其肺耳仲景故以腎氣湯蒸動中之火以助化氣之源非道之法

腎氣湯加麥冬 杞子

又 進腎氣湯蒸動中之火使其氣化騰累漸小效且仍其法

附子 熟地 肉桂 萸肉 山藥 丹皮 茯苓 澤瀉 杞子 牛膝 麥冬 知母

中医药古籍珍善本点校丛书

编　委　会

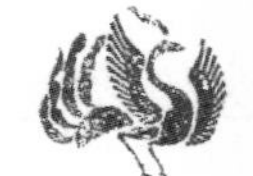

余 序

在当前弘扬中医药文化的历史时期，核心工作之一是收集、整理、研究历代中医药的典籍。在多种医著中，寓有儒、理、释、道和杂家等诸多论述，这无疑是极可珍视的优秀传统文化内容。“中医古籍珍善本点校丛书”的编纂，在古籍图书（包括若干优选的古抄本）的精选方面多所致意。整理者针对所选的每一种医著，撰写《导读》，提示该书的学术精粹，运用古今哲学思想，结合学术临床，指导读者阅习的重点，使该丛书在规范传承的基础上，具有更高的学术品位。

这套丛书的主编曹洪欣教授，是中医名家，曾在中国中医科学院担任院长，多年来一直从事学术与临床研究。他十分重视中国中医科学院图书馆收藏的中医药珍本、善本的整理与研究，并与相关专家合作有宏编刊行于世。

“中医古籍珍善本点校丛书”所选录的医籍只有符合“淹贯百家”、世传刊本少、学术临床独具特色的特点方能入编，同时，通过整理、研究和撰写《导读》，使读者从中选阅、借鉴，这是整理者们对弘扬中医药文化所做出的积极贡献。

清代医家京师叶天士曾告诫后世学者：学习先贤的学术经验，不能“越规矩，弃绳墨”（《叶选医衡》），而古籍珍本善本的学术优势，就是它比较完整地保存了传统医药文化中的规矩、绳墨，后世学者通过精选、整理、研究古代医籍，为中医药学的传承、创新，指导读者阅习书中的学术精粹，更好地为大众医疗保健服务而有所贡献。

我毕生从事中医古籍、文献的学习与研究，力求与临床诊疗相融合。我很赞赏原人大副委员长许嘉璐先生在2013年北京国子监召开的“中医养生论坛”上说的一段话：“中医药最全面、最系统、最具体、最切实地体现了中华文化。”“中医古籍珍善本点校丛书”的编辑出版，是对弘扬中华文化做出的新建树，故在泛览该丛书之余，感奋、欣喜，并乐为之序。

中国中医科学院

余瀛鳌

2014年9月

前　言

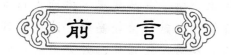

中医古籍是中医学术的重要载体，蕴涵着丰富的中医文献资料和宝贵的医学精华。几千年来，中医古籍在流传过程中，或因家传秘授，或因战火兵燹，或因乏资刊刻等原因而为世人罕见，部分古医籍甚至成为孤本或绝版，其中大量历代医家的学术经验未获充分发挥与运用，几近淹没。中医珍稀古籍不可再生，对其整理和研究是实现抢救性保护与发掘的重要手段，对于中医药学术传承和发扬具有重要意义。

60年来，党和政府高度重视中医药事业发展，陆续开展了多个中医古籍整理出版项目，取得很大成绩，但仍然有许多珍稀中医药古籍有待发掘和利用。针对中医药珍稀古籍濒危失传严重的现状，2009年，国家科技部基础性工作专项基金资助了“中医药古籍与方志的文献整理”项目，旨在对中医古籍和方志文献中具有重大学术价值的中医文献予以整理和挖掘。

该项目研究中的一项重要内容，是以《中国中医古籍总目》为基础，参考其他相关书目资料，按照选书标准，选择40余种未系统研究或整理、具有较高学术价值的珍本

医书点校整理出版。这些珍稀中医古籍是从200种珍本医籍（均为稀有版本，仅存1～2部）中遴选而来，并通过实地调研、剖析内容、核实版本、详查书品，从学术价值、文献价值、版本价值、书品状况等方面进行综合评价，选择其中学术价值和文献价值较高者。除按照现行古籍整理方法予以标点、校对、注释外，为突出所选古籍学术特色和价值，由点校整理者在深入研究原著的基础上，对每一种古籍撰写导读，包括全书概述、作者简介、学术内容与特色、临床及使用价值等，对于读者阅读掌握全书大有裨益。几易寒暑，书凡40余册，结集出版，名为“中医古籍珍善本点校丛书”，以飨读者。

本套丛书的出版，对于中医古籍的整理与研究仅仅是阶段性成果，通过项目培养团队和专业人才也是我们开展课题研究的初衷之一。希望此项工作能为古医籍的研究和挖掘起到抛砖引玉的作用，以使中医学术薪火永续，为人类的健康和医疗卫生事业做出贡献。

限于水平，整理工作中难免有不足之处，敬祈同道指正。

中国中医科学院

曹洪欣

2014年9月

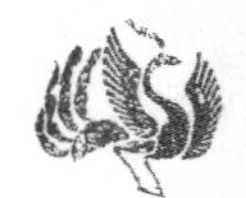

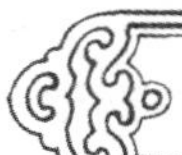

《倚云轩医案医话医论》导读

《倚云轩医案医话医论》，医案医话类著作，据薛清录教授主编《中国中医古籍总目》[1]和文献调查，该书目前仅存手抄孤本，藏于中国中医科学院图书馆，现就其学术内容和文献价值概述于下。

1. 著者及成书

《倚云轩医案医话医论》，清抄本，包括医案、医话、医论三部分。著者方耕霞（1844—1926），名仁渊，号思梅，祖籍江阴顾山镇，早岁肄业于王旭高之门，中经太平天国战乱而辍学。后去苏州，从邵杏泉学业，业满，设诊于无锡蠡滙，嗣后定居于常熟城内草荡街。

从方氏受业门人为其写的传中亦可知方氏任职期生平和从医治学经历。民国初年，方耕霞被选为常熟医学研究会会长，与副会长吴玉纯、屈湜明等主持会务，颇多建树。方氏任职期间为反对国民党内务部颁行管理中医条例，曾有一度组织大规模集会，为研方会广招会员，发行《常熟医学会月刊》，主张研究医界之利弊，为振兴医学，极尽全

力。编刊《王旭高临证医案》四卷，并附识按语，自编《方式新编汤头歌诀》一卷，《今雨旧雨诗集》二卷，自撰《倚云吟草》一卷。

是书医案部分以病症类别为纲，以经验方剂为目，统案、统论，包括外感寒热、疟疾、痢疾、霍乱吐泻、咳嗽、中风痺、三消、痰饮、肝气、虚劳、肿胀、噎膈反胃、淋浊、便血、黄疸、惊悸、杂症、妇人。医话部分既有记述医学杂文、各家学说，又有读书心得和临证体会。临证体会中详细分述各类病例，涵盖了病人基本病史、诊疗经过及作者自已的治验总结。医论部分包括外感伤寒、温病、瘟疫等病的病源、病机论述，并附有治法方药及分析。总之，本书虽无长篇巨论，但言简意达，论辞周密，行文流畅，是一部具有相当参考价值的临证著作。

2. 学术特色

方氏学宗《内经》，兼承后世各家，《倚云轩医案医话医论》中所述病证包括外感寒热，以及疟疾、痢疾、霍乱吐泻、肿胀、中风痺、三消、痰饮等内伤杂病，并设有妇人专篇。现将其主要学术特色列述于下。

进思尽忠，退思补过

方氏借用《左传》句，认为医者必须做到“进思尽忠，退思补过”，强调“若不进思尽忠、退思补过，吾不知其何等肺肠”，并对“何忠可尽，何过可补”做了具体说明：“余谓临病不敢怠慢，一切利害禁忌，委曲开导，而遇

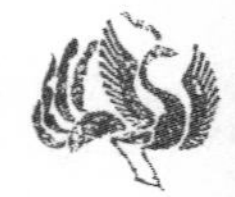

万难治疗之症，亦须尽力救援，此即尽忠也。退而静思，今日所看何症，所开何方，有无率意错谬，与平日用功读书，揣摩古人方论，以供临时之用，此即补过也。”其医案中屡屡可见临危大症，在寒热虚实之间，必熟审再三，毅然处方，往往一举成功。如伤寒温病门伍案，湿温而现阳脱、神脱，急投贞元饮、生脉散、参附救逆，大剂扶正而救；又，金案，患者虽年已七十有八，见热盛津涸而苔黄，腹部按之作痛，予凉膈散，用白蜜、生萝卜汁调下，通腑泄热，承接阴气于一线。亦有外感与内伤相兼作祟，病情起伏曲折，几度出现危机，均能成竹在胸，经十一余诊而终获向愈之例。即如咳嗽、疟、痢等平常之症，亦皆慎思明辨，一丝不苟，其学验固足借鉴，而临病不敢怠慢之精神跃然纸上。若无平日读书功夫，何来临症左右逢源之效。这种“尽忠”、“补过”之旨，正是医者的道德根本。

读书有识，舍短从长

方氏于读书之方法，亦殊多研究，从其医话《读书心得十三则》中可见一斑。方氏认为“读医书难于读儒书”，又说，别然犹须先明儒理，盖儒先格致，医也以格致为功，否则执古方以疗今病，无益有害，“医理与儒理一致”。他所讲的“儒”，是指传统文化儒学的核心内容，现在可理解为要具备一定的文化基础。“格致”就是“格物、致知”，《礼记·大学》：“致知在格物，物格而后知至。”就是说要穷究事物的原理而获得知识，可见方氏为医也以格致为功。同时，方氏还提出医道应从源到流，系统学习，结合实际，始能有成，他说：“须将《内》、《难》、仲景之书，用过功

夫，再博览旁通，去其糟粕，取其精华，后从名师临证指教，以资实验，自然业精技神矣。”这些主张，至今犹有一定指导意义。

临证善思，自出手眼

由于读书根底深厚，临证善于思考，从实践中方氏总结了很多宝贵经验，载入医话。如论霍乱与瘪罗痧（即“古语之霍乱”），均属痧疫一症，认为“方治虽多，总归无用”，后用羚羊角、黄连、桂枝、吴茱萸、陈皮、半夏等，分其阴阳，化其湿热，清肝而温脾，温凉并进，更佐苏合香丸，芳香逐秽，颇应手，并谓：“所恨此法悟于瘪罗痧将定之时，不能悟于初起之际，从前患此者不救已多，可见余之学力浅陋，自恨亦自惭耳。”从而引出了一段临证应勤于思考的议论，非常精辟：“可见古书不过示人规矩，临病之时仍贵自出手眼，先想病之来路，与夫眼前脉证，再参古人议论，何处相合，何处不合，其合病者，固有定见，其不合者，也须寻出缘故，然后下笔处方，庶无顾此失彼，治虚遗实之弊。”这种“自出手眼”的论点，对于今日讲求临床思路，增强科研意识，指导临床实践，均有莫大启迪。

方贵精专，药向效求

如“余于三疟，每为所拙”，“今得一方，用常山、巴戟、黑丑各五钱，水酒各半煎之”，“多试屡验”。“设久疟及高年虚弱者，先服补脾肾和营卫之剂五六帖后，服此方无有不应”。又“痰痫最为难治”，“虽有治之之方，不效

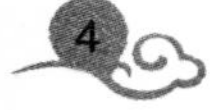

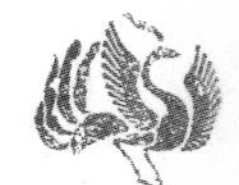

者多”，“因于古方中酌为加减，另载一方，颇为效验”，详载药味、制法、服法、禁忌等。“能治五种风痛、痰涎上涌、不省人事，并治失志癫狂”。另有“治病后遍身浮肿肾囊肿尤宜方”、“治腻病方”，等等，均体现了方氏运用专病专方的经验。

3. 结语

综上可见，方氏治学严谨，基本理论及临床功夫精深纯熟，这部医稿凝聚了他行医多年的治验体会，并将临床所得加以精心总结与编排，以便嘉惠后学。本书自以抄本问世以来，流传不广，仅存孤本，因此未得到后世医者的足够重视和研究。现整理出版，希望将会为提高当今中医临床水平提供新的素材。

参考文献

[1] 薛清录主编. 中国中医古籍总目. 上海：上海辞书出版社，2007：820

点校说明

一、本次整理以清光绪二十五年己亥（1899年）方仁渊稿本为底本。因此书为孤本，故主要采用理校方式校点整理。

二、底本与校本文字互有出入，而文意皆通或意可两存者，以底本为准，不再出注。

三、凡底本残损、脱文及衍误、错讹之处，一律订补、更正，并出注。

四、凡底本出现的异体字、古今字、通假字，一律改为现行通用简化汉字编排。

五、为便于读者阅习和顺通文意，对于书中涉及典故、生僻字和词语做出注释。

点校者

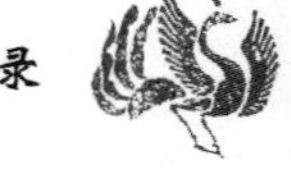

目　录

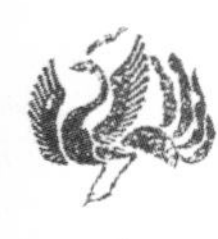

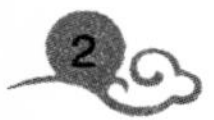

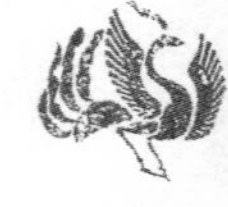

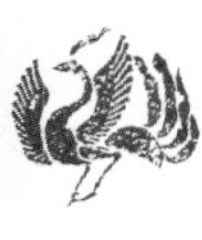

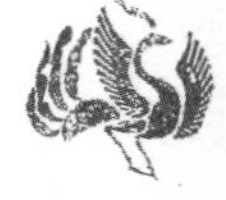

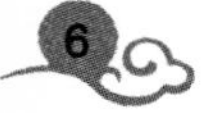

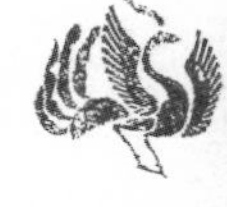

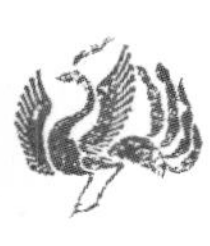

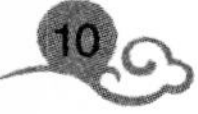

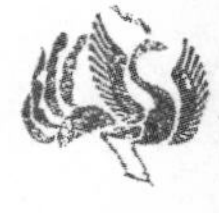

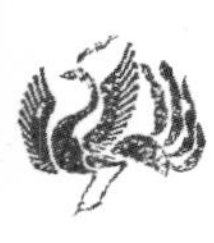

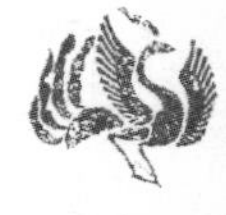

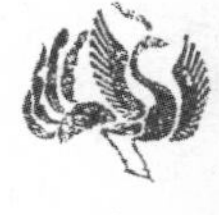

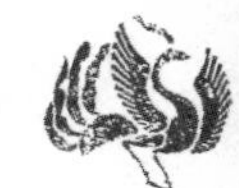

倚云轩医案(一)

外感寒热门

钱 寒热转疟，疟转为痢，病经两月，频进清补，究竟湿邪未去，阳气大伤。发渴不欲饮，舌白罩灰，痢下无度，六脉弦涩，病情重险，固不待言。所幸胃脉和缓，稍有纳谷，此为一线生机，故进升阳益胃以提下陷之阳，附子理中以温中焦之气，转机乃吉。

附子理中汤　升麻　柴胡　独活　陈皮　半夏　茯苓　木香　伏龙肝

单幼 身热无汗四日，嗽咳少痰，目赤唇红，冬温之邪蕴郁也，虑热甚生风。

桑叶　杏仁　牛蒡　元参　黄芩　丹皮　连翘　桔梗　山栀　川贝　前胡　茅根

五 冷汗不止，此阳脱也。语言无序，此神脱也。脉左尺弦大无情，右按模糊不齐，乃阴阳俱竭之象。病虽属于湿温，凡嗜好深极之体，外邪未及内陷，每每即见虚脱，当兹危险之秋，攻邪乎？扶正乎？热审两者之间，还当亟

亟救正气，或能冀其万一。

大熟地肉桂四分，拌，七八钱　人参三钱　制附子一钱　白芍三钱　炙草一钱　归身一钱　茯苓三钱　大麦冬去心，三钱　牡蛎一分

又　冷汗渐收，阳回之象。言语清灵，神回之象。脉两手整齐，阴阳颇有来复之机矣。惟豁大不耐沉按，仍属肾中水火两亏之象，前方即见小效，且勿更其制。

照前方去白芍，加五味子七分。

宋　湿温一候，汗出过多，表热由此而退。阳气亦由此而虚，湿邪未化，胸痞不舒，风邪未清，咳嗽不爽，嗜好之体，内虚未著，虚而恋邪，最易生变，亟亟温中开痞，佐以泄肺化邪。

人参　干姜　川连　半夏　炙草　川朴　归须　象贝　苏子　桔梗

又　咳嗽难减，冷汗肢冷，舌白不渴，脉濡无力，种种见端皆属太阴少阴之症。但太阴有腹满而无便血，少阴有便血而不腹满，今便血而不腹满者，其少阴为病乎？症已棘手，姑宗仲景法治之，须转机乃吉，否则防脱。

人参　制附子　炙草　白芍　炮姜　于术　归须　川朴　杏仁　茯苓　新泽　桔梗

玺　热九日，口渴喜饮，苔黄津涸，腹按之则痛，入夜神烦，热势更盛。邪热挟积，窜入阳明胃府，业经劫液伤营，此时若不通府泄热，承接阴气于一线，迨液涸风动，则难为力矣。大年七十有八，最虑正气不支。

凉肠散五钱，白蜜四钱调生萝卜汁二两送下。

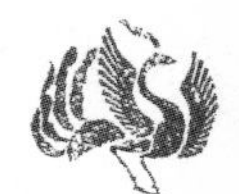

吴 暑湿病两候，热势起伏，面皖唇淡，里热未见炽甚，汗出亦畅。而病之所以不退者，由日吸洋烟致腹中之积滞不行，与邪热互相胶结为患耳。少腹作痛，舌白罩灰，是其症也，法当行滞利气，得积去，热亦自解。

调胃承气汤合温胆汤，加萝卜汁一杯。

张 暑湿病两候，屡经汗下，仍然渴不多饮，胸痞不寐，舌白罩灰，右弦左小，尺部更细，此中气大虚，邪恋不化也。正虚邪实，极为棘手，姑拟仲景泻心法以冀弋获。

姜汁炒黄连　干姜　半夏　炙草　黄芩　枳壳　陈皮　茯苓　蔻仁　姜竹茹

又 进泻心法，夜稍得寐，热势略和，然舌仍罩灰，脉仍弦小，暑湿之邪，恋而未化，尚在险途。

照前方去陈蔻，加杏仁、桔梗、荷梗。

朱 暑湿内侵，肠胃失分化之权，致腹痛泄泻，且兼咳嗽，此外邪也，勿以本虚而骤进补益。

苏梗　杏仁　川朴　炙草　木香　腹皮　车前　枳壳　桔梗　赤苓　砂仁　姜皮

孙 暑湿内侵，易于化燥，症经舌焦谵语，幸得畅汗，而外热虽解，津液未回，舌尚黄厚，口仍干渴，此表退而里未退也。诊右脉濡软，足征年高而根抵尚深。但暑湿化燥之后，阴液大伤，二肠为之燥涩，大便旬外不行，此时骤投通腑，正恐中气受伤，窃思是属阳邪，始终务存津液。胃为阳土，到底宜济甘凉，兼能肺胃一清，不特天气降而

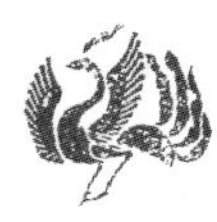

地气自通，且金风荐爽，玉露濡枯，至于暑湿也何妨。

鲜南沙参　鲜藿石斛　西洋参　宋制半夏　火麻仁　芦根　蛤粉炒阿胶　天花粉　杏仁　丹皮　黑山栀　生甘草　枇杷叶

方　洞泻而舌白腻，腹膨胀，且见鼻塞，风伤表、湿伤里也。

苏叶　藿香　大腹皮　杏仁　川朴　枳壳　白术　青皮　木香　赤苓　车前　砂仁　鲜荷叶

浦　寒热起伏，一候有余，解肌无汗，脉数而弦，胸痞而呕，舌腻罩灰，频进苦泄之剂，致湿热阻遏阳明，怀麟之体，深虑邪逼胎元，宗仲景法，以辛开苦降立方。

半夏泻心汤去参草，加苏叶、豆豉、赤苓、泽泻。

又　泻心汤一服，不特痞开渴解，且汗出甚畅，舌灰退而表热减半，仲景制方之妙诚有不可思议者，奏效既速，再遵前法出入。

原方去泽泻，加青皮、蔻仁、生姜。

汪　厥阴之为病，消渴，气上撞心，心中疼热，兹诊与《金匮》原文相合，惟病阳脉阴，阴津苦竭，实属可虑。读瞻翁先生方，救阴化热，丝丝入扣，愚意去其散利之品，以病不在表，恐再伤津液也。拙见质之高明，以为可否？

羚羊　鲜石斛　生地　丹皮　麦冬　连智心　黑栀　川贝　蛤粉炒阿胶　梨汁

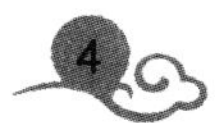

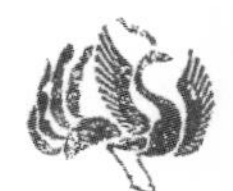

蔡 还病两候，屡得畅汗，仍然表热不解，口渴胸痞，脉弦数无情，舌剥落淡白，癖块甚大，咳嗽不扬，病经月余，太阳阳明之邪尚盛，中气已虚，最虑邪正不敌而滋变。今姑宣泄中宫，清利膀胱，以冀湿热分化。

五苓散去术，合泻心汤去黄芩、人参，加川朴、杏仁黑栀。

又 弦数之脉颇退，胸痞表热亦松，咳嗽转甚，舌心起疱而光，此中虚之征也。病虽转机，仍未可恃以无恐。

川朴　杏仁　桑叶　桔梗　生甘草　陈皮　半夏　赤苓　泽泻　桂枝　蔻仁　山栀姜汁炒　生姜

又 邪已转疟，胸痞未尽，昨议加减。

杏仁　川朴　陈皮　半夏　桂枝　柴胡　姜汁炒川连　茵陈　猪茯苓　泽泻　生姜

五 冬脉宜石，春脉宜弦，以冬令而见浮弦之脉，大有水泛漂木之象。然水之无权，由于土不能制，湿热遏于中焦，脾胃失转输容纳之职。如能左升右降，崇其培楼，利其沟洫，湿热自祛，从此着想，谅与《经》意不远。

白术　防风　归身　升麻　陈皮　茯苓　黄柏　苡仁　滑石　泽泻　生草

玺 嗜好之体，肺肾两虚，一受温邪，最易劫津伤阴，刻诊表热退清，脉象急无胃，少阴涸而舌焦裂，太阴竭而胁痛气喘，邪热挟木火内燔，阴伤液津两烁，危险在迩。当前之际，必欲外御其侮，究偏肺所能，惟有顾其根本，亟亟阴阳并补，或能邀幸于万一。

大熟地一两　山萸肉一钱　山药四钱　丹皮五钱　泽泻三钱　栀子四钱　麦冬四钱　淡苁蓉四钱　五味子一钱　阿胶　麻仁　炙草　紫石英各八钱

复诊　从左归复脉汤出入，舌津略润，气逆胁痛大平，病情似有转机，但脉仍数急无情，郑声撮空，忌象迭见，良由阴精阳气消耗，难复杯水车薪之效，未能有恃无恐也。仍拟峻补阴阳，收拾元气，冀其根本有所依赖，不至喘脱为幸。

大熟地一两　归身三钱　炙草一钱　洋参三钱　麦冬四钱　五味子五钱　阿胶五钱　枸杞四钱　淡苁蓉四钱　叭杏仁四钱

三诊　连进纯甘壮水之品，挽回精气稍有把握。但舌灰不退，脉仍数急无情，未为稳当。王太仆云：寒之不寒，是无水也。阅从前所服诸方，治以清火御邪之不应者，以真水亏尔。壮水以制阳光，为虚者合治。即与相宜，仍从此意，更佐以清养肺阴。

原方去阿胶、紫石英、叭杏仁，加元参、川贝、蒌皮、鲜沙参。

四诊　舌灰垢大化，脉数急渐和，病机大有生色矣。《经》谓：精不足者，补之以味；形不足者，补之以气。而张氏又谓：气因精而虚者，应补精以化气，其法似殊，而其理即《内经》求本之意也。治虚无速效，王道无近功，仍守其法。

贞元饮、生脉散，加枸杞、元参、川贝、鲜沙参、海浮石、燕窝屑。

五诊　面赤戴阳，下虚故也。神倦气弱，皆属不足之象，大病而逢节发，宜其如此。拟纳养之中，参以潜阳救

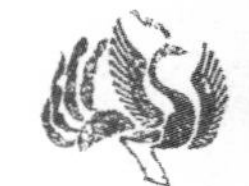

液法，过冬至不剧，方许一阳来复。

大熟地八钱　龟板七钱　萸肉五钱　炙草一钱　五味一钱　麦冬四钱　枸杞四钱　川贝三钱　麻仁三钱　沉香汁二分　鲜沙参七钱　鲜石斛七钱

六诊　戴阳已退，脉急亦和，知饥思纳，休美[①]迭臻，昨议既合，宗之加减。

照前方去石斛、麦冬，加茯苓、元参。

七诊　舌润津回，脉急大缓，临崖勒马，已入坦途，拟补养金水，醒胃调元。

西洋参　大熟地　麦冬　炙草　五味　枸杞　金石斛　谷芽　鲜沙参　鲜橘皮

顾　得汗而热不解，入夜胸闷而烦，然非热甚入营也。盖濡小之脉，胸痞渴不多，舌白腻而边淡，皆湿热阻遏，中焦之升不利耳。辛以散之，淡以降之，略佐苦以泄之，则痞开湿化，热亦从此可解。

柴胡　半夏　川朴　青陈皮　蔻仁　茯苓　枳壳　桔梗　川连　蒌皮　温六散[②]

复　苦辛开降法，果能痞开、闷解，祛烦安寐，即前议而损益之。

半夏　干姜　川连姜汁炒　炙草　黄芩酒炒　蔻仁　柴胡　陈皮　枳壳　滑石　姜皮

三诊　刻诊脉弦无力，舌淡而润，渴不欲饮，表热已

---

① 休美：美好善良的样子，此处指身体康复的各种佳兆。

② 温六散：方源自《简明医彀》，功能祛暑散寒、除呕止泻。由六一散六两，干姜一两组成，主治暑月受寒，呕吐泄泻。

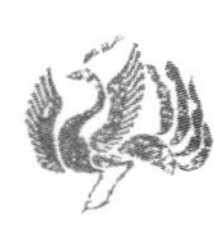

退，按此类推，并非热甚入营，而夜来烦躁不寐者，乃阴气上扰阳位所致。按躁分阴阳，二者有天壤之别。今细参脉证，断非阳躁之症。然姜附过刚，未可妄投。姑拟开泄中焦，使土中之清阳上达也。阴气不敢上犯，则烦躁可除。

川朴　半夏　干姜　白术　天麻　陈皮　朱茯神　枣仁　决明　香附　竹茹　鲜荷叶

四诊　夜来烦躁颇减，热亦甚微，惟头汗频频不止，右脉微而少力，左手弦迟。按：头汗一证，在伤寒门为阳越，乃三阳经蒸热上逼所致。今脉证并无三阳见象，三阴惟厥阴上头至巅，入夜神烦，头眩不寐，应是此经之阴气上扰，昨与开泄辛通以合病机，今拟仲圣吴茱萸出入之。

吴萸　人参　煨姜　白术　朱神　石决明　天麻　陈皮　枣仁　红枣

五诊　服药后颇安适，烦躁退而知饥思食，的系厥阴之阴气上扰，再宗前法立方。

吴萸　于术　陈皮　人参　茯苓　香附　煨姜　决明　天麻　竹茹　红枣

六诊　昨夜热退后忽然脘痛大作，脉弦大而迟，乃中阳衰弱，肝邪横乘之象。非温胃者以御木，非疏木无以安中。

桂枝　茯苓　半夏　青皮　陈皮　香附　归身　人参　吴萸　砂仁　红枣

七诊　脘痛已止，汗后手足亦温和。但脉虽较昨有力，而六部总少和缓之神。自觉口干舌燥，苔仍润而剥落，究竟阳气虽回，而下焦之元气当暖也。未可视为坦途，今且生津益气，佐醒胃疏肝。

陈皮　吴萸　龙齿　人参　白芍　朱神　枣仁　乌药

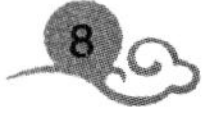

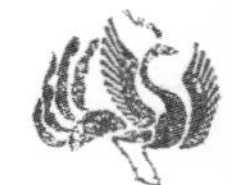

佛手　白残花①

八诊　病情固属向愈，脉象亦见有神，但右手仍嫌太弱，夫右关尺为火土相生之地，总系元阳不足之故，宗昨议而出入。

高丽参　白芍　炒于术　龙齿　吴萸　麦冬　枣仁　宋半夏　白残花　佛手

九诊　肝邪虽然平定，今日右脉又甚微弱，胃不知饥，病情进退维谷，良由元气虚而肝脾未能和洽也。再拟温以醒胃，辛以疏肝，甘以扶元气，即舌心光剥，亦姑舍症从脉耳。

高丽参　肉桂　麦冬　香附　乌药　枣仁　吴萸　郁金　朱茯神　佛手　沉香

十诊　今日舌心光剥更甚，然服温补甚为合宜，诚以木邪犯土，胃气索然。非崇土何以御木，非益火无以生土。百病以胃气为本，先所急而后所缓，古人程法具在，毋庸更事旁求。

高丽参　香附　吴萸　肉桂　乌药　砂仁　麦冬　郁金　白芍　青皮　佛手　沉香汁

十一诊　昨夜忽又形寒发热，汗出而退，舌苔渐光，幸色未绛，脉仍左弦右弱，而稍稍纳谷，尚无胀满之患，是胃气尚可望而渐醒，否则木横土败矣。

高丽参　麦冬　香附　肉桂　乌梅　青橘皮　白芍　炙草　沉茄　沉香汁　金柑饼

十二诊　入夜寒热竟类疟象，惟纳谷胃虚，舌不立苔，

---

①　白残花：即蔷薇花。苦涩凉，归胃、大肠经。功能清暑和胃、活血止血、解毒，用于暑热烦渴，胃脘胀闷，吐衄，口疮。

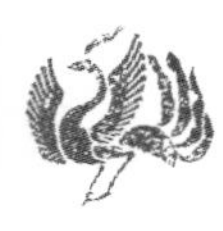

阳气阴津并亏，何堪再加寒热乎？久病邪恋正虚，姑宗何人饮加减。

高丽参　麦冬　香附　肉桂　乌梅　陈皮　白芍　炙草　沉茄　制首乌　鳖甲　朱茯神　白薇　归身　半夏　煨姜　红枣

十三诊　数日来疟虽止，而胃气仍然未振。上脘有阻窒之状，大似噎症，总由七情不畅，胃口紧束之故，非温胃疏肝不效。

肉桂　高丽参　归身　香附　丁香　半夏　陈皮　香橼　桔梗　苏叶　砂仁　红枣

十四诊　昨法既合，仍与温胃气以补肝。

肉桂　高丽参　枣仁　丁香　于术　香附　香橼　陈皮　旋覆　代赭　砂仁　红枣

十五诊　大病后胃虚木旺，故纳谷不馨，尚须怡情养志，药石方能奏功，否则仍虑反复。

肉桂　白芍　高丽参　炙草　归身　于术　远志　枣仁　朱茯神　砂仁　青皮　红枣

居　伏暑乃湿热病也，湿遏于外，热伏于中，故寒热起伏，渴不多饮，非化湿无以撤热，如温胆汤之走泄，杏朴苓之苦降，皆化湿透热之法，宗之立方必能有效。

苏叶　豆豉　杏仁　川朴　姜半夏　姜汁炒川连　枳壳　桔梗　茯苓　陈皮　蔻仁　竹茹　生姜

杨　肢冷汗出，发热不时，寐则呓语，醒则神清，脉弦细而迟，舌粉而腻。历考诸证，皆脾肾之元阳大虚，湿

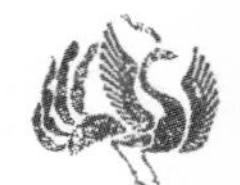

热蕴结。即胯下外疡，亦湿热之一端耳，尚不足虑。所虑汗出不止，阳气外越，不救即脱，古人谓正气虚而邪气微者，犹宜补正以祛邪，急急扶元温肾，佐以降湿开痞，莫其应手乃吉。

制附子五分　人参一钱　桂枝五分　干姜五分　川连四分　蔻仁五分　姜半夏五分　陈皮一钱　茯苓二钱　泽泻一钱　杏仁一钱　沉香汁二分

复　冷汗颇减，舌苔渐化，脉尚细弦无力。脾肾之阳稍苏，湿邪仍然未化，所以呕恶止而胸尚痞满也，再与温脾肾以开中焦之湿。

附子四分　姜汁炒　川连三分　半夏五分　陈皮五分　川朴八分　赤苓三钱　蔻仁五分　干姜四分　通草七分　檀香汁二分　高丽参

三诊　痞开食进，汗止阳回，由蜀道而履康庄矣。中焦湿邪未清，宜辛以化之，淡以渗之，尤须节饮食，慎寒暖为嘱。

高丽参　川朴　赤苓　干姜　半夏　姜汁炒　川连　陈皮　泽泻　车前　姜皮　红枣

四诊　食苹婆果而中焦复闷，不思饮食，乃胃中湿浊未清，得寒凉凝滞而再阻也，脉迟而弦，拟温以运之，际此正气极虚之时，谨调尚难速愈，若再差误，恐难为力矣，切嘱，切嘱。

制附子　干姜　半夏　陈皮　草果　苏叶　杏仁　车前　归身　姜皮　红枣

五诊　胸脘宽畅，已能纳食，脉尚细，舌尚腻，湿犹未清也。外疡脓多未敛，补托亦不可少。

高丽参　黄芪　半夏　陈皮　归身　砂仁　茯苓　干姜　木香　白术　红枣

戴　湿温病，身热三日，再受寒风，致热不得透，肢冷汗出，脉尺数寸濡。神倦似蒙，将有热闭痉厥之象，姑与芳香宣泄，清暑降热。

辰砂拌川连五分　香薷七分　赤苓二钱　益元散荷叶包，六钱　杏仁二钱　姜半夏五分　川朴八分　生扁豆二钱　桔梗五分　鲜佩叶十片　鲜藿香十片　牛黄清心丸一粒

以石菖蒲汁化服。

张　呕止阳回，四肢温暖，大是转机之征。脉来五至而浮大，胸中仍然烦闷。前日脉小，虑其虚脱。今日脉大，又虑其无根。此中深意，非一语可尽，仍宗回阳开痞立方。

制附子五分　炙草四分　蔻仁五分　吴萸炒　川连五分　丁香四分　木瓜五分　于术五分　赤苓三钱　杏仁一钱　半夏五分　旋覆五分　檀香一钱　扁鹊玉壶丸[①]四钱

沉香汁送吞。

朱　寒水伤太阳之表，形寒无汗，脉紧，从太阳伤寒例治之。

麻黄　杏仁　甘草　羌活　豆豉　防风　茯苓　黑栀　泽泻　生姜

此方一服而愈。

---

① 扁鹊玉壶丸：方源自《古方选注》，由硫黄八两制炼而成，功能补火扶阳。

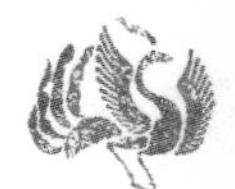

徐 温邪发及两候，神蒙好睡，齿黑舌缩，左关尺数大无伦，种种见证，俱属邪入厥少，阴精告竭之象，危险已甚。惟思外邪入里，阳明为冲要之区，少阴将涸，阳明阳土必裂，少阴更虚，阳明更旺，此必然之势也。欲救少阴之阴，不得不先清阳明之热，勉拟景岳玉女煎合犀角地黄出入，以冀万一。

生石膏一两　大生地一两二钱　知母四钱　大麦冬六钱　磨犀角一钱　甘皮三钱　连翘心六钱　赤芍四钱　生甘草四钱　山栀三钱　元参六钱　杏仁三钱　鲜沙参一两

复诊 舌略润，脉稍敛，证情似有转机。然厥少阴津告匮，譬之赤地千里，时雨一过，未可恃也。诊得斑疹欲透不透，矢气频转，诚以胃家实热蕴遏，邪气欲达不能。昨方为扬汤止沸，今参以釜底抽薪，未识有当否。

照前方去杏仁、沙参，加凉膈散六钱，大青叶三钱。

三诊 舌缩得伸，津液渐润，神情颇见爽朗，症交两候，似有转机。惟脉虽敛而仍数，液虽回而仍燥，炽热减而未尽，亟亟乘胜进攻，勿以小效而忽诸。

大生地一两　生石膏四两四钱　麦冬　元参　羚羊　丹皮　薄荷叶　赤芍　连翘　甘草　山栀　黄芩　大青叶　知母

四诊 阴津回而未足，便下黑垢甚多，热滞得寻路而出，大是善候。诊两脉仍数大，温邪未熄，尚未坦途也。温病总以存阴泄热为主，阴津存得一分即得一分生机。宗之立方，谅能应手。

大生地五钱　鲜石斛一两　麦冬四钱　丹皮五分　羚羊五分　瓜蒌四钱　枳实五分　连翘三钱　山栀二钱　茅芦根各六钱

五诊 里热较昨渐退，知饥思纳，胃气已有醒机矣。余热尚盛，仍以养阴熄热为主。

大生地 洋参 鲜石斛 鲜沙参 玉泉散① 元参 连翘 火麻仁 黑山栀 丹皮 薄荷叶 茅芦根

六诊 诊两尺仍弦大有力，里热化之甚迟，昨亦良兄所谓灰中之火未熄耳。夫尺属下焦部分热化之迟，无乃下焦之热垢未尽乎！存阴泄热之中，参以调胃通腑之法。

细生地四钱 连翘三钱 山栀三钱 元参三钱 鲜斛一两 丹皮二钱 麦冬三钱 制军三钱 元明粉冲，三钱 生甘草一钱 芦根一两 薄荷叶八分

章 风邪外闭，温热内侵，咳嗽带红，壮热无汗，世俗所谓寒包火也。病经八日，肺络伤矣。须开其玄府，泄其郁热，庶能表里两解。

麻黄四分 杏仁二钱 桑叶一钱 象贝二钱 黄芩五钱 连翘三钱 桔梗五钱 元参三钱 生甘草五分 黑栀五钱 葱管一枝

复 胸痛虽减，仍然无汗，胃为热迫，倦而不寐。肺为风击，咳而且逆。肺主皮毛，胃司肌肉，邪虽盛而尚在肌表也。经谓阳之汗，以天地之雨名之，如此炎熇郁勃，若非龙出海中，兴云布雨，将涤金烁石，其害有不可胜言者矣。

辰砂拌川连 益元散 川贝 枳实 蒌仁 胆星 橘红 杏仁 桔梗 姜汁炒竹茹

又 神识已清，语言已出，病已得生。但暑热未退，

---

① 玉泉散：方源自《景岳全书》，又名一六甘露散，由生石膏180g，甘草30g组成。功能清热除烦，主治阳明内热，烦渴便闭。

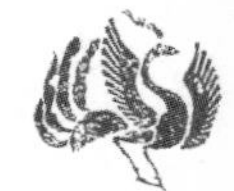

痰滞未清，再与凉解。

辰砂拌川连　山栀　益元　杏仁　川贝　胆星　薄荷　连翘　枳实　瓜蒌　桔梗　姜竹茹

又　神清后，腹痛头痛不已，按尺脉弦大而数。痰滞与热为互壅，阻于手足阳明之腑故腹痛，蒸热上逼故头痛，今与泄热通腑法。

菊花　杏仁　桑叶　川贝　青蒿　连翘　川连　枳实　益元　凉膈散六钱

又　伤寒下不嫌迟，须待其热邪结于胃府，然后下之。斯上下表里之邪齐解。今大便两行，知饥神倦，正邪退正虚之象，切勿进补，恐灰中之烬未熄耳。

桑叶　川贝　青蒿　杏仁　枳壳　石斛　前胡　益元　连翘　西瓜翠衣

梅　寒热四日，转为红痢，腹痛神倦，舌灰而腻，脉数而滑，此新凉引动伏邪。邪已化热，不能外达，转向内攻，腐液伤阴，变为红痢。必得表邪，仍向外出，最为捷径。目今营分已伤，里热颇炽，稚质体弱，虑热甚而增痉厥。然伏邪不出，犹强寇凭城，虽招来劝抚，终无益于黎元。与其靡帑养痈，何如六师压境，惟临机应变，须得一善谋者斟酌行之，方可制胜耳。拟方候菊村先生酌议之。

麻黄四分　生石膏四钱　杏仁三钱　生甘草五钱　桑白皮五钱　连翘三钱　川贝三钱　桔梗五钱　元参三钱　薄荷叶八分　鲜沙参七钱　茅根四钱

三诊　欲思霖雨，特起东海之龙，虽未得沛然，而油然之势已布。热减咳轻，夜能安寐，此非肺胃已能布生津

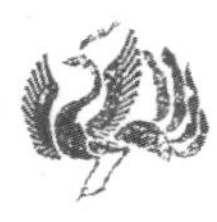

乎。将见崇朝而遍，可以慰满三农[①]矣。

冬桑叶　杏仁　连翘　元参　瓜蒌皮　川贝　黄芩　薄荷叶　生甘草　桔梗　茅根肉

汤　昨日冷汗大出，脘腹布白㾦甚多，今肺虚神倦，汗尚微出，窃思表热已退三日，安有无热而发疹㾦者乎？此叶氏所谓表气过虚，气液大伤也。慎勿再汗，宜固扶元气以待来复。

元米炒洋参五分　炙芪皮五分　大麦冬二钱　川石斛五分　五味子十粒　炙草五分　炒白芍一钱　陈皮一钱　火麻仁二钱　煨木香五分　红枣二枚

章　云行雨施，品物流行，天地得雨而炎熇解，犹人身得汗而蕴热除。余热未尽，再清肺胃以化之。

杏仁　前胡　川贝　桑叶　瓜蒌皮　黄芩　连翘　桔梗　元参　茅柴根

某　发热五日，神迷三日，医投芳开凉解不应。诊舌白而垢，肺尺数寸伏，齿虽板而唇不焦，此不特暑中心胞，必有痰阻关窍也。夫痰为阴物，得火即张，若其闭塞灵明，即神昏不语，如在烟雾之中。医但知清热，不解化痰，无怪病之不退耳。亟亟清暑化痰，否则风动厥脱矣。

太乙太枢丹五分，和入牙皂末一分，以竹沥二两、石菖蒲汁三钱先调服。

---

① 慰满三农：宋代韩琦所作“喜两”一诗，言：“须臾慰满三农望，却敛神功寂似无。”形容津液得回则汗液充沛。

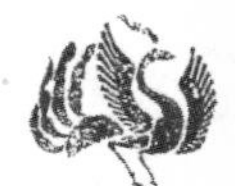

败毒散去薄荷加姜川连、木香、青皮、黄芩、白芍。

复诊 昨服喻氏逆挽法，汗出浆浆，红痢色淡，舌灰较化，病情颇有转机。今日论治，如王濬既下益州，趁此风利，须直捣石头城下，擒其枭师，方可解甲寝师，备方仍俟菊村先生去取之。

前方加银花。

冯月庭 中下精气两虚，而感时令风温，阻于肺胃，起先身热咳嗽，痰黏不爽，遍身疼痛，便泄稀粪，延今一候，表热已退，里热未清，咳仍痰黏不爽，舌苔糙腻，气促如喘，脉软弱不匀，似此见象，皆中下元气大虚，不克运化其邪，邪恋肺胃不化。论治之法，只可扶持，降摄其浮逆之气，佐以泄热化痰，须得中流砥柱乃佳。拟方候高明正定之。

台参须八分，另煮，冲服　生于术一钱　炙草五分　黛蛤散五钱　蛤蚧尾一对，淡盐花汤洗，略炙　炒枳壳八分　川贝二钱　旋覆花新绛五钱同包　煅磁石打，五钱　炒黄芩五分　赤苓二钱　连翘壳二钱　都气丸三钱　地栗五枚　二月十九日

又 惊动则气喘自汗，咳痰黏滞。而论居然大见轻减，软弱歇止之脉变为浮滑促数。夫浮滑乃痰热之壅上不化，促数为肺肾之摄纳无权，中气不能坐镇也。舌苔糙厚满布带灰，渴不多饮，昨曾吐蛔一条。合脉与苔，一见湿热痰滞壅于肺胃不清，且肠中尚有宿垢，目前未可遽下，恐中气益不能支，只宜扶降中宫之虚逆，分燥肺胃之热痰，望喘汗全平，苔化胃醒，始邪去而正可持。仍候高明正定之。

照前方加左金丸三分，瓜蒌皮三钱，姜汁炒，去蛤蚧尾、连翘壳。

又 喘汗之证，歇止之脉颇平。昨晚燥热大作，渴饮喜凉，彻夜不寐。顷诊，铺糙之苔，聚而为灰腻中厚；促数湿滑之脉，转而为弦大软数，乃脱变之虚波稍平，阳明之湿热宿垢炽张，证情尚在险途。但转虚境而为实象，似胜一筹。然细按脉情，歇止未尽。立方虽从分化中上痰热，通其腑气，俾邪向下泄，所恐虚波再来，不得不慎防之。拟方同培才大兄，斟酌备高明正定之。

参须五分　炙草五分　川贝三钱　连翘三钱　黛蛤散四钱　枇杷叶一两　凉隔散五钱　枳壳一钱　杏仁三钱　郁金五分　旋覆花五分　芦根一两

又 昨扶正通腑以泄热，见腹鸣漉漉，矢气连连，而大便尚未行。然灰腻之苔减，脉歇止全无，见数大有力，喜全无虚象，实象大著。可以再为通腑泄热，且愚意大腑一通，无邪不尽，须飞三行，庶热化邪服。望明眼道长主持之。至虚脱一层，前日未脱，目前决不骤脱也。仆有西乡之行，故聊叮数语，以备高正。

参须　凉膈散　川贝　黛蛤散　桑叶　枇杷叶　炙草　杏仁　旋覆　银翘　桔梗　芦根

吴右顾山 胎前病虚未复，产后更受风温，正虚不克化邪，热势起伏，类疟。舌苔罩灰，咳痰不爽，六脉弦大而数，气阴血脉皆虚，延二十余日，虑其邪正两脱，殊属深重。

桑　菊　川贝　荷　桃杏仁　翘　蛤粉炒阿胶　酒炒

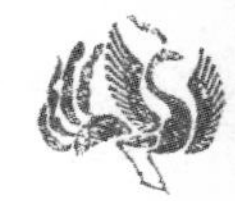

归身　酒炒川芎　艾绒炭　炙甘草　川断　茅根

又　昨与扶正化邪，起伏之热，焦灰之苔，皆见松化。其数弦大之脉虽未平静，可见药病相当，惟产后营卫血脉皆虚，邪恋日久仍虚，变端反复。照方加熟地三钱（炮姜三钱同打），去阿胶。

又　两进养正化邪，焦灰之苔已化，转润，其弦大脉渐敛，固属佳脉。而起伏之热未平，咳嗽尚甚。产后元虚，风温恋肺，仍守一面化邪，一面养正，望其正旺邪却乃妙。照方，熟地四钱（炮姜打），加桔梗，去炙草。

又　脉象舌苔神情俱见佳象，固属转机。惟类疟之热不尽，咳嗽仍甚，伏温虽由此而泄，但产后正元大虚，邪机固之，留恋不化。不得不养正化邪，庶勉邪正两脱之险。

照方去艾加苏子、炮姜五钱、枇杷叶。

疟疾门

陈　土虚木旺，脘痛吐酸，已得二十余年，脾肾之阳气久亏矣。近发间疟两次，寒重热轻，此夏秋之伏邪，尚不足忧。特是舌苔白腻异常，脉弦滑而见歇止，乃脏气大伤，痰饮内阻之象。深恐正虚邪盛，骤然变病。

人参　桂枝　白术　炙草　干姜　茯苓　陈皮　半夏　苏叶　姜枣

四诊　昨日疟不来，脉颇有神，舌苔亦化，邪有退象矣。稍见恶心吐沫，更拟辛通以清中焦之湿痰。

高丽参　淡吴萸　柴胡　干姜　茯苓　陈皮　于术　姜半夏　蔻仁　煨木香　生姜　红枣

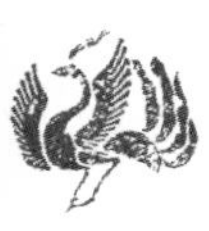

五诊 病退正虚，中阳未醒，扶元气以建中州。

高丽参 于术 炙草 茯苓 干姜 姜砂仁 木香 姜半夏 陈皮 枣

六诊 胃醒迟迟，时吐清涎，温中健脾，固合病情，然胃之所以不馨者，良由木来侮土，胃失下降之职耳。前法再合疏木温脾之品，谅中窾要。

肉桂 制香附 砂仁 香橼皮 高丽参 于术 炙草 陈皮 姜半夏 茯苓 煨姜 红枣

七诊 口吐腻涎，脾不能约束津液也，疏肝温脾既合。宗前议出入。

肉桂 于术 高丽参 制香附 砂仁 茯苓 吴萸十粒 炒白芍 陈皮 炙草 红枣

陶 三疟愈而复作，面黄唇淡，寒热不扬，且多盗汗，此脾气虚而营卫不固，湿邪乘之也，须养正祛邪。

桂枝汤加半夏 陈皮 白术 川朴 草果 知母 茯苓 泽泻

徐 寒热类疟，痰鸣气升，已及旬余。寒热不足忧，惟脉微日甚一日，冷汗频出，形瘦骨立，肺中卫外之阳与肾中内守之阳告匮可知。再不温固摄纳，恐喘汗虚脱即在目前。姑从根本先治，勿关外邪，以济目前之急。

人参 蛤蚧尾 炙草 半夏 紫石英 五味干姜同打 白芍 桂枝 菟丝子 茯苓 沉香汁

陈 舌腻而厚，脉小而濡，湿热内伏也。肺燥鼻衄，胃逆呕痞，中气已伤也。寒热竟是疟象，秋已深，邪亦深

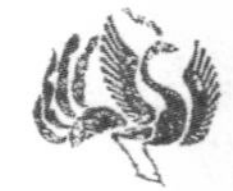

矣。恐非一发即清。

豆豉　粉葛　川朴　杏仁　知母　姜川连　青陈皮　花槟榔　草果　制半　生姜

顾　夏暑汗不出者，秋成风疟。邪气与秋气俱深矣，恐未能速愈。

豆豉　柴胡　川朴　草果　黄芩　槟榔　半夏　青陈皮　威灵仙　茯苓　生姜

汪　间疟脉弦而劲，血虚风燥之体，虽舌苔腻白，未可过燥。

青蒿　杏仁　川朴　茯苓　豆豉　青皮　半夏　草果　知母　通草　姜

又，疟势大减，再清余邪。

照前方加归身、蔻仁、谷芽，去豆豉、川朴、草果。

尤　疟脉自弦，弦紧见于右部，脾受困矣。寒热不必得汗而解，邪气深伏可知。虚而受邪，最不易治。

党参　首乌　炮姜　柴胡　鳖甲　川连一分，炒　草果　归身　炙草　青皮　茯苓　陈皮　姜枣

许　疟来必遗尿，两尺虚微，左寸关浮弦，此少阴虚而邪伏胆经，正虚不克送邪外达耳，宜补正以祛邪。

党参　制首乌　枸杞　杜仲　柴胡　桂枝　半夏　归身　益智　知母　黄芩　草果　姜枣

陶　前进搜剔伏邪，以邪伏深远，非此无以发其膜原

之湿。今日又是寒热之期，拟预进劫痰化湿发伏之法，如兵家之或整晦以待，或半渡而击，贵在临时变用焉。

鳖血拌柴胡五分　草果七分　常山酒炒，五分　桂枝七分　川朴一钱　茯苓二钱　半夏五钱　苍术一钱　黄芩六分　苏叶一钱　槟榔五钱　青陈二钱　姜枣

又　疟势似有若无，胃气大增，殊为佳兆。今拟大剂温补以截之。

柴胡　桂枝　苍术　草果　陈皮　半夏　高丽参　常山　红花　赤苓　姜枣

卫　间疟脉不弦，暑风挟湿也，拟疏化之。

羌活　香薷　杏仁　川朴　赤苓　豆豉　黄芩　泽泻　槟榔　草果　青皮　陈皮

徐　病延一月，正阴俱亏，余湿尚恋太阴脾分。拟择香而不燥者，和运中州，兼调少阳甲木。

柴胡　白术　半夏　陈皮　沙参　桑叶　枳壳　赤苓　蔻仁　枣仁　姜竹茹　姜枣

陆　寒热类疟，脉滑而数，恶心吐涎，胆有热、胃有寒也，宗温胆汤加减。

半夏　枳实　制朴　陈皮　茯苓　蔻仁　姜川连　竹茹　姜

赵　病后调理两月，频进扶元益气，而前日寒热又作，颇似疟象，究竟伏邪未清也。夫邪未清而徒事补正，与正

已竭而但知攻邪，过犹不及，其失均耳。仍宜清脾剔邪，补剂从缓。

鳖血拌柴胡　桂枝　半夏　陈皮　煨草果　淡黄芩　羌活　苍术　茯苓　木香　青皮　姜枣

华　久病而得小数之脉，气阴伤矣，但疟邪究为秋夏之湿热病，立方未可顾此失彼。

柴胡　黄芩　鳖甲　陈皮　姜半夏　草果　花粉　归身　知母　甘草　茯苓　姜枣

瞿　脘痛从截疟而得，乃湿热伤脾，脾土虚肝贼之耳。温脾以伸木，其痛自已。

潞党参　炙草　肉桂　柴胡　陈皮　制半夏　煨木香　茯苓　归身　生姜　红枣

又　痛势已减，疏木温中既合，再仍其议。

前方加于术。

痢疾门

陆　肾泄之病，究竟脾肾阳衰所致。然益火之源，不足治也。

党参　于术　炙草　炮姜　山药　肉果　五味　吴萸　补骨脂　茯苓　砂仁　红枣

张　湿热蕴于二肠为痢，新凉袭于表分为寒热。腹痛后重，苔白胸痞。目下便数较稀，而里积犹未化也。考古

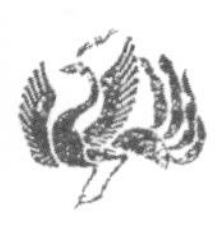

每以败毒散治夏秋之痢，为阳邪陷入于阴分，提其下陷之邪，仍从表分而出，况其痢而且兼寒热者乎。姑遵此意立方，质之湘洲先生以为然否？尚希正之。

败毒散去甘草、薄荷，加川连、青皮、楂肉、蔻仁，此方一服而愈。

周 泄泻起于霍乱之后，此中气虚而升降失常也，治之非易。

白术 党参 扁豆 柴胡 升麻 陈皮 木香 滑石 麦冬 茯苓 煨姜

又 宗东垣意，重病见减，清阳之气下陷可知，仍从前法损益。

六君子去半夏，加白芍、羌活、升麻、防风、干姜、黄柏、麦冬、车前子、红枣。

花 客秋痢后，延成脾泄未愈，今又转为下痢稀水，脉弦带数。此肠胃本伤，湿热再结，恐治之不易，姑拟标本兼顾。

独活 升麻 防风 白芍 白术 归炭 枳壳 木香 砂仁 赤苓 荷叶蒂 驻车丸二分

又 前进升清阳以养营分，未能全效。良以病久脾伤，未能骤复，宗前法参以益脾之品。

党参 白术 归身 白芍 防风 升麻 木香 茯神 诃子 粟壳 阿胶 荷蒂

薛 白痢匝月，今又腹痛，湿伤太阴气分，又受寒邪

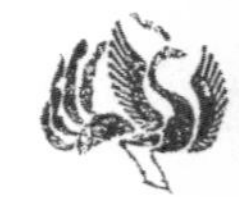

也。宗逆流挽舟法。

败毒散去草、薄荷，加青陈、白术、砂仁、楂炭、荷叶。

顾 红白痢两月余，仍然腹痛后重，苔白满布，湿热蕴结虽久，尚未宣化。但右脉弦细无神，杳不思谷，胃气正气索然矣。攻则碍正，补则碍邪，殊属两难。虽然黎霍之体，根底颇好，借箸而筹，究以彻邪为急，若其邪去，何虑正虚，攻补虽殊，理无二致也。

败毒散去薄荷，加姜川连、肉桂、白芍、木香、砂仁。

王 风温犯肺为咳，下遗大肠为痢，与夏秋湿热之痢有间，拟清化手经。

桑叶　防风　杏仁　牛蒡　象贝　黄芩　前胡　木香　神曲　桔梗　茅柴根

钱左 霍乱之后，脾胃正元大伤，再又转红痢，津液渐涸，且嗜洋烟之体，脾肾之真阳素亏，更难为力矣。刻诊两脉数急，胸痞口渴，气急泛恶，舌红苔灰，湿浊恋于肝脾，防其脱变，勉拟一方，冀幸候高正。

川石斛五钱　茯苓神各三钱　当归身一钱　白头翁四钱　宋夏五钱　青皮八钱　赤石脂二钱　大熟地炭二钱　驻车丸一钱　炙粟壳三钱　煅龙骨三钱　炙草四钱　谷芽三钱　煨诃子肉一钱　乌梅炭一钱

又，昨投纯甘壮水酸敛法，红痢稍减，舌红苔黄，转化黄腻，数急之脉稍和而弦数，病情较昨日略松，惟恐脾

肾大伤，湿浊恋于中宫，胸痞口渴，气急泛恶，津液渐耗，肺虚不克上供，仍防脱变之虞。再仿昨意加减，仍候高正。

西洋参七钱　麦冬四钱　五味七钱　粟壳三钱　驻车丸三钱　金斛四钱　石榴皮三钱　大熟地制附子三分，同炒　茯苓神各三钱　白芍桂心三分，炒　余粮三钱　冬术五钱　龙骨三钱

霍乱吐泻门

俞　吐泻乃中焦实证，以壮盛之年，三四日之病何至卧不能侧，声不敢扬，神呆目定。良以素患呕吐，中气本亏，今更重伤，木邪上逆，土无御侮之权耳。腹痛喜按，脉右弱左弦，攻伐可以从缓。姑且平其肝逆，和其中气，兼痛泻定后，再商进步。

吴萸　川连　香附　乌药　归身　白芍　赤苓　楂肉　苏叶　蔻仁　陈皮　苏合香丸一粒另化服

俞　形寒发热，吐而且泻，邪入太阴阳明，所伏甚深，未能速效。

苏叶　藿香　川朴　豆豉　白术　半夏　木香　蔻仁　青陈　赤苓　左金丸　生姜

丁　木邪贼土，脾陷为泄，肝逆为呕，握枢而运，宜治中焦。

异功散加干姜、肉桂、吴萸、砂仁、柴胡、香附。

邹　霍乱后仍然胸痞干哕，诊脉寸大尺微而见弦迟，

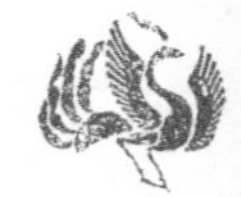

舌光如镜，干而少津，乃有形湿热既去，无形湿热尚恋。中宫胃液已亏，胃阳复惫，既有湿热之实邪，复见液亏之虚证。治虚治实，斟酌颇难。勉拟芳香宣泄中上，甘凉扶益胃津，略佐苦以降浊法，同子翁先生酌议。

参须五分　石菖蒲三分　姜汁川连三分　生甘草三分　乌梅四分　桔梗八分　盐水炒陈皮八分　麸炒枳壳八分　赤苓三钱　姜竹茹五钱

又　诊右寸弦大，关尺模糊闪烁不齐，左部弦濡，全无和缓之神，乃胃气索然，木无土载之象。虽舌津略润，尚能微沾谷气，窃恐一木之力，难扶大厦于将倾，不得已再拟扶胃疏肝，佐以开泄湿热，希冀微幸。

人参七分　丁香五只　姜竹茹五钱　盐水陈皮一钱　麦冬五钱　茯苓三钱　制半夏五钱　代赭石三钱　旋覆五钱　煨姜一钱　砂仁四分

咳嗽门

陈　冷嗽喘不得卧，宗仲景意。

苓桂术甘　干姜　五味　姜半夏　款冬　代赭　旋覆

又　仍然咳不得卧，据述病源从胎前而得，伏寒恋肺无疑，姑再法苓甘五味姜辛意。

细辛　茯苓　干姜　五味　炙草　苏子　款冬　石英　沉香　白果

又　苓甘五味姜辛既效，且勿纷更。

原方加莱菔子三钱。

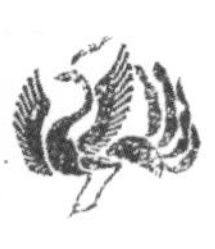

李 咳嗽痰少，左关数大，乃肺虚火盛感邪之象，宗钱氏意。

补肺阿胶去粳米，加冬瓜子、桑叶、前胡、川贝、旋覆、枇杷叶。

又 数脉大退，肺经之虚热松矣。前方散而兼润，与病吻合，今减其散品。

前方去牛蒡，加玉竹。

高 伤风咳嗽小恙也，然舌干而裂，肺肾津气大亏，慎勿渺视。

桑叶　杏仁　前胡　川贝　桔梗　沙参　归身　冬瓜仁　荆芥　生草　蛤壳　枇杷叶

濮 咳嗽鼻衄，虽然初起，而见弦数之脉，肺肾阴虚，肝火独旺已著，最易涉怯。

桑皮　地骨　杏仁　生草　前胡　川贝　丹皮　黄柏　知母　细生地　鲜藕节　莲心

又 左尺弦，肾水亏也。右寸数，肺金热也。咳嗽遗精，虚劳已见一斑，极宜谨调为嘱。

生地　川贝　蒌皮　生草　丹皮　麦冬　沙参　白芍　黄柏　金樱　枇杷叶

又 右部数象大减，左尺弦涩仍在。肺热虽退，肾阴未复，尚宜谨调。

原方去草、沙参、白芍、黄柏，加浮石、萸肉。

王 寒伏肺俞，气逆不降，致咳嗽积年不愈，甚则呕

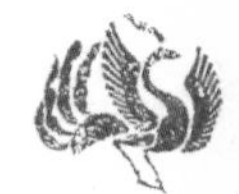

血，此非肝阴肾亏，乃胃逆气伤其络也，崇仲圣法。

桂枝　白芍　炙草　苏子　干姜　五味　半夏　茯苓　浮石　冬花

高　肺与大肠相表里，干咳而且便血，秋燥伤金，宜治肺润肠为治。

瓜蒌　杏仁　前胡　川贝　桑皮　阿胶　归身　秦艽　槐米　黛蛤散　枇杷叶　梨汁

王　前以小青龙加减，咳阵较少，痰中带红未净，夫胃逆少降，久咳伤络而血溢。当治其咳，不当治其血，温降既合，不必数数更方。

桂枝　白芍　干姜　五味　半夏　炙草　赭石　旋覆　茯苓　款冬　沉香汁

花　寒邪已热，头疼鼻窒，咳嗽痰涕皆浓，拟与轻泄。

辛夷　川芎　桑叶　薄荷　象贝　杏仁　荆芥　连翘　陈皮　通草

某　湿去燥来，疟止而转咳嗽。立方宜变，化湿而清燥矣。

杏仁　生草　元参　桑叶　前胡　川贝　蒌皮　桔梗　陈皮　茅根　枇杷叶

又　燥气去而未尽，再润养手经以清胃气。

桑叶　元参　生草　川贝　石斛　前胡　杏仁　神曲　谷芽　枇杷叶

严 右大左小之脉，红刺裂纹之舌，虽泄泻伤风，亦属肺胃有热，法在清而化之。

桑叶 石斛 麦冬 沙参 橘白 木香 茯苓 砂仁 甘草 白芍

蒋 风热郁肺，咳嗽鼻衄，不必治血，邪去而血自止。

麻黄 桑皮 杏仁 防风 前胡 川芎 黄芩 象贝 旋覆 茅根

又 鼻衄不来，咳犹未已，再与疏风清肺。

荆芥 防风 杏仁 象贝 川芎 蔓荆 桑皮 桔梗 前胡 茅根

陈 甲木偏于春阳之会，金气受囚，故咳嗽转甚。亢龙有悔，宜滋水以养之。

生地 龟板 麦冬 沙参 牛膝 女贞 川贝 百合 杏仁 归身 陈皮 枇杷叶

谈 咳而右脉浮紧，风邪寒邪伏于肺经，须宣之散之，否则延为冷嗽。

麻黄 杏仁 甘草 桔梗 苏叶 荆芥 款冬 象贝 前胡 旋覆 生姜

某 咳嗽久而究是风寒恋肺也。肾阴虽虚，且勿作阴虚治。

细辛 甘草 茯苓 五味干姜三分同打 桑皮 象贝 归身 冬瓜子 杏仁

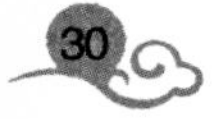

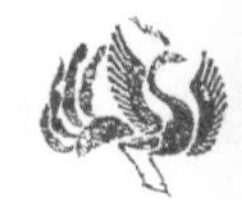

吴 音闪不亮，喉中水鸡声，脉左尺弦搏，良由风留肺管不去也。

白前 桂枝 旋覆 细辛 杏仁 茯苓 白芍 炙草 桔梗 姜皮

吴 中中辟辟燥，胸中隐隐痛。咳嗽痰秽，此肺痈也，仲师谓脓成者殆。而亦有不尽然者，今谷食杳然，形瘦骨立，肺肾生化之源已绝，秋分在迩，殊属可虑。

蛤壳炒阿胶 马兜 生草 白粳米 甜杏 百合 川贝 金石斛 糯稻根须 枇杷叶

谈 阳旺阴虚之体，感受秋燥，咳嗽带红，今痰红虽止，而咳犹未已。脉弦搏，深虑涉怯。

补肺阿胶散去牛蒡，加川贝、桑皮、蒌仁、沙参、枇杷叶。

又 咳痰仍浓，夜来鼻窒，病久肺热且虚，大节在迩，殊恐呛极而带血。

桑叶 杏仁 川贝 蒌皮 北沙参 生草 旋覆 蝉衣 知母 地骨 芦根 萸肉

又 痰稀咳松，脉数退，弦未退，再拟清养。

桑皮 川贝 沙参 知母 生草 骨皮 蒌皮 白芍 蝉衣 芦根 梨肉

陈 寒邪束肺，肺气逆而不降，喘急咳嗽，治以散降。

麻黄 桑皮 款冬 前胡 杏仁 象贝 苏子 葶苈 细辛 五味

又 咳松喘减，再从前议。

前方去葶苈，加旋覆花。

张 嗜酒伤肺，胃热沸腾，致咯血咳嗽，姑先清降。

鲜生地 知母 蒌皮 玉泉散 海浮石 丹皮 川贝 旱莲 陈皮 黑栀

中风痹门

张 四肢拘挛，行步牵蹇。两脉寸大尺微，此脾肾两亏，湿痰深入肢节也，惟药酒最妙。

大熟地 巴戟 枸杞 制附子 桂枝 羌活 海风藤 木瓜 狗脊 虎腿骨 半夏 橘红 制南星 白术 天麻 油松节

以绍兴酒五斤浸十日，随量服，干则再添酒三斤。

又 前议既合，仍从其意。

照前方去海风藤、南星、五加皮、当归、苁蓉。

周 两脉弦急，肝肾阴气必虚。下午似热非热，皮中似虫行，则心躁烦，此营卫两虚而挟微风所致。

桂枝 白芍 归身 于术 炙草 熟地 苏叶 陈皮 丹参 红枣 茯苓

又 微风已去，两尺仍弦，再与益养。

附子炒熟地 归身 炙草 陈皮 茯苓 枣仁 沙苑子 泽泻 砂仁 苏梗 红枣

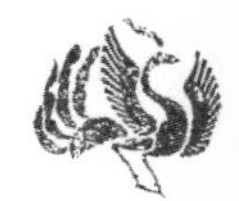

张 昨从右手麻木而起，陡然神昏不语，面色红亮，舌腻痰鸣，肺来促急不齐，的系风中于腑，痰热蒙闭中焦也。必得痰化风熄，方为稳当，否则恐就此而厥脱。

羚羊 竺黄 川贝 元参 胆星 全蝎 制僵蚕 乌药 木香 山栀 橘红

至宝丹一粒，竹沥与姜汁三匙，石菖蒲汁五匙调服。

唐 酒湿生热，热郁生风，发为风癣遍腰，谢绝杜康，方可言治。

川柏 灵仙 山栀 茅术 秦艽 独活 鲜皮 丝瓜络 葛根 鸡距仁 苡米

某 按脉微涩，微为气虚，涩乃血少。左手经络不遂，高年气血不营也。惟气能生血，拟益气养营，佐以通络。

党参 桂枝四钱 炒白芍五钱 秦艽五钱 冬术四钱 茯苓三钱 橘络五钱 归须一钱 炙草四钱 防风一钱 姜汁炒远志七钱 砂仁七钱 酒炒桑皮四钱

邱 肺风不走，肝热内盛，为游风瘙痒，走及头面四肢，治以熄风凉血。

鲜生地 赤芍 归尾 泽泻 桑叶 丹皮 连翘 黄芩 黄柏 豆衣 茅根

高 风痰肝火上冒，骤欲昏仆，恐成痫症。

羚羊 元参 竺黄 山栀 川贝 菖蒲 黄芩 茯苓 胆星 石决明 枳实

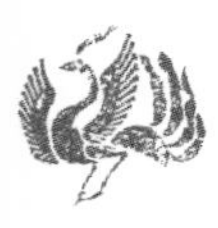

三消门

冯　口渴善饮，小便如油，能食善饥，此消症也，火不归原所致也。

金匮肾气汤去车前，加麦冬、苁蓉。

又　金匮云饮水一斗，小便亦一斗，肾气丸主之，仍师其意。

前方去泽泻、车前、肉桂，加苁蓉、枣仁、麦冬。

又　进金匮法，渴饮略减，再从其意。

原方去枣仁，加葛根、益元散。

又　病退甚缓，试以下消之症，不易治耳。药与病合，仍宗前意。

枸杞　菟丝　巴戟　附子五分　炒熟地四钱　枣仁　肉桂　紫石英　牛膝　五味　山药　茯神　覆盆子

丁　渴饮溺浑，三消已得其二。脉浮弱，姑治肺胃。

大生地　萸肉　山药　茯苓　黄芪　知母　麦冬　鲜沙参　丹皮　泽泻

又　原消症之由，由气化之水，不能上滋其肺耳，仲景故以肾气汤养水中之火，以助化气之源，姑遵前法。

肾气汤加麦冬、杞子。

又　进肾气汤养水中之火，使其气化腾，略臻小效，且仍其法。

附子　熟地　肉桂　萸肉　山药　丹皮　苓　泻　杞　膝　麦　知母

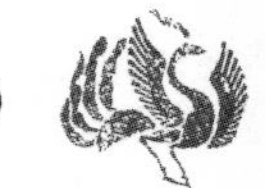

痰饮门

周 肾虚水泛为痰，脾虚气陷为带，痼疾已深，治难速效。

附子炒熟地 补骨脂 山萸肉 于术 茯苓 橘红 款冬 苏子 白芥子 代赭 紫衣胡桃肉

又 前议既合，仍从其治。

附子炒熟地 紫石英 补骨脂 姜半夏 陈皮 白芥子 枸杞子 苏子 款冬 茯苓 沉香汁 胡桃肉

徐 久病痰逆气升，不能仰卧。气自丹田上泛则心悸，心悸而后痰涌，痰涌而后神迷，脉来一息三至，弦细如丝，此命火下衰，浊饮上逆之证也。素有咳血，如此所攻。盖肾为水脏，内宅真阳，阳衰则中土无权，水失其制，于是相搏击而为咳，犯君主而为悸，甚且蒙闭灵明矣。今姑摄其上逆之气，开其固闭之阴，俞氏所谓“离照当空，阴霾自散”，即此意乎。

苓桂术甘汤加熟附子、炒熟地、紫石英、五味、半夏、款冬。

邹 肾虚少纳，肺虚少降，脾虚少运，痰多胃惫，气促脉微，坎中之一点。真阳亏矣，际兹炎天，宜乎静养，否则防增喘逆。

三子养亲汤 麦冬 紫石英 枸杞 沉香 款冬 术 茯苓 半夏 陈皮 五味子 胡桃肉

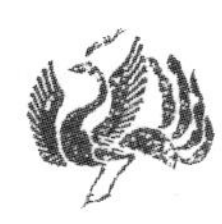

石 平素痰多，发则气味浓秽，内热脉数，此肺胃肾阴液亏也，姑与润养。

蒌皮　川贝　桑皮　沙参　丹皮　归身　杏仁　麦冬　浮石　生草　枇杷叶

又 痰消热去，白脏司秋，再助母气养子气，以清其源。

生地　麦冬　川贝　归身　白芍　沙参　陈皮　杏仁　茯苓　山药　枇杷叶

袁 左脉如丝，右脉小数，此非火交衰之象。仍然气急痰多，竟不思谷，不特肾衰，脾亦败矣。霜降大节在迩，殊属可虑。

熟地　制附子　炙草　人参　紫石英　五味　茯苓　杜仲　苏子　沉香汁　桃肉

马 脾为生痰之源，痰气既少，宜兼理脾肾，以助本元。

六君子　苏子　芥子　炙枇杷　熟地

史 痰喘不时举发，脉细而滑，舌白而腻，中脘为浊痰所阻也，姑且化降。

苓桂术甘　代赭　旋覆　杏仁　橘红　半夏　苏子　磨沉香汁

周 咳呕白痰，便溏纳减，足跗浮肿，肺脾交病，难治。

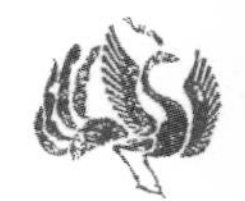

苓桂术甘　白芍　款冬　五味　干姜　山药　陈皮　肉果　红枣

又　便泄已止，咳痰亦减，温肺运脾，与病相合，且守前效。

原方加党参。

胡　痰饮作嗽不时举发，且欲吐红，脉涩，勿作阴虚劳嗽治之。

五味　干姜　茯苓　炙草　半夏　苏子　芥子　前胡　旋覆　沉香

又　温肺即所以降气，降气即所以止咳，此溯本求源之治也，再从前法加减。

苓桂术甘　干姜　五味　苏子　款冬　杏仁　旋覆　沉香屑

俞　痰从呕吐而出，实为捷径。诊右脉尚弦滑，痰未尽也，昨议加减。

带子瓜蒌　薤白　白芥　莱菔　苏子　半夏　青陈　甘草　吴萸　茯苓　木香

又　脘痛之止，由于痰去胸宽。姑再运脾化湿，以降生痰之源。

六君子去参，加三子养亲、神曲、枳实、沉香汁。

任　胞络有火，肝经有痰，痰火相击，气逆成呃。姑以滑痰降火法试之。

竹沥　荸荠汁　姜汁　菖蒲汁　沉香汁　竹沥达痰丸

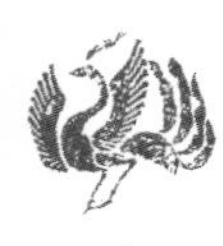

又 夜寐稍安，脉情较和，肝血虚而痰火扰之。仍宗前议，参以养肝之品。

归须 冬术 龙齿 枣仁 朱神 半夏 橘红 远志 白芍吴萸炒 竹茹 竹沥 姜汁冲服

王 心悸头眩肝虚木摇者有此病，痰饮阻中者亦有此病。壮年体肥湿甚，其为中阳不足可知，宗逐饮熄风例治之。

参须 干姜 炙草 半夏 陈皮 茯苓 天麻 川芎 制附子 沉香汁

许 按两尺虚弦搏指，虽合就衰之年，究系脾肾两亏之兆。脾虚则饮食生痰，肾虚则水泛为痰，痰贮于中，因而作咳。治宜溯本求源，不可徒责之肺。

附子炒熟地 山药 枸杞 白术 茯苓 半夏 陈皮 苏子 芥子 醋煅磁石 砂仁

严 由吐酸而吐瘀血，脉沉细且微，可知其血从饮邪上逆，胃气无权而来。夫胃为中土，稼穑作甘，变甘为酸，乃土齐木化，胃络伤矣。络伤则血从厥阴之邪而上逆，立方不宜见血治血，当从阳明厥阴之升降着想，庶与病情有合。

肉桂 干姜五味三分同打 陈皮 于术 姜半夏 茯苓 炙草 代赭 旋覆

陆 伏饮多年，发则肠中漉漉有声，呕吐痰水方已。肺尺微寸滑，此脾肾阳衰，饮邪中阻踞有癖囊耳。姑先驱

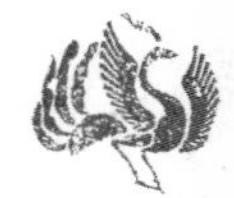

饮旋阳，数剂后再商治本。

茯苓六钱　干姜五分　熟附七分　于术五分　半夏五分　旋覆　泽泻三分　沉香汁三分

董　肾不纳气，气虚水泛为痰，鸣喘有加，宗《金匮》意。

熟地　萸肉　山药　肉桂　五味　茯苓　苏子　款冬　姜半夏　沉香

又　肾气能纳，痰涎尚多，再肺肾交治。

干姜　五味　半夏　橘红　肉桂　熟地　山药　白芍　款冬　茯苓　旋覆　胡桃肉

高　喘胜于痰，两脉浮大而数，要知浮非主表，数非主热，乃肾气急促，肺不能降，布息不及，故脉象如此耳。亟亟温补镇纳，深恐其脱。

熟地八钱　枸杞三分　炙草五分　于术五分　肉桂四分　五味七分　紫石英四钱　蛤蚧尾一对　补骨脂五分　茯苓三分　胡桃肉二枝　银杏七粒

夏　眩冒之作，由于痰饮，蠲饮则眩自瘳，但体弱不胜重药，只可缓治。

姜半夏　茯苓　黄山术土炒　风化硝　枳壳　姜渣　泽泻　杏仁　木香

马　诊六脉右寸独大而数，余部数弱无力，舌淡少苔。咳嗽之起，始于去秋，盛于今夏。痰色稀浓无定，多至盈

碗，甚则泛沃，形瘦谷少。原起病之初，不过些小风寒，击于肺络，以劳悴中虚之体，一时不能解散，延至于今。肺脾两伤，饮食多化痰涎。清气下陷，大肠不固而为溏泄。肺失肃降，晨晚咳逆不已。金土乏资生之本，肝肾失荫，木火易升，卫气少护，自汗易出，其实乃痰饮病也。调理失宜，以致金土欲如此。目前且勿治肺，以肺为娇脏，愈理愈虚，惟有培运中土，以化痰浊。俾土旺而金有所恃，痰少而肺气得宁，饮食稍增，精神稍旺，再议进步。否则炎暑在近，金畏火焙，窃恐更增喘汗矣。

白术　炙草　茯苓　苏子　款冬　干姜　五味　竹沥炒半夏　白芍　川贝　蛤壳　红枣

肝气门

张　肝虚则风动木摇，头痛经脉抽掣，脾虚则脘胀纳少便溏。论治于两者之间，仲圣谓见肝之病，当先实脾。诚以地脉阳回，柯条自畅，宗之立方，庶几得其纲领。

党参　于术　炙草　肉桂　吴萸炒香附　茯苓　归炭　枣仁　远志　龙眼肉

席　头痛发时，必兼恶心，此厥阴之邪，挟中焦痰气上逆也，从温降化痰。

党参　白术　茯苓　吴萸　陈皮　半夏　砂仁　白蒺藜　旋覆　煨姜

又　崇土御木，乃中虚肝逆头痛治法。但酒客湿甚，甘味宜除，辛味宜减。

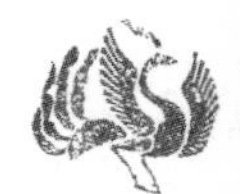

白术　吴萸　茯苓　泽泻　砂仁　半夏　陈皮　鸡距子　木香　旋覆　生姜

徐　脾泄十年，伤其阳气。带下两年，耗其阴血。阴阳两损，中土无权，木更横逆，逆甚则脘痛，痛甚则发厥。于是气无归束，为四肢浮肿，为痞胀不纳。症既棘手，治难两尽，不得已先治其肝逆，使脾胃稍醒，再商进步，然亦不过扶延而已。

肉桂炒白芍　高丽参　吴萸　归身　炙草　艾绒　醋炒青皮　茯苓　沉香汁　金柑皮

二诊　肝平胃醒，已能纳谷，大是佳兆，药向效术，且勿纷更。

前方加阿胶五钱。

三诊　肝逆虽平，左脉弦细如循刀刃，肝之脏气大伤也，带减未止，再补肝以摄冲任之陷。

高丽参　炙草　吴萸　肉桂　归身　白芍　熟地　补骨脂　艾绒　茯苓　醋炒青皮　半夏　沉香汁　煨姜

四诊　胃纳较多，阳气稍振，然不能恃以无恐。

高丽参　于术　制附子　炙草　吴萸炒白芍　酒炒木瓜　肉桂　补骨脂　枣仁　车前　茯神

五诊　症虽无增无减，究竟正气告匮，只能延缓而已。

前方去枣仁、木瓜、炙草，加麦冬、杜仲、砂仁、香附。

顾　木郁则横，横则侮脾，脾伤则泄泻，肝横则脘腹作痛，肝属厥阴，东方生生之气在是。气结成癖，血滞经

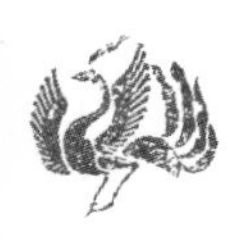

停，寒热咳嗽，皆木邪侮土凌金所致。且勿作阴虚劳嗽治，一以畅木和中立法。

逍遥散加川连、肉桂、香附、木香、砂仁、红枣。

又 寒热较轻，痛仍不止，窃思痛泻皆由木气不伸，土气下陷，生生之气不得畅达使然，是厥阴为起病之本，太阴为受病之地，今再疏达厥阴，以伸太阴之抑过。

防风　柴胡　延胡　车前　白芍　陈皮　肉桂　九香虫　杜仲　砂仁　于术

某 头痛少寐，已涉一年，所虑吐血由肝胆虚热，乘春阳之气上升而作，不加咳嗽，尚属可治。

羚羊　酒炒丹皮　黑栀　龙齿　枣仁川连炒　半夏　陈皮　酒炒丝瓜络　鲜首乌　薄荷叶　竹茹

刘 从肝胃不和，而为经事愆期，为寒热往来，无非木邪侮土所致，先从平肝和胃着手。

柴胡　于术　归身　白芍　肉桂　茯苓　香附　醋炒延胡　炙黄芪　砂仁

贺 气分略和，眩晕又发，此非中之虚，邪肝之逆也。

桂心炒白芍　小茴香炒当归　天麻　沙苑子　半夏　炙草　香附　白术　石决明　黄菊　砂仁

赵 女子之肝，最易不足，惟不足转见有余，世人皆多伐肝，是重其虚也。心烦不寐，神不安宅耳。脉弱无力，中气虚馁耳。前进温中御木法，吐泻已止，咯血犹未瘳，

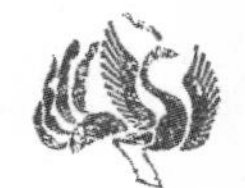

如再见血治血，恐与病相远。

人参　干姜　炙草　白芍　阿胶　于术　枣仁　朱茯神　远志　龙齿　沉香　红枣　囫囵朱砂五钱

孙　从跌而起，瘀滞凝络，肝火上逆，为胁痛不已，脉弦而大，正在发轫[①]之年，最易成怯。

柴胡　黄芩酒炒　桃仁　红花　生草　郁金　山栀　乌药　木香　参三七　木通　夜交藤

又　胁痛稍减，脉仍弦数，络中之火未平也，前法损益之。

柴胡　黄芩　山栀　橘络　桃仁　生地　白芍　归须　木香　旋覆　新绛　葱管

又　胁痛遍减，再宗前议。

原方去橘络、木香，加乌药、木通。

赵　古人云：见血休治血，喘生毋耗气。如此症而与耗气治血之药，病必益甚。盖寒降破散之物与中虚者最不相宜耳，今既得效，仍援前例。

人参　干姜　炙草　白芍　阿胶　于术　枣仁　远志　茯神　山药　夜合花　囫囵朱砂绢包　红枣

褚　血不养肝，肝火肝风上冒，脉弦而急，眩晕恶心。夫血主濡之，气主煦之。宗此立方，谅能应手。

吴萸炒白芍　归身　天麻　姜半夏　白术　决明　大

---

① 发轫：启蒙，开发。

熟地　杭菊　丹皮　黑栀　穞豆衣　钩钩　佛手

孙　胁痛未净，复袭新凉而增寒热，脉数溺赤，表里兼治。

柴胡　桑叶　防风　薄荷　酒炒黄芩　生地　山栀　木香　归须　赤芍　旋覆　六一散　通草

陆　少腹癖块举发，痛及肩窝，甚至呕酸不纳，其势颇剧，此即《难经》冲疝之类也。夫少腹厥阴部分，呕为阳明之病，病由郁结伤肝，肝邪横逆，土不能御，以致于此。今姑温胃降逆，辛通解郁，庶几木土免其残贼。

肉桂　香附　茯苓　小茴香　归身　车前　青陈　左金丸　乌药　良姜　半夏　　两头尖　　冲入炒盐一捻

又　痛极，几乎发厥，得药即止，可谓应病矣。脉尚微细，胃尚不饥，是木邪未平，土气不苏也，平肝即所以醒胃，毋庸双管齐下。

肉桂　香附　归身　茯苓　陈皮　吴萸　半夏　砂仁　杜仲　车前　乌药　两头尖

张　头痛齿痛，吐酸而气上撞心，厥阴病也，治以吴茱萸汤意。

吴萸汤加陈皮、半夏、山栀。

殷　肝为将军之官，病则侮脾凌金，气逆作痛。由脘及腹，癸事亦为不行。病由厥阴而及冲任，建功不易。

香附　丹参　肉桂炒白芍　苏叶　乌药　青皮　延

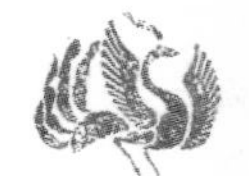

胡　桃仁　小茴炒归身　白薇须　砂仁

又　温脾疏肝既合，仍宗其意。

香附　丹参　白薇　茯苓　白芍　吴萸炒　乌药　灵脂　沉香　归身　砂仁　青皮

陈　脘痛得甘方止，中虚木侮，已见一斑，但痛连及胁，肝络亦伤，缓中和络，宗经意以治之。

炙草　白芍　高丽参　吴萸　橘络　归须　茯苓　醋炒青皮　沉香汁　红枣

又　进实脾御肝法，脘痛少减，仍宗其议。

照前方加枣仁、于术，去橘络。

又　脉来带弦，痛势未止，但得甘味则减。其为中虚木胜无疑，思仲景有建中法，姑遵之。

桂枝五分　白芍二分　炙草五分　生姜五分　大枣三枚　饴糖三分　小青皮七分　香附二分　潞党参三分　左金丸三分

殷　脘痛已，腹痛未静，肝邪之不平，亦由瘀阻所致。

香附　归尾　白芍吴萸炒　桃仁　灵脂　丹参　青皮　白薇　泽兰　砂仁　丹皮　乌药

许　脘痛气撑，寒热淹缠，此无非木不条达，脾胃失升降之司也，先疏肝和胃。

柴胡　白术　归身　白芍　香附　蔻仁　茯苓　沉香　青陈　吴萸　生姜　薄荷

又　脉象略和，前方疏肝和胃，原从畅木和中，使木土不相残克，则气平痛止，寒热亦除。

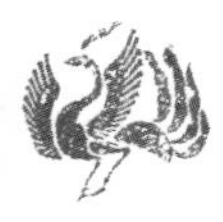

原方去茯苓、沉香、青皮，加丹皮、玫瑰。

又 寒热得辛通而减，的系肝邪为患，仍宗其意。

白芍肉桂末拌炒 归身 半夏 香附 姜山栀 姜皮 吴萸 旋覆 香橼皮 白术 红枣

朱 肝郁不达，为经踞不调，为寒热淹缠，为气撑脘痛吐酸。诸症纷集，皆气滞阻血故也，拟行气以调血。

香附 吴萸 青皮 肉桂 归尾 川芎 延胡 红花 柴胡 香橼皮 干漆炭 砂仁

蔡 前议治胃之法，原属中权扼要，以土主四维也。设四维失职，则更难为力矣。今吐酸不减，仍宜专理中州。

丁香 蔻仁 白术 半夏 陈皮 党参 吴萸 澄茄 炙草 旋覆 茯苓

又 进辛通甘缓，果然血止吐除，倘见血治血则谬甚。

六君加蔻仁、吴萸川连炒、归身、旋覆、骨脂。

华 木无土载，故动摇眩晕。宜疏土中之木，非熄风柔肝所能愈。

六君加天麻、吴萸、柴胡、香橼、砂仁、生姜。

又 培土疏木，乃求本推原之治。以呕吐眩晕，是土虚不克承载，故木体动摇也。

四君加归、茱、益、芎、天麻、菊花、煨姜、玫瑰。

又 疏木熄风，温中培土，已合病情，仍宗其意。

参术 二陈 苓 芎 芍 干姜 益智 潼蒺 天

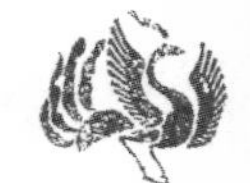

麻　姜枣

杜　肝虚易逆，胃寒失降，呕酸多年，暗风上旋，先从温胃平肝。

吴萸　干姜　肉桂　陈皮　半夏　归身　白芍　白术　槟榔　蔻仁　茯苓

许　寒热尚未能已，此肝有热而胃有寒也，再从厥阴阳明主治。

柴　苓　姜　叶　栀姜汁炒　白芍桂枝炒　归　香附　薄荷　澄茄

朱　水不养木，厥阳相火独旺，为目赤，为鼻衄，无非阳升太过也，拟壮水以凉营分。

生地　川连　桑叶　丹皮　山栀　归身　赤芍　菊花　川芎　车前　夏枯叶　茅根

顾　胃非温不降，肝非辛不达。肝气升而胃气降，自无土木之变矣。

潞党参　于术　甘草　茯苓　肉桂　吴萸　香附　旋覆　桃仁　归身　青皮　砂仁

任　辛通甘缓，为肝胃两经之治法，而甘味固能崇土御木，亦能满中碍胃，再思变而通之。

半夏　陈皮　青皮　苏梗　茯苓　白术　香橼　香附　归身　白芍　柴胡　吴萸　玫瑰

居 古人治肝之法，曰辛散，曰甘缓，曰凉降，曰濡养。今则齿痛头痛，痰嗽少寐，固非辛散甘缓之法所宜。且左关尺偏弦，可知肝阴不足，肝火独旺，子虚而盗母气矣，拟凉降以治标，濡养以治本，斯能平炎上之火而滋不足之阴，但须怡养情志，草木方能见功。

羚羊　磁石　川柏　生地　决明　菊花　丹皮　白芍　五味　桑叶　钩藤

李 脘块攻痛无定，脉见小弦。夫弦为肝邪，小为胃弱。舌苔白腻，由湿痰阻中，清气少升耳。疏肝温胃，佐以化痰。

吴萸　姜半夏　陈皮　小茴炒归身　柴胡　茯苓　炙草　砂仁　白芍　煨姜

邓 肝为乙木，体阴而用阳。履霜坚冰，木之变也；春阳和煦，木之荣也。夫木性喜温，温则垂枝布叶，凉则黄落飘零。世人以凉降伐肝，违其本性，欲求柯条畅茂，安可得乎？痰中带血，乃横逆之气伤其络耳。前见血而进凉血，其恐与病情更远。

人参须　蒲黄炒阿胶　肉桂一分炒白芍　枣仁　炙草　小茴香三分炒归身　乌贼骨　怀牛膝　乌梅　川贝

虚劳门

王 诊左寸数大而尺濡，右三部搏指而弦沉，重按即小。从知肺胃之气逆而不降，络脉受伤，故咳血不已也。

诸公凉血养阴，清肺止嗽，面面俱到，仆更有何议。惟思古人有云：气为血帅，气降则血降，气平则血平。久咳之下，肺胃之气逆而不降矣。姑疏降逆和络一方，或者刍荛[1]可采，以搏诸道长先生一哂。

人参　阿胶　旋覆　代赭　杏仁　桑皮　川贝　丝瓜络　沉香汁　枇杷叶　参三七

又　投轻清泄降，烦懊与咳嗽略减，此非蕴热外透，肺家转得稍宁之征乎？古人谓肺犹钟也，叩之则鸣，须去其鸣钟之具，人病情已涉棘手之秋，滋降恐其腻膈，表透又虑伤津。姑同湘洲先生，再议轻扬透热，润降胃气，因势利导，未识能应手否，尚祈诸高明正之。

杏仁　桑叶　前胡　象贝　人参　阿胶　炙草　旋覆　代赭　枇杷叶　豆衣　夜交藤　藕节

丁　喘嗽时发，法宜温降。漏管经年，治宜滋养。现今盗汗脉数，阴气大虚，最易涉怯。

黄芪　归身　细生地　黄柏　丹皮　茯苓　宋半夏　款冬　橘红　苏子　白芥子　沉香汁

世兄　少阴之脉循喉咙，厥阴之脉布胁肋，少阴阴虚，厥阴火旺，则喉干胁痛。拟补阴以泄厥相之火。

生地　元参　麦冬　龟板　黄柏　川贝　丹皮　山栀　旋覆　新绛　葱管　生甘草

又　嗌干不减，脉两关俱大，厥少阴火偏炽，再从丹

---

① 刍荛：割草打柴的人，后多指在野之士。

溪法。

秋石炒生地　黄柏　知母　龟板　远志　麦冬　花粉　桑叶　泽泻　丹皮

又　前恙虽减，左脉当未静，再当毓养。

洋参　麦冬　生地　龟板　知母　萸肉　丹皮　女贞　怀山药　荷叶

狄　咳血带嗽，脉弦，胃纳甚旺，少阴不足，阳明有余也。深恐金伤而咳不已。

犀角地黄汤加牛膝、麦冬、杏仁、旋覆、芦根、藕节。

王　眩冒而两尺弦涩，阴精空也。当兹湿土司令，滋腻之药难进，姑变通其间。

甘杞　沙苑子　归身　炙草　天麻　制首乌　丹皮　黄菊　麻仁　茯苓　陈皮

屈　热有汗不解，业经匝月，咳嗽舌光，的系虚劳症也。然气逆脘痛时作，中虚木旺，已见一斑。前以虚劳而投清养，恐与本体不甚相宜。思仲景有建中法，宗《内经》劳者温之之意，姑仿其法。

桂枝　白芍　炙草　饴糖　陈皮　小茴香炒归身　甜杏仁　款冬　苏子　姜　枣

张　病后耳鸣，脉细，纳少腹满，下元不足之体，温补固不为过。然炎暑逼人，流金烁土，尤宜从时令以顺天和。

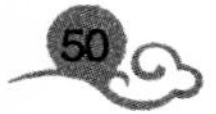

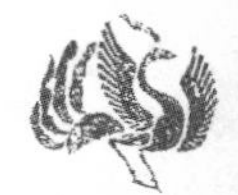

西洋参　半夏　陈皮　于术　砂仁　枸杞　菟丝子　沙苑子　杜仲　茯苓　泽泻　鲜佛手

又　和养肺脾，补益肾元，与病相合。睡而惊悸者，肝虚也，宜兼治之。

洋参　半夏　陈皮　茯神　枣仁　龙齿　枸杞　菟丝子　川断　杜仲　红枣　砂仁

王　去冬从恶心而后咯血，胃病也。咯血而后咳嗽，肺病也。扰述从怒而起，肝先病矣，于是胃气不降，肝火上乘而刑金，金反不能制木，病日益甚。春间咯血过多，遂至营气大伤，加以寒热，重以纳谷减，延至于今，病亟甚矣。窃思肺为肾母而为胃子，肺气失降，不特胃气大伤，所进饮食精华不克供其吸取，且肾失其荫，水亦不克涵木，木火日炎，不至金枯水涸不已也。法当滋水以涵木，清金以降胃。然阴药最与脾胃不宜，胃为百病之本，此层不得不为加意。拟仿仲景复脉汤意，一以纯甘壮水，兼藉辛以润肾。俟有转机，再图进取，备方高明裁正。

复脉汤去桂，合生脉散，加归身、白芍、甜杏仁。

言　两脉虚弦，数数遗精，气亏易逆，此肾虚不摄之病。填精固肾，固与调治相宜，尤须清心寡欲，以为勿药之助。

秋石炒生地　丹皮　萸肉　猪茯苓　杜仲　金樱子　炙龟板　芡实　山药　川柏　泽泻　莲心

又　右尺弦而带数，毕竟肝肾相火不宁也。养阴固精，

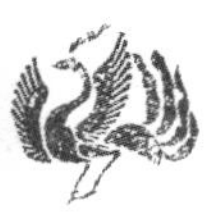

不能外此。

萸肉　龟板　黄柏　枣仁　五味　金樱　芡实　远志　山药　杜仲　莲心

林　干呛无痰而咯血，肺燥也，肾亏也，金水两亏伤，劳损之根，极宜谨调。

大生地　麦冬　韭菜汁炒大黄　桑皮　瓜蒌皮　川贝　黑栀　丹皮　沙参　枇杷叶　藕汁

李　秋暑灼金，致呕血复见，清养金水之中，佐以凉营之品。

洋参　麦冬　五味　阿胶　白芍　川贝　沙参　甜杏仁　炙草　丹皮　杜仲　枇杷叶

孙　病后元虚未复，而咳血大发。夫血之与痰，皆为阴物，苟非气火上升，则痰血何由上冒。然气之逆，火之升，必辨脏经而治。胁痛咳嗽，显是木火灼金，逆气伤络所致。非平肝逆，降肺火，佐以和络凉营不可。

瓜蒌　川贝　阿胶　生草　杏仁　前胡　旋覆　丹皮　韭汁炒大黄　山栀　丝瓜络　藕节

又　服药后大便一次，气从火降，居然咳减眠安。咯血未净，肝络未和，胃气转繁，火逆未敛，昨议损益为是。

川贝　阿胶　生草　杏仁　丹皮　山栀　旋覆　韭菜汁炒大黄　茜草　鲗骨　丝瓜络　首乌　藕节

又　大解又行两次，咯血止而未能尽净，肺阴不复，肝火未敛，尚非坦途。胃气虽好，慎不可因其好而频进苦

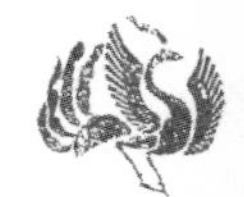

寒伤之，缘血症必藉胃气收功耳。

姜皮　川贝　丹皮　山栀　归身　白芍　阿胶　麦冬　茜根　杏仁　旋覆　鲜首乌

又　血症后，古人每以胃药收功，今咳犹未净，宜兼顾之。

党参　于术　炙草　川贝　麦冬　沙参　白芍　旋覆　五味　沉香汁　枇杷叶

马　脉沉大有力，不咳嗽而痰中带红，其肝胃有热无疑。

生地　丹皮　山栀　黛蛤散　川贝　旱莲草　黄柏　花粉　碧玉散　芦根　枇杷叶　藕节

又　血止而脉未静，胃滞咽燥，伏热与秋燥不清耳，前议出入。

生地　归身　白芍　川贝　麦冬　丹皮　山栀　元参　碧玉散　杏仁　阿胶　枇杷叶　梨汁

王　咳嗽稀而盗汗仍盛，终非久持之计。固卫气以毓阴，再参涩以止脱法。

防风炒黄芪　归身　炙草　川贝　白芍　沙参　五味　牡蛎　龙骨　山药　蜜炙麻黄根　枇杷叶　浮小麦

濮　咳较松，脉仍数，肺肾之阴虚未复。滋水清金不可废，而苦降未可多服，恐伤胃气也。

生地　黄芪　萸肉　川贝　北沙参　百合　金樱子　芡实　白芍　蒌皮　枇杷叶

吴　阳明胃火与少阳相火，逼血妄行而吐血，冲击肺经而咳嗽。脉左大于右，大便连日不行，此少阴不足，阳明有余之症。病挟宿滞，仿玉女煎变通之。

鲜地　麦冬　牛膝　韭汁炒大黄　蒌皮　白芍　川贝　归身炭　茅根　枇杷叶

尹　脉弦而芤，芤为血虚，弦为精少，故内热溺黄之症生矣。见此脉者，最易成怯，慎之。

细生地　黄柏　泽泻　防风　黄芪　麦冬　洋参　丹皮　龟板　升麻

又　宗东垣法，似合病情，前议去其苦寒之味，恐伤中气也。

生地　黄芪　防风　五味　升麻　归身　丹皮　麦冬　炙草　泽泻

濮　咳嗽而且滑泄，肾气失藏，肝家疏泄太甚也。久久不愈，易成虚劳之症，姑与坚肾涵肺法。

沙参　麦冬　生地　甘草　龙胆草　山栀　知母　莲须　金樱　牡蛎　枇杷叶

又　咳而脉小者可治，前方泻肝补肺，亦属治咳之法。但苦降伤胃，未可久服，拟经旨泻南补北意。

熟地　归身　炙草　沙参　萸肉　山药　阿胶　丹皮　远志　泽泻　金樱　莲心

薛　脱血后胃气颇佳，际此春木司令，不宜伐肝耗气，宜滋养营血，稍佐调气之品，以助其发生畅茂之机。

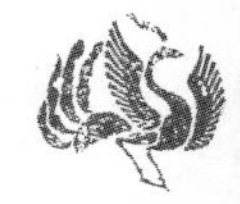

归身　枸杞　党参　白术　陈皮　枣仁　首乌　柏仁　木香　龙眼肉

施　肝火走络则胁痛，击肺则咳嗽，脉数而弦，乃入损之根，宜早调治。

丹皮　山栀　杏仁　郁金　归须　白芍　旋覆　阿胶　百合　川贝　夜交藤　葱管　鸭甲炒丝瓜络

程　肺伤失血，金破无音，且身热胃呆，损症及于中焦，诚非易治，姑培土生金。

潞党　川贝　地骨　于术　北沙参　桑皮　山药　五味　麦冬　阿胶　枇杷叶

又　前治培土生金，已见便结热退，仓储似可支持矣。转思此症，究属因病致虚，非因虚致病，中土既有把握，可以专搜肺分之邪。

桑皮　紫菀　旋覆　代赭　桔梗　川贝　杏仁　荆芥　百部　橘红　蒌皮

朱　甘温能除大热，诚以脱血，固属阴虚。然非参芪生阳之品，不能建阴长之功。今既相合，宜进而求之。

参须　黄芪　炙草　于术　归身炭　白芍　粟壳　五味　沙参　骨皮　砂仁

米　肝火击动肺络，而咳血胁痛，脉左弦，治以凉肝清肺。

洋参　麦冬　川贝　阿胶　丹皮　女贞　黛蛤散　旱

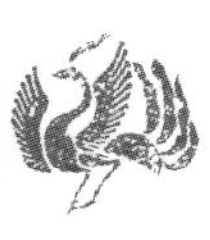

莲　归须　山栀　旋覆　新绛

张　数患遗精，近来每欲寒热，无汗而解，此心脾两虚也，宗仲景法。

桂枝加龙骨牡蛎汤，加归身、黄柏。

王　遗精伤肾，肾上连肺，故久咳不已。尺脉弦，拟益肾养金。

熟地　杜仲　五味　茯苓　宋半夏　白芍　牡蛎　旋覆　代赭　胡桃肉

姚　右尺弦大，肾火炽也。火炽由于水亏，独是夜不熟寐，心气不交于下矣。心不交则肾益虚，治之之法，不特助阴摄阳，且宜交通心肾，使坎离相媾，浮阳方不外越。

黄芪　炙草　地骨　鳖甲　朱拌天冬　远志　枣仁　酒归须　丹皮　龙齿　元参　莲须　薄荷叶

又　前议养阴益气，交摄心肾法，已见小效，再参酸收以敛肝，凉以清肾。

前方去地骨皮、莲须，加五味、大生地。

又　虚热减而未静，夜来尚少熟寐，左脉颇敛，右部尚盛，金水两虚，再议育阴。

照前去地骨、龙齿、元参，加剪芡、莲须、桂圆肉。

肿胀门附积聚

王　从吐瘀便瘀，而后单单腹胀，大腹如鼓，其病有

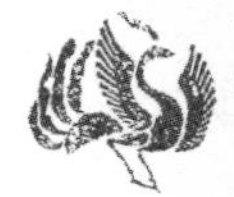

乎血蛊。然按血蛊，乃积瘀下行而后胀。此症乃积瘀不行而后胀。从此思之，其虚实寒热可判然矣。夫肝为藏血之脏，脾为统血之官，肝脾受伤，藏统皆失其职，致积瘀不行，若积瘀不行其肝脾不更伤乎？故愚以为胀非积瘀，乃阴血既去，阳气无所附着而生。考古治胀之法，实则通之，虚则补之、摄之，必使藏气渐旺，散漫之气有所归束，方不蹈实实虚之戒。若一味攻邪，倘至胃败喘逆，将何法以治之乎。

金匮肾气汤去泽泻，加于术、砂仁。

袭 脉左关沉弦有力，右手肺部独大，知厥阴之气分凝结累及血分。癸事两年不行，膀胱气化失司，肿胀之症，盖缘此也。且阳维为病，寒热淹缠。外感新邪，咳嗽鼻窒。考古治法，先经闭而后胀者，治在血分。然此症从腹中癖块而起，究竟由气及血，未可舍本求末。但咳嗽一条，亦未可遗。今一面清肺部之邪，开其水道；一面化肝家之结，藉以通营。未识是否，尚候高明家正之。

辛夷 桑叶 杏仁 川贝 桔梗 青皮 小茴香炒归身 车前 琥珀 吴萸 酒淬炒焦黑大豆六钱

二诊 今日咳嗽较松，痰中夹瘀，大便黑色，积瘀得寻路而出，未始不美。寒热胸痞依然，肺部之邪未去。夫因经停后而胀者，古人每用调经散，至咳嗽一层，另疏煎方并进。

小调经散

当归 肉桂 甘草 琥珀 赤芍 没药 细辛 麝香 荆芥 桑叶 象贝 桔梗 杏仁 葶苈 旋覆 代赭

为末服，一钱。

三诊 胀势略松，咳痰转浓，表虽得泄，瘀尚积中，肺固当清，瘀亦宣通。

杏仁 甘草 桑皮 地骨 象贝 瞿麦 车前 茯苓 椒目 小茴

仍以小调经散一钱，加韭菜汁、大黄末一钱同调服。

四诊 服参觉胀，不服参更胀，可知胀不在参，乃脏气之不摄也。服桂而寒热短，不服桂而寒长，可知桂和营卫，与寒热相宜也。但阴阳并伤，助阳固当，而阴津亦不可不顾。

春泽汤去猪苓，加白芍、麦冬、炙草（汤中用五苓加人参，是再合四君加草亦名）。

华 素有癖块，近因湿热病后，余邪未清，早进荤腻之物，肝脾一伤而再伤，致腹膨脐突，大有臌胀之虑，殊属费手。

党参 于术 炙草 干姜 归身 桑皮 炙鸡金 陈皮 香橼皮 茯苓皮 砂仁 车前

吴 癖块之不可攻，犹盗贼之不可激，激则变生，宜与仁讲让以化之。所谓仁让者，和养肝脾之元气是也，与异功散加减法。

异功散加小茴炒归身、白芍、山药、柴胡、木香、煨姜、红枣。

又 养正积自除，古人程法。诚以根深蒂固之块，未可骤攻也。前议既合，姑宗其法。

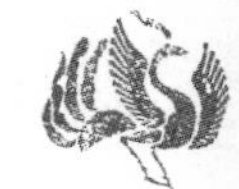

原方去山药，加泽泻。

又 养正化积，居然大腹渐软，胃纳亦加，勿求欲速。

前方去泽泻、柴胡，加砂仁、桔梗。

支 截疟后邪留肝脾，致腹笥板硬，面黄舌淡，久延恐成疟痃重症。

茵陈五苓 川朴 五皮饮

又 小便稍长，腹笥仍硬，邪势深极，恐非数剂见功。

茵陈 五苓 木香 陈皮 炙草 川朴 白芍 砂仁 姜 枣

三诊 纳已增，腹渐软，邪势渐松，前意参以扶脾。

异功散加官桂、猪茯苓、泽泻、木香、砂仁、白芍、煨姜、枣。

四诊 久病无速效，症既迟减，勿令贪近功。

异功散加肉桂、砂仁、木香、归身、煨姜、红枣。

顾 湿热伤脾，中满而成单腹胀，宗东垣法。

中满分消汤加减。

吴 由气喘而加浮肿咳嗽，右脉紧，此水气闭于皮肤，《金匮》所谓皮水是也。际此严寒，发汗极难，恐不易治。

麻黄 杏仁 桂枝 细辛 防己 猪茯苓 生草 附子 前胡

服药后以葱白汤催之汗出。

又 得汗后喘肿略退，宗前议加减。

麻黄 杏仁 桂枝 细辛 甘草 制附子 苏子 前

胡　茯苓　白芍

又　浮肿喘嗽大退，再遵仲景法。

小青龙去麻黄，加茯苓、冬花、杏仁。

张　风入于皮肤，肺气不能通调，为风水遍身浮肿，宗仲景法。

麻黄　杏仁　石膏　苓皮　车前　苏叶　槟榔　防己　浮萍　商陆　桔梗

包　饮冷伤胃，土不制水，水气上凌为奔豚，为痰多气逆，非温脾制水不效。

六君加肉桂、小茴香炒归身、姜炭、延胡。

萧　泄泻久不愈变为单腹胀，脾气败矣，难治。

附子理中加肉桂、山药、肉果、木香、白芍。

噎膈反胃门

俞　朝食暮吐，厥名反胃。素有漏管，脏阴大伤，即使病退，正气惫矣。

吴萸　肉桂　于术　代赭　旋覆　桃仁　归身　香附　澄茄　青皮　杵头康冲入雪梨汁一杯　沉香汁三分

又　从罗氏意既效，且勿更张。

前方去于术，加麻仁三钱。

又　呕吐止，大便行，脾胃之升降有权矣。中焦为扼要之区，宜守之勿失。

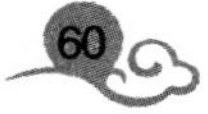

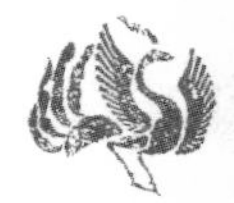

吴萸　澄茄　槟榔　于术　炙草　归身　香附　茯苓　杏仁　旋覆　青皮　沉香汁

姚　得食辄吐，腰酸脉濡，火不生土也。症成反胃，恐不易治。

吴萸　澄茄　肉桂　蔻仁　半夏　陈皮　木香　于术　补骨脂　茯苓　胡桃肉

又　呕吐瘳而胸痞亦舒，胃气通降矣。今拟疏肝和胃，佐以降逆法。

川连　吴萸　香附　柴胡　干姜　半夏　青皮　旋覆　代赭　茯苓　沉香汁

三诊　诸恙安适，温胃调中。

白术　干姜　炙草　香附　左金丸　半夏　青皮　澄茄　砂仁　茯苓　红枣

姚　噎膈证，昔张鸡峰为神思间病，非内观静养不能愈。

代赭　旋覆　肉桂　干姜　澄茄　半夏　吴萸　川连　青皮　归身　沉香汁

徐　肝脉弦紧，胃脉无神，将成噎膈。此七情病，陶养性情不能愈也。知命者必能自爱焉，切嘱切嘱。

川朴　半夏　苏梗　炙草　沉香　茯苓　川贝　陈香橼皮　砂仁　旋覆　小麦

濮　饥而疾行，伤及胃腑，为反胃，为呕血，病久由

腑及脏，肝脾亦病矣。倘能善于调适，尚可扶延。

肉桂三分炒白芍　归身　炙草　参须　姜半夏　陈皮　淡苁蓉　丁香　桃仁泥　旋覆　代赭

又　脉见数象，是肝有热，胃有寒也。前法虽合，宜少为变通。

原方加毕澄茄、雪梨汁、磨槟榔汁，去桃仁、苁蓉。

又　嗜好深而肝肾之精气并亏，加以关格，譬寒弱之师，而饷道匮乏，非久顿之计。

肉桂　参须　枸杞　炙草　陈皮　半夏　干姜　丁香　归身　苁蓉　磨沉香汁

陈　痰饮噎膈痔漏，三病集于一身，而三者之中，噎膈为甚，姑治其甚者。

肉桂炒白芍　炙草　冬术　丁香　香附　半夏　干姜　苁蓉　麻仁　香橼皮　旋覆　沉香汁

又　前议既合，仍从其治。

香砂六君加丁香、归身、白芍。

周　脉来一息三至，得食辄脘痛而呕，胸脘板硬，大便不行，此气膈症也，殊属难治。

干姜　川连　半夏　青皮　肉桂　毕澄茄　香附　归身　桃仁　元明粉　沉香汁　雪梨汁

又　大便两行，脉情流利，胸脘渐觉宽畅。药向效求，姑宗前议。

干姜　川连　半夏　香附　桂枝　炙草　澄茄　旋覆　代赭　桃仁　归身　沉香汁　梨汁

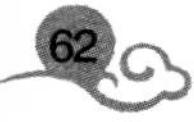

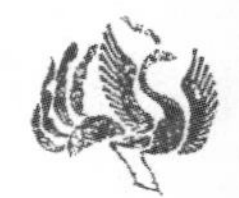

又 颇能纳食，大便频通，中焦之关格开矣。但病根未除，不可疏忽。

干姜　半夏　川连　澄茄　苁蓉　肉桂　桃仁　麻仁　元明粉　归身　梨汁

王 古人谓食入反出，是无火也。且兼胃脘痛，胃乏神下之权矣，宗罗氏治中汤意。

制附子　肉桂　茯苓　白术　蔻仁　丁香　陈皮　青皮　吴萸　旋覆

归 反胃三十年，饮食后则作痛而汩汩有声。脉细而微，舌干而垢，此痰饮阻中，胃无生化之权，木失向荣之职矣。须从辛以通胃，温以舒木，更佐以润肠之品，庶饮邪去而腑气通。

吴萸　良姜　香附　麻仁　澄茄　归身　桃仁　香橼　青皮　旋覆

蔗浆、藕汁各一杯冲服。

钱 素患脘痛，近来朝食暮吐，诊脉寸弦尺微，脾肾根底索然，殊属难治。

姜半夏　姜竹茹　丁香　吴萸　肉桂　炙草　旋覆　归身　麦冬　煨姜

又 火不生土，乃肾命阳衰之故，男子中年以后得此，即是膈症之根，虽极力扶持，不过延年而已。

冬术　炙草　附子　干姜　归身　苁蓉　丁香　半夏　陈皮　旋覆　姜竹茹

又 火土之气渐振，外来风热上袭，目睛赤痛，治本参以治标。

荆芥　甘菊　连翘　茯苓　冬术　炙草　归身　丁香　半夏　旋覆　姜竹茹

淋浊门

宋 浊与淋不同，淋属湿热，浊症大约由心肾两虚，膀胱之气受伤所致。古人每以补中益气治之，今师其意而变通焉。

补中益气汤去归身，加益智、山药、萸肉、五味、韭菜子、茯苓。

又 服前方下陷之气已瘳，浊亦较减，再与分治。

参　术　升麻　黄芩　萸肉　五味　枸杞　茯苓　山药　益智

又 浊遽减，夜来尿管觉痛，此膀胱有热也。

芪　升麻　萸肉　生地　山药　丹皮　黄柏　五味　赤苓　血珀

李 湿热伤小肠之络而尿血，从凉营分利。

生地　木通　黑栀　滑石　茅术　陈皮　萹蓄　赤苓　泽泻　车前　血珀　鲜藕

又 溺血已止，再拟清小肠之火，然须清心宁神，方见霍然。

生地　木通　赤苓　丹皮　滑石　车前　山栀　白术　海金沙　萹蓄　鲜藕

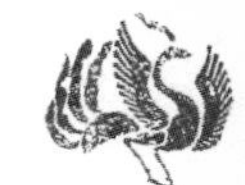

便血门

杜 肠风病屡经攻伐，元气大伤，病魔不去，气陷神倦，两脉无力，舌质无华，脾肾两虚，气注肾关，撑胀奔泄。拟温中固下，俾脾肾不陷，则血自归经。

党参 冬术 骨脂 肉果 诃子 归炭 黄芩炭 阿胶 白芍 木香 升麻 血余 灶心土 陈棕炭

又 温固中下，攻注之气得减，而陷下之血水不能尽止。诚以气陷已久，非数剂所能见功，再拟分途并进。

骨脂 肉果 诃子 五味 潞党 于术 归炭 黄芪 阿胶 升麻 白芍 木香 棕炭 红枣

另方禹余粮、赤石脂、干姜、龙骨、枣肉为丸，每晨盐花汤服三钱。

宋 肝火击脾，脾不统血而便血，拟凉肝益脾是法。

阿胶 地榆 防风 麻仁 丹皮 山栀 升麻 黄芩 白芍 桃仁 白术 茅根炭

陆 脾病为便溏，肝病为便血，胃病为呕吐酸涎，牙龈胀痛。且今春有类中之象，诸症纷集，皆由脾脏阳虚，不能统摄四维耳。夫脾为阴土，清阳由地而升，胃为阳土，浊阴亦由地而降。苟脾胃有权，则升降自有常经，何至肝不藏血，胃不降逆乎。法当先治其脾，庶无因此失彼之弊。

六君去草，加旋覆、代赭、半夏、干姜、山栀、吴萸、砂仁、龙眼肉。

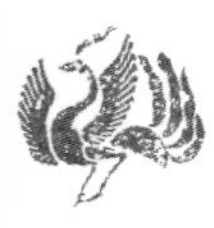

卫　先便后血，此远血也。夏秋病发湿热居多，今病久，脾气伤矣。

炙芪　白术　炙草　升麻　归身　白芍　槐米　樗根皮　柏炭　生地　泽泻　藕节

又　便血虽止，脉弦未退，不可恃也，再与升阳敛阴法。

前方去樗皮、炙草、黄柏，加阿胶、苦参。

又　脉弦渐退，脾气醒矣，拟养阴益脾以善后。

前方去槐米、藕节，加木香、红枣。

沈　心脾阴虚，血燥生风，风荡其血，脾失其统，致肠燥便血，神烦火升，病关脏气受伤，未能速愈，目前且先治血。

蛤粉炒阿胶　大生地　黄柏　荆芥　归身　白芍　元参　黄芩　麻仁　知母　秦艽　柏子仁　灶土　荷叶

又　养阴熄风，润肠凉血已合，且仍其议，俟便血止后，再商别图。

前方去知母、元参、柏子仁，加川贝、鲜首乌、沙参。

黄疸门

郁　湿邪蕴结，肺气抑遏，致膀胱气化不宣，遍体发黄，无汗尿赤，湿邪固可分利，但脘硬腹膨，中土虽败，而窃恐剑关苦拒，阴平已恐汉有矣。

茵陈　五苓　加干姜　木瓜　蔻仁　麻黄　连翘

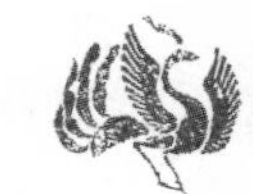

赤豆

邬 湿热蕴于中焦，尿黄便溏，防成黄疸。

茵陈五苓合栀子、柏皮，加砂仁、木香。

马 黄而兼黑，所谓女劳疸也。仲景以硝石矾石治之，但硝石峻厉，于脾肾阳虚者，未敢浪施。姑与温通中下之阳，佐以化湿。冀不腹满，方能望愈。

制附子 于术 炮姜 茵陈 炙芪 陈皮 炙草 泽泻 黄柏 木香 二苓

惊悸门

金 心阴内亏而悸，法在养营。阅古人养营之法，以补中益气为要务，诚以脾胃为生血之源耳。

党参 炙草 归身 白芍 龙齿 枣仁 麦冬 远志 麻仁 沙参 囫囵朱砂五钱

绢袋包煎。

又 养脾阴以充肝血，古人程法可师，既以相合，再勿远图。

党参 炙草 龙齿 枣仁 麦冬 归身 白芍 麻仁 远志 橘白 竹茹 囫囵朱砂

王 诊得六脉纯阳，右关更大，足见体魄有余，得天独厚。然年逾古稀，阳虽见有余，而藏阴渐为不足，坎不填离，火水遂成未济之象，则耳鸣头旋，心悸作矣。历考方书

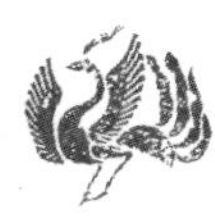

言痰言火，非止一途，诸药遍尝，曾无一效。窃思阴气既虚，阳无所发，补不足即所以损有余，尝阅西昌喻氏有填阴镇逆摄饮之法，今师其意，治之庶几天君泰然，鸣眩自瘳。

熟地　丹皮　萸肉　枣仁　龟板　五味　远志　丹参　磁石　辰砂　茯神　金器

陆　心悸有二，阴气下虚而悸，与水气上凌不同。水气凌心，乃水未交火，痰饮阻中为患耳。仲圣以苓桂术甘汤治之，姑师其意。

苓桂术甘汤加二皮、李根白皮，甘澜水煎。

又　投仲景方，肾气之上撞颇平，胃亦知饥能食，晚间心悸尚未除，此不但饮邪为患，亦由肝虚肾邪上扰，击动手少阴经耳。前议参以补肝镇心，相合病情矣。

苓桂术甘加归、芍、半夏、参须，金器一具，镜面朱砂二钱，以上二味绢包，先煎二十沸入后药。

又　连进蠲饮养肝镇心之法，颇见平稳，然悸发必在亥子之交，乃阴尽阳生之候也。夫肝为一阴，随至阴中之阳气上升而击动天君，除阴肝以摄至阴之阳，崇土以化中焦之饮，别无他法。

归身　白术　枣仁　参须　白芍　半夏　陈皮　远志　茯苓　桂枝　夜合花　镜面朱砂　金器

杂症门

丁　大便欲解不解，此非真欲大便，乃气虚也。肾主二阴，肺主一身之气，与大肠相表里。从补土生金，补肾

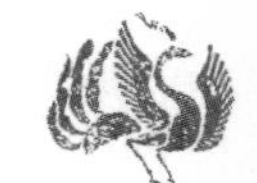

益肺。此为隔二隔三之治。

北沙参　生草　黄芪　冬术　归身　升麻　防风　肉果　补骨脂　杜仲　枸杞

周　风邪入脑而为脑漏，拟轻清泄肺。

辛夷　川芎　白芷　香附　沙参　桑皮　细生地　生甘草　薄荷

又　经谓胆遗热于脑则为鼻渊，知此病不独热入脑，亦谓胆经之热也。

辛夷　川芎　白芷　藁本　枳壳　枣仁　胆星　细生地　山栀　薄荷　竹茹

丁复　前言隔二隔三之治，取肾中之火以益土，培土以生金，使肾气振而脾气运，清气上行，浊气下运耳。已臻小效，姑守之。

黄芪　防风　冬术　升麻　枸杞　炒熟地　骨脂　炙草　杜仲　木香　茯苓　胡桃肉

张　脾气之弱，实由肾火之衰，拟脾肾双补。

党参　于术　黄芪　茯苓　木香　砂仁　五味　吴萸　陈皮　骨脂　姜　枣

李　按脉两手沉微，精神委顿，的是阳虚湿胜见端。夫脾为后天，肾主先天，真火式微，乃中土阳弱，于是湿乃渐矣。求本之治，宜补命火以运中州，不必沾沾治湿而湿自去。

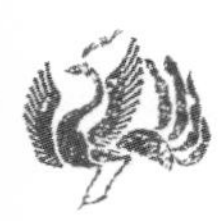

骨脂　肉果　半夏　陈皮　香附　砂仁　四君　泽泻

贡　厥少相火入肺经，为皮肤疡疹，苦泄为治。

龙胆草　黑山栀　丹皮　泽泻　萆薢　桑皮叶　瓜蒌皮　穞豆衣　赤芍　归身　丝瓜络

姜　呕蛔大小不等，发时腹中绞痛。小儿得此，乃喜食香甘之物所致，拟杀虫安胃。

川楝　黄连　黄柏　木香　吴萸　半夏　白术　麦芽　使君子　青皮　生姜

妇人门

程　由脾不统血，而为癸事淋漓，致血舍空虚，手足麻木，腰如束带，胸中嘈杂，阴血既亏，跷维督带俱不用事，病关八脉，未能急于建功。

制首乌　酒炒归须　白芍　升麻　鹿角霜　冬术　枣仁　朱茯神　朱麦冬　天麻　枸杞　木香

丁　当癸事之期而吐血，厥阴之气逆行也。姑降逆通营，以平肝木，勿加咳嗽，尚易图治。

香附　蒲黄炒阿胶　酒炒归尾　醋炒五灵脂　血珀　代赭　旋覆　韭菜汁炒大黄　姜汁炒山栀　沉香汁　酒炒丹皮

又　肝气逆行而吐血，须顺降通营，不可以寒凉遏之，盖木性喜升，愈遏愈逆，其势然也。前方既合，姑且守之。

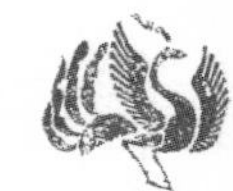

前方去灵脂，加醋炒黑大豆、白芍。

李　经居两月余，忽然腹痛经行，业已数日。左右颇滑利，大似怀麟之象。

熟地　归身　白芍　川芎　贝母　黄芪　杜仲　羌活　升麻　酒黄芩　陈皮　阿胶

王　乳子而癸事不行，此其常也，不足虑。惟胃纳少而腹结块，此血虚气滞，木有余土不足耳，法宜抑木和中。

吴萸　川连　苏梗　小茴香炒归身　白芍　香附　陈皮　延胡　砂仁　玫瑰　茯苓

归　逢癸事至，必鼻衄，俗所谓倒经也。脉右尺独大，厥阳之火挟君火上乘，拟熄之降之。

细生地　粉丹皮　韭菜汁炒大黄　归身　白术　陈皮　延胡　香附　炙草　砂仁

陶　白带属气虚，亦有属湿热者。既见兼象须兼治之。

黄芪　归身　柴胡　白芍　陈皮　半夏　白术　椿根皮　川柏　茯苓　泽泻　砂仁

张　胎前浮肿便溏，中土之虚象已著。产后浮肿不退，泄泻更甚，加之以寒热，重之以气促，病亟极矣。刻诊：热多汗不解，脉空大而无神，既无腹痛之瘀阻，且见舌质之淡白。细揣脉证，合诸方书，悉属气血两伤见象。论治法，古人谓血生于心，气主于肺，然后天生化之本，则脾

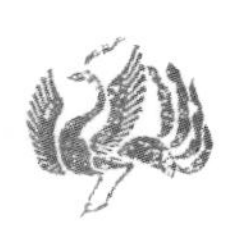

胃为扼要，况泄泻呕吐，中焦久已受伤，如再舍此他图，窃恐无粮之师，非但不能战，且不能守。今拟理中合生化汤意，以冀应手。

理中汤加酒炒全归、桂枝炒白芍、苓皮、车前。

刘 经踞脉滑，神色皖白，通瘀之法，未便施矣，姑调养营气。

苏梗 香附 白术 归身 白芍 陈皮 川断 枳壳 砂仁 川贝 茯苓 佛手

金 始而疟疾，继而小产，产后寒热接连，及今已涉三候，当然胸痞渴不多饮，时有恶心，舌腻带灰，脉数无力，此血舍空虚，而湿热之邪留变于太阴、阳明未化也。至干咳无痰，乃挟秋燥使然，兹金囚木困，再延增防邪犯厥阴而昏厥，始拟泻心温胆合方，佐以宣化肺邪，慎勿犯下焦耳。

干姜 川连 陈皮 半夏 枳壳 茯苓 竹茹 前胡 杏仁 桑皮 川贝 蔻仁

徐 便血十余年，血止而转为带下，又已经年。畏寒脉小，此肾液亏也。夫肝为藏血之脏，过事疏泄，肾亦失其闭藏，下焦有开无阖矣。取血肉有情之品，以养厥阴，涩敛镇摄之物，以蛰少阴，是为高年王道之治。

鹿角胶一钱 龟板胶七分 牡蛎四钱 补骨脂五钱 冬术五钱 龙骨四钱 白芍五钱 归身炭七分 升麻四分 砂仁七分 炮姜五钱

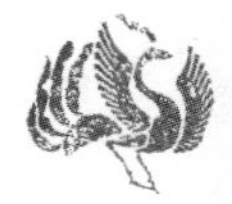

精羊肉一两　胡桃肉三钱（二味先煎数沸去油）

顾　肝脾两伤，脾伤则气陷，为癸事淋漓。肝伤则气逆，为脘腹作痛。病延日久，脉细而弦，由肝脾而及冲任矣。舌苔光剥，乃阴血血虚，进以腻补，恐伤胃气。今先平其肝逆，举其陷气，使木气条达，土气和煦，苟能谷食日增。虽不补阴补血，自能潜滋默长。

于术　炙草　吴萸　肉桂炒白芍　归身　防风　柴胡　砂仁　鹿角霜　艾绒　川断

陈　由伏邪转疟，将及两月，其为疟也。寒热无定期，痰多结癖，口噤风动，曾经平复，近又风噤再作。诊脉弦滑而大小无定，苔白而腻，舌不能伸。细揣脉证，乃湿热久壅，中焦脾胃失输运之权，化为痰涎。胎热与肝热相合，化风化火，挟痰涎闭塞清明之窍，为目胀，为耳聋，为口噤，为风动，无非痰火为患也。始先清降以化痰火之扰，勿伤胎元。

羚羊角五分　酒黄芩五分　钩钩四钱　生石决明一两　池菊花五分　姜半夏五分　橘红三钱　茯苓四钱　赤芍五分　竹沥一两　冲入姜汁三匙

又　服药后风噤颇减，脉转弦大，脘间块撑略甚，能右卧不能左卧，系久疟伤中，土虚不克御木，木邪侮胃，为撑胀耳。苔白而润，明火非实火，即肝气有余之火。今平其肝逆，化其痰涎，佐以崇土抑木法。

小茴香四分　炒归身五分　淡吴萸三分　姜半夏五分　橘红三钱　砂仁五分　羚羊五分　酒黄芩五分　池菊花五分　钩钩三

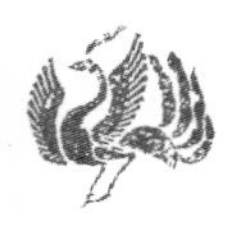

钱　川芎五分　茯苓三钱　姜竹茹五分

又　进化痰平肝、崇土抑木法，诸恙向安，而痰涎尚盛，吐出后尚欲神蒙，此非尽属痰涎为患，亦由肝邪之逆也。思脾乃生痰之源，为至阴之脏，治肝宜凉，而治脾宜温，两者未可偏倚。再拟凉降以平肝，温运以治脾，与疟后脾伤相合，即仲师肝病实脾之意也。

吴萸　参须　干姜　姜半夏　橘红　茯苓　归身　酒炒黄芩　菊花　川芎　钩钩　炒竹茹　红枣

又　恙渐向愈，而寐醒时冷汗自出。正疟后脾伤，卫外之阳不克固护使然，思有以治之。

参须　桂枝　白芍　干姜　姜半夏　橘红　茯苓　川芎　归身　黄芩　池菊　竹茹　红枣

吴　古人造字，以义成文。二火加疾为痰，可见痰之为物，非火不生，亦非火不能为患。故治疾先治火，求本之道也。今呕哕痰多，成盆盈盏，脉数而滑，舌绛而剥，彻夜不寐，面色光红，无非痰火上逆之征。丹溪云：上升之火皆从肝出，妇女经事既停，肝热必盛，始从凉肝降逆一法，以治痰呕之源。

姜汁炒川连　黄芩　蒌皮　姜半夏　川贝　天竺黄　元参　黛蛤散　旋覆　杏仁

又　服药后痰火少平，仍然唇红苔剥，大便匝月不行。虽思通腑泄热，尤恐有碍胎元。姑仍昨议，再得转机，方有把握。

前方去半夏、竺黄，加火麻仁、山栀，雪羹汤代水。

又　肝火痰呕居然平静，大便未行，舌苔未化，前此

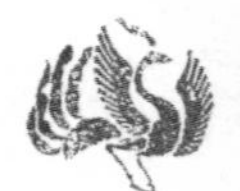

小效，不过得凉降之药，痰火未敢肆行无忌耳。究竟肝胃两经之郁热未清，故尚口渴喜凉，夜不安寐也。今锋锐已挫，勿以小胜而忽诸。

鲜石斛　蒌皮　黄芩　川连　枣仁　半夏　木瓜　川贝　生草　麻仁　旋覆　黛蛤散　姜竹茹

又　舌苔渐化，颇欲思食，胃逆已得转顺之机。渴饮虽减，夜寐少安，心阳肝火退而未静。前方苦降凉润，平炎上之火，养既灼之阴，今津液已润，再参濡阴血以宁天君，仿朱砂安神意。

生地　朱砂拌川连　麦冬　枣仁　半夏　川贝　元参　麻仁　旋覆　黄芩　生草　竹茹　枇杷叶

屈　寒热往来而见灰腻湿胖之苔，湿热遏伏于太阴阳明耳。汗多不解，恶露淋沥，脉浮虚数，小产既伤其血，汗出复夺其营，病涉虚虚，但一候有余，伏邪未化，更属正虚邪实，殊难措手。

黄芪桂枝汤去炙草合小柴胡，去参、枣，加茯神、竹茹。

又　昨晓寒热来时，瘀露又大行，几至气逆昏厥。今冷热未作，口渴较减，舌苔较化，伏邪已有化机。但左脉空大，正气营液虚极，若再寒战汗出，恐有厥脱之变，拟方同承之先生酌议。

黄芪桂枝汤合小柴胡，加阿胶、陈皮、竹茹。

又　伏邪解后，漏止胃醒，颇为佳象。惟白带未净，少腹作痛，乃小产元虚，气不固摄，八脉失护所致。再养血益气，以摄奇经。

熟地　黄芪防风炒　白芍　阿胶　艾绒　炮姜　牡蛎　归身　黄柏炭　炙草　小茴香

任　气虚营热，木火易张，肺金受制为咳嗽，经事淋漓。拟凉营益气，佐以调固奇经。

细生地　酒炒白芍　黄芪　升麻　牡蛎　桑叶　蒌皮　百合　川贝　南北沙参　茜草炭　浮麦　红枣

冲入鲜藕汁一酒杯。

又　经漏已止，咳嗽亦松，再养清肺。

熟地　归身　酒炒白芍　续断　黄芪　乌鲗骨　牡蛎　川贝　前胡　桑皮　砂仁

又　带止咳瘳，议益气以生血。

四物加黄芪、艾绒、蒲黄炒阿胶、陈皮、续断、砂仁。

何　胞门虚冷，督带不固，带浊频漏不已，脉涩弱，拟温下元以摄之。

补骨脂胡桃肉炒　杜仲　川断　鹿角霜　杞子　菟丝子　五味子　覆盆子　益智　牡蛎　龙骨　大茴香

郭　经停脉数，舌碎口疮。心脾之壅热也，防涉劳损。

细生地　赤芍　归尾　川芎　盐水炒柴胡　丹皮　左金丸　薄荷叶　五灵脂　蒲黄　香附

又　口疮略好，脉仍数疾，腹痛厥阴之气滞血凝矣，不易治。

原方加山栀、青皮、木香，去蒲黄、左金丸。

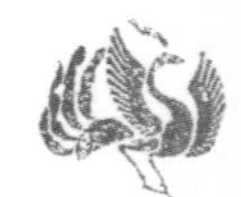

石　向病经行腹痛，今寒热来时，经不期而至，至而即停。于见寒热加重，腹痛晕厥，厥痛相连一候，诸药罔效。脉弦而大，舌腻罩灰，痛在脐上脘下，扪之拒按。思湿热伏邪，往往结于太阴膜原之分，阴土为湿所困，地中之清阳不升，肝木因而被遏，气机不能宣畅，经血即为凝滞。肝邪乘胜来贼，脾气益见窒塞，往来之热，痛厥之势宁无止期乎。此热入血室之瘀者，议苦燥以开湿热之伏，辛甘以伸肝木之遏，更佐血药以通之，淡渗以降之，使湿热化而瘀滞通，厥痛庶几有艾。

小川连三分　淡芩一钱　炙山甲八分　红花八分　蔻仁五分　生姜　上肉桂三分　鳖血拌柴胡五分　桃仁五分　赤苓三钱　通草一钱

又　痛势减半，厥势不作，但往来之热犹未已也。舌苔灰湿转甚，血室之凝滞虽松，湿热之上泛方盛。仍昨意佐以苦温泄满。

前方去红花，加川朴一分。

又　痛平厥止，寒热亦松，舌灰未化，湿热欲退未退也。迎刃之势已成，且勿懈怠。

前方去川山甲、肉桂，加姜制半夏一钱，川桂枝四分。

又　寒热退尽，灰苔亦化，知饥思谷，邪去胃醒矣。宜化湿和中。

前方去川连、桃仁，加陈皮、谷芽。

喉症备用方论

近来疫症盛行，推原其故，即《内经》所谓“冬不藏

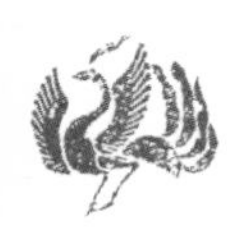

精，春必病温”是也。盖冬为藏精蛰之时，属北方寒水之化。于令为冬，于人为肾。井水温而坚冰，至阴外阳，内有习坎之象。去冬过暖，阳气不但不藏，而反外泄。且雨雪过少，冬行春令，有地气之升，无天气之降。人在气交之中，吸受反常之气，与原隐毒疠之气，由肺入胃。发为烂喉丹痧，如疾暴雨，势不可遏。甚有一门沾染，相继云亡者。呜呼，其毒何若是之酷烈耶。其有不传染者，殆正气方盛，无隙可乘耳。患斯病当主表散，似不相宜。虽有表邪，亦宜凉散。即认作白喉，早服养阴清肺等药，未免留邪为患。叶天士先生云：“六气着人皆从火化，如病已化火热，复加以表，不啻以风助火，以火烁阴。”人非金石，何以堪此，况此症非寻常喉痧可比。病有变，药亦宜变；病有急，药更宜急，缓不济急，无当病情。不揣鄙陋，谨就现下病情，先后缓急轻重，拟方于下，以备穷乡僻壤，不及延医者之一助。世之高明匡我不远，幸甚幸甚。

服药方，初起邪未化热，见症形寒发热，头胀肢酸咽痛。

薄荷一钱　板蓝根三钱　甘中黄一钱　紫贝齿一两　元参三钱　连翘三钱　桑叶五分　净贯众三钱　金银花三钱　金果榄五分　焦栀三钱　芦根一两

邪已化热，口渴舌黄，光绛起刺，喉腐丹痧隐约。

鲜沙参一两　知母五分　金锁匙一钱　薄荷梗七分　甘中黄五钱　板蓝根三钱　芦根一两　鲜金斛一钱　元参四钱　金果榄五分　生山栀三钱　连翘三钱　竹叶二十片

邪已化火，目赤，神躁，口渴恣饮，灼热喉腐，痛甚，舌绛满刺。

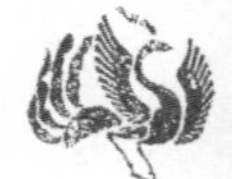

生石膏一两至二两　真玳瑁三钱　生栀四钱　元参三钱　金汁一两　芦根一两　羚羊角五分，如无力服羚羊角可重用紫贝代　鲜金斛六钱　连翘三两　竹叶二十片　鲜生地一两　大青一两　人中白五钱　知母五钱

银花露一斤代水煎。

如唇焦舌黑，或起刺欲裂，大便秘结者。

大黄三钱　犀角五分或一钱　甘中黄五分　元参一两　鲜生地一两　鲜大青一两　竹叶二十片　风化硝五分至三钱　枳实五分　生山栀四钱　生石膏一两至四两　金汁一两至四钱　芦根一两

银花露一斤代水煎，如烦躁欲狂，前方加入至宝丹一粒或叶氏牛黄丸亦可。

吹药方

西黄五厘　壁钱二十个，即壁喜窠，在木板上勿用　梅片三厘　廉珠三分　人指甲五分（男用女，女用男）　象牙屑三分　青黛六分

上药研极细，至无声为度。

又方　西瓜霜一钱　元明粉二钱　煅月石三钱　廉珠五分　冰片二分　川贝一钱　辰砂二分

外治方　麝香三分　冰片三分　乳香六分，炙，去油　没药六分，炙，去油　斑蝥四钱，去头足，米炒　元参六分，炙　血竭六分　全蝎六分，炙

上药如法制度，研极细无声，掺于膏药上贴之，起胞用银针挑破。

王应康梅毒掺药方

铝粉二钱，飞　乳香六分　耳茶二钱　轻粉二钱　寒水石二

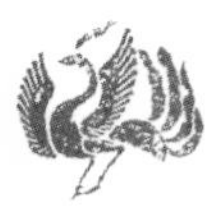

钱　没药六分　冰片四分　密陀僧二钱

腐以末，掺之干用，麻油调敷。

沐泰山珠黄十宝丹

西黄二厘　飞腰黄三分　珠粉八厘　全麦五分　人中黄五分　人中白三分　滴乳石一分五厘　梅片三厘　血珀一分五厘　滑飞石五分　飞辰砂一分

共研细末，照方作五服，轻者日一服，重日二服。

又珠黄便毒散

西黄二厘　明腰黄三分　珠粉八厘　梅片五厘　制甘石三分　人中黄二分　琥珀一分　人中白二分　上轻粉一分　尿浸石膏

研极细末，或掺或麻油调敷均效。

凤衣散白喉吹方圣药

青果炭二钱　黄柏一钱　川贝母一钱　儿茶一钱　薄荷叶一钱　凤凰衣五分（即初生小鸡蛋壳内衣）

各研细末，再入乳钵内和匀，加冰片七钱，同乳细吹喉，神效。如重证加西黄数厘同研。

种牛痘须知

英国占那氏种牛痘一法，创于乾隆时，种之两臂，较鼻妥当，能弥天花，诚万国赤子之福也。但种须辨真伪，盖真痘种后，有红晕，一据也；十日内外，清浆变稠，二

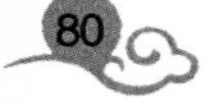

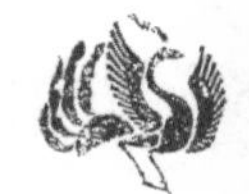

据也；八九日身微热不安，三据也；茄落有白痕，终身不退，四据也。倘无凭据，乃假痘，虽种未种，隔半年宜复。种西人于小儿三月内即种，有种至三四者。华人一种，即为了事。近年喉痧甚行，每多传染不治，论者每咎近种牛痘，痘毒不清。按襁褓体质壮胎火旺者，一臂可种四粒，须两手并种。近年善当多种之，痘且只种一手，胎毒旺者，如何得清势，必渐滋暗长，仍由别症变端耳。人人体会此说，逢人讲之，万勿草率，功德无量。

调　经

若遇经行，最宜谨慎，否则与产后相类。若被惊恐劳役，则血气错乱，经脉下多，致劳瘵等症。如逆于头面肢体之间，则肿痛不宁。如怒气伤肝，则头昏胁痛，呕血，瘰疬痈疡。如经血内渗，则窍穴淋沥无已。凡此六经外侵，而变症百出，犯时微如秋毫，成患重于山岳，可不畏哉。凡经行之际，禁用苦寒辛散药，饮食亦然。薛立斋云：血为水谷之精气也，和调五脏，洒陈六腑。在男子则为精。在妇人则上为乳汁，下为月水。故虽心主血，肝藏血，亦皆统摄于脾，补脾和胃则血自生矣。

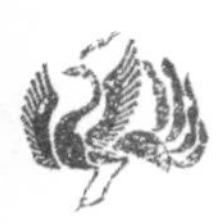

倚云轩医案(二)

裴菊村尊宠小产后晕厥

裴菊村先生尊宠，三月间因小产，去血过多，晕厥甚危，连进温补，一月来已就痊矣。四月望，以梳头而偶感微寒，夜即发热，热尚微，如是者两日。至十七日，热势大作，汗出如雨而不退，气逆神迷。先生善医，为虞地名手，以前两夫人俱病产而殁，故今若惶惑甚，急来招余商之。余诊其脉洪数而芤，呼吸七八至，扪之热烙手，舌苔铺白，口不渴，少纳粥。呼之则清，少停即迷而乱语，面㿠唇白。余曰："此营血大虚，气欲随血上脱之象也。然以壮盛之年，产已匝月，当不至此，有别故否?"主人曰："将及满月，癸又大来。"余曰"是矣"，为高参、芪、归、草、芍药、萸肉、熟地、龙、牡、炮姜大剂投之。次日诸恙少减，余谓药向效求，请毋更方。主人谓病者素体中虚多痰，恐熟地腻膈，可易于术，既请赵歆芬、吴纯青两先生同诊，亦主前议。服之热仍甚，汗多神迷不减，口渐渴，苔渐糙，再参龟板、麦冬，明日起即眩晕、恶心、呕苦，有梦交。余曰："胆胃之痰火盛矣，须左金温胆法。"主人曰："可一服恶心呕苦除而诸恙不少减，苔渐起灰，口渐燥

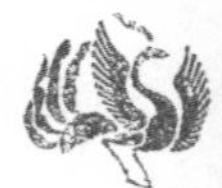

渴。”余曰：“是必有温邪在内。”于是议交加饮[1]合栀、豉，彻邪养阴法。服后夜来烦躁不寐，明晨再诊脉，呼吸七八至，芤大而弦，形神更倦，自言身体两分不能自主。主人谓正气不支矣，恐有汗脱之变。诸人彷徨，余亦踟蹰无定。既而曰：“昨方既不得手，惟有仍进参、地、龙、牡之法，诸公以为可否？”主人曰：“须加五味以收肾气。”余曰：“妙甚。”服后脉少敛，热颇减，神亦少安。原方再服，诸恙渐退，而咳嗽甚盛。舌苔灰干渐聚底，质渐红，始多汗，今身热无点汗矣。余谓主人曰：“今虚象渐退，温邪大现，非轻清宣解不可。虽然血脱阴虚之后，重养阴扶正，必不可少。”议生地、阿胶、西洋参、鲜沙参、桑、丹、杏、贝、姜皮、白薇为方。一服汗出颇润，舌灰渐化，表热大衰而咳嗽仍甚。再加炒黄芩、芦管、生甘草轻清上焦，两服灰苔退而舌润，热大退，知饥思谷，脉和平，渐次向愈。于是相与论之曰：“是证频危者，再非主人高明，鲜有不挠败者。”阅前后诸方，由温补而苦泄，而敛补，而清化养阴。先补后泻，不知者必谓前后背谬。而非背谬也，盖大脱血后而感邪，非大补则邪陷而不起，非清化则起而不达，始则补之，添其饷也，既则敛之，集其兵也，终则清之化之，斯一战而成功也。若无饷无兵，欲敵忾[2]勤王不可得也。虽然可为知者言，未许为外人道也。阅傅氏女科毕，因记此案，以证产后病之难治，非一补可以了事，苟不应变随机，鲜有不败坏厥事者。

---

① 交加饮：方出《儒门事宗》，由肉豆蔻、草豆蔻、厚朴、甘草、生姜组成，主治久疟不已，山岚障气。

② 忾：愤怒、愤恨。

耳似虫行头面痒

去夏有一金姓人来就诊云："耳中有一虫，为患逾月矣，或作隆隆声，或作吱咯响，或绕耳行走，或脑际鼻旁。视之不见，搔之无形，厌苦已极。"余视其形色枯槁，舌红、苔剥、少液。诊左关尺弦大，按之豁然而空，右部亦弦数。余曰："此肝肾血液枯槁，风阳上扰窜入少阳、阳明之络，并非虫蚁为患也。"为制养血液、熄风二十剂而愈。稽考《沈氏尊生》，专谓耳中鸣响如虫蚁，名曰天蚁。方以茶叶子研末，搐鼻愈。

按：茶叶甘苦、凉降，清降头风热病，与是病亦宜。而金姓之病，不怪其耳中之响，怪其至鼻旁脑际无定也。视其色、脉，知其吸鸦片烟有年。阴津血液耗损，经络空虚，虚风乘虚袭之。风性善动，故走窜无定耳。如治以茶子搐鼻，恐不应手，盖不补其虚，虽清之、降之，终不效也，自古怪证，虫蚁入肠胃者有之。云从无走入经络者，识之以告同学。

新产误表致热盛谵语

石梅蒋姓妇，于六月廿四分娩，廿五微发热。廿七日因大儿患丹痧死，悲哀气闷，热即甚。廿七日延女科，进发表清热药，嘱之曰："须得畅汗，热乃退。"服药后壅被垂帐，戒勿动。果大汗浃衣，热更甚。明日仍请前医，医曰："汗未足，热固不退也。"更汗之，汗愈多而愈热，且

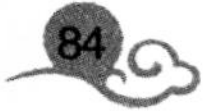

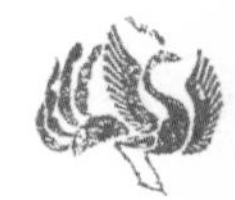

烦躁。明日医曰："表邪未解，里热已盛，须表里两解，与发表清里。"夜即谵语发狂，其热如火。医曰病凶甚，非大剂清凉不可，且谓今夜危矣。病家惶急，来延予。予索方观之，见香薷、豆卷、苓、翘、栀、地、生石膏一两。问："此药服未?"曰："煎好正要吃也。"予曰："且缓，待予诊视再吃可乎?"入室视之，病人谈笑自若，声音高朗，扪之热烙手，点汗全无，知为阳明热盛。按其脉弦洪搏大，上出鱼际，视其舌光红干绛。予心疑之意，谓此藜藿体三四日，病虽产后，何至如是危急乎？且脉出寸口，渴饮无算，阳明之热方盛，而何以阴津已凶乎？静而思之，乃晓然曰："此产后伤暑证也。"医者不明，以辛温妄汗，伤其阴津，暑热益炽，新产既夺其血，大汗再夺其津，津血两亡，故谵妄发狂。邪在血分，故昼明而夜昏。正夺为虚，邪盛为实，是不可以白虎治之，乃曰："前药断不可服，服即应其危险之言矣。"为生地、四物、鲜藿、斛、麦门冬、白薇、元参大剂煎调。回生丹一服，夜分狂谵不作，颇能安寐。明日灼热渴饮略退，仍前剂三服，津回舌润，身热退尽。三日后夜分微热而谵语复起，予思热退津回，三日病减过半矣，何以夜间尚作谵语？因思热入血室，证有昼日明了，夜则谵语，如见鬼神状。新产血室大空，更甚于经行之后，其热邪有不乘虚而入者乎？用仲景之小柴胡加减，与此不合，乃进交加饮，用鲜生地一两捣汁炒生姜渣，生姜三钱捣汁炒生地渣，合芎、归、丹皮、丹参、蒲黄、五灵脂、桃仁、龟甲、穿山甲等二剂。夜分谵语始去，仍动辄汗出。更四物、西洋参、黄芪皮、丹参、桃仁等，汗渐止，胃渐醒，为已愈，不服药矣。后又肩胛、手腕发流

注溃脓，此瘀凝不彻，伏热未清，逆走入络，营卫虚而少化所致，前方加酒炒丝瓜络、牡蛎等调理一月而痊。因念予母诞予，亦患产后伤暑，半月而没，未遇明者救治，至今抱恨终天。议此证而仍服前医之药，必至阴阳两竭而死，死后犹谓病该不救，不知药之误也。

论曰：产后大抵皆虚邪而少实证，然不可以补法概之。营血空虚，肌腠疏豁，六淫更易触受。若受温暑之邪，最易劫津灼液，动风化火，血气既耗，藩篱尽彻，尤易内陷昏痉，汗下固宜慎。治宜救阴化热，略佐养血通瘀，承气、白虎证绝无仅有。吴鞠通谓，手挥自送笔底眼底治，其实心中意中，时时顾虑其虚，斯得之矣。若游移无定，笼统混治，转致变证蜂起矣。

新产中风证误投潜阳熄风

古人治产后病，以补虚为主，亦有不尽然者。冬初，滑石桥陈氏妇分娩后，体甚健，三朝即出房操作。七朝饮食减少，有不快。二更后忽身热如灼，口噤不语，面赤如妆，汗出如浴，两手颤振，两目上视，举家惶骇，急延医视。以为肝风死证也，进龙、牡、龟、地等潜阳熄风。两进不少减，始延予。诊其脉洪大搏指，重按不空，其舌尖绛苔糙，罩灰而干。问其瘀露有无，其母曰："产时颇有，二三日渐无矣。"予曰："此产后中风证也。脱血之后，阴不配阳，早日劳动，心肝之火暴起。外感时令温风，劫夺其阴，气不能承守，阳气炽张，有升无降，九窍失其通和，百骸失其柔运，遂成此证。若投镇摄涩敛之药，譬入井而

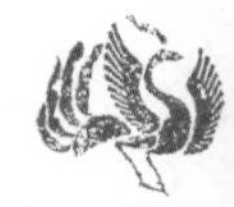

下石也，必无生理。”为制羚羊、石决、鲜地、栀、翘、黄芩、杏、贝、当归、钩藤大清其热而降其火，磨回生丹冲服，以化下焦瘀热。两帖振颤大汗定，言语能出，舌本仍强，减黄芩、回生丹，鲜地易大生地。又两帖，面赤去，能寐，知饥思食而右手足尚不能动，更进交加散合芎、归、秦、菊、石斛、川贝三帖，胃气醒转，畏寒神倦。再与黄芪补血汤，芪、桂、芎、归、秦、菊、白术、陈皮十帖，始手足便利，谷食充旺而愈。

新产中风服温补

又南门王氏妇，亦产后中风，舌强不语，左体偏废，心中明了。其身热舌灰，脉弦芤无力，面白舌淡。予曰：中风之全虚证也，非大进温补不可。用高丽参三钱，黄芪五钱，黑姜一钱，肉桂三分，合四物投之。值伊夫远出，伊姊见用参、芪，疑而问曰：“闻产后忌人参，用之无妨乎?”予曰：“此愚人误传，不可听也。古方用之甚多，即如此证，若不用参，恐难望愈。”伊家以素信不疑，三帖颇见转机，五帖语言能出，身体能动，计前后服参三两许而瘳。夫同一中风，虚实次第不同，治法即异。盖陈妇壮年暴病，脉证本虚标实，故以清热泻火为熄风，热退风平即进补气养营以善后。由其标虽实，其本则虚，未可过剂，恐中寒复起，节外生枝也。王妇前年患臌病，予治愈。元未复，此次产去血太多，故脉证皆虚象，故以甘温益气养营为熄风，俾气血运行，始语言出而手足动。以古人言之：王即东垣之益气升阳，温营助卫，谓气虚而后招风，标本

皆虚，故以补虚为主。陈即河间之清火泻热，谓将息失宜，心火暴起而后招风，标实本虚，故以清火为治。要之中风之病，无论东垣言气，河间言火，丹溪言痰，皆从虚面而来。标病虽实，本病必虚。能察其虚面，方能治其实面，不但产后然也，不可执泥。丹溪言产后一以大补，虽有别证，从末治之。恐虚中有实者，受其秧咎，故志两证，以明虚实之治不同。

产后夹食温邪

又邻右李姓，产后四五朝颇健。值新谷登场，吃新米饭两碗，夜即脘腹大痛，大吐酸涎，身热不退。请女科治，其痛不减。延予至，女科方出门。视其方附、桂与大黄同用，予骇而问故，病家以新米饭告。诊其脉弦大有力，舌红微灰，脘腹痛不可当。予曰："此伤食而夹时令温邪也。"与苏梗、牛蒡、杏仁、六曲、山楂、木香、枳壳、连翘、当归，一帖痛减，二进痛平热退而愈。此等寻常不足记，记者，以征药贵合病，合则山楂、麦芽亦救命，不合虽参、芪亦伤生。世人贵耳贱目，方列人参、黄芪则尊而重之，见山楂、麦芽即轻而易之，尚不问病之合与否，亦可慨也。

福山周总兵似秋温实痰饮病

病有真假，脉亦有真假。今秋福山周志新总戎，患湿热伏暑，汗畅疹透，热去身凉，为陈月汀治愈。已进调理，旬日间，不但胃气不来，转增咳嗽，痰黏火升气促。月汀

骇而告辞，始延予。予视之，面赤如火，舌红滑无苔，气促咳逆，痰黏如胶，脉一息七八至，浮洪弦滑。予曰：此汗出过多，津气交伤。复伤深秋燥热，肺肾津气再伤。金土无下降之权，中气不能布化大肠，庚金亦燥，大腑燥结不通。且平素积劳，气液早为虚惫。伊侄曰："诚以何法治之？"予曰："目前只可清养肺金，顺降胃气。"议喻氏清燥救肺法，去石膏、生地之重腻，加入姜皮、贝母、磁石之润降。方后请所服方读之，乃石斛、洋参、川贝、麦冬七八帖，其病有加无已。心中私忖，月汀先明我心，此方必不见效，然合此实者下手，只得嘱其服两帖再商。隔日又来请，病如故。正益不支，予转辗思维，无下笔处。因问其平日气体，有无宿恙，服何等药。侄曰："平日湿痰甚多，喜唠泛痰涎，似胃寒。人传丹方，服制附子、干姜颇宜。"予曰："明之矣，此邪去正虚，水落石出，旧恙复来也。"中下元气大虚，阳无所依归而上泛，脉证亦因之显阳盛阴虚假象。古人谓：面赤戴阳，下虚故也。前药不合，故不效，改投旋覆、代赭、干姜、半夏、参须等两帖，咳痰减。进糜饮，再加制附子、人参，始浮阳下敛。糜粥日加，参安中敛阳而胃气日旺，元气日复矣。若胶柱前说，不但胃气断绝，且呃逆虚脱随之。临病可不细心检点，随变转环乎？

再甥姚襄钦久病食复治验

庚子闰八月，再甥姚襄钦，久病危险，以急呈持专来招。即夜放舟，明早抵头山。余前月初，因嫂病至乡，尚

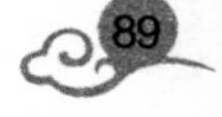

为诊过，乃寒热类疟，汗不畅、热不清之伏暑证也。后月十一日，又因妹病至乡。再诊，寒热已平数日，日进稀粥二碗，饭半碗，惟胃口不开，大便不通，为疏方而别。今据述十三日登圊，值某医至，问："旬日大便未行，无妨乎？"某曰："此大不可，即惊骇昏乱如狂，语无伦次，明日清楚平复。"其父与洋泻叶二钱，下宿垢甚多。十六日即又昏乱，说神说仙，喜啖水果，吃之不已。举家惊惶，谓猴精祟。医巫杂治，无一效。医以病延五旬，近又遗精，疑其夹险内虚，不敢妄攻，但清火化痰，佐以参麦。余至榻前，犹乱语不休。诊其脉一息三至，弦大紧，尺中有力。舌苔糙白满布，根罩灰。身不热，惟要吃食，因知其胃火独旺，且宿滞未化。但脉情可怪，至专房静思之，意谓病虽五十日，乃愈而复病已。进食十余日，非起病未愈者可比。即遗精亦湿热郁于下焦而来，非虚也。且壮盛之年，偶泄亦未必即虚。论其舌苔病象，乃所伏湿热未清，早进荤腻多食，新食与旧食邪相并成食复证耳。盖热蒸其食，食化为痰，因之阳明痰火甚旺，肝胆之热，郁不能升，上熏其痰而昏乱，下逼肾关而遗泄。理所必然，惟阳证阴脉可疑可危。姑舍脉从证，与大柴胡汤加减，用柴胡、制半夏、生枳实、生军、元明粉、陈皮、郁金、朱茯苓、石菖蒲、鲜竹沥、梨汁调玉枢丹末五分，服一盏。半夜形寒发热，微汗而热退，腹痛大便欲行未通。次日乱语稍减，矢气频频，不肯再服，强之始进。脉转弦缓，尚不数，舌苔依然。余谓药已合病，不必更方，加黄芩，轻大黄、元明粉，大便通在目前也。方甫毕，腑垢已下两次，始燥后结，甚多。余曰："须再下一次。"乃唯嘱晚

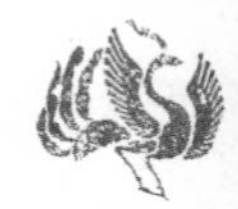

间进药，姑待之，日晡又行一次，乃定方与药。明日其父来云，夜又小得汗，至是从此神识清楚，安寐稳帖。问其前情，自亦不知，诊脉时便恂恂如平日矣。但神倦形瘦，脉弦缓有情，舌苔前化，根尚未清，为虚，柴胡温胆加减。嘱服两帖，延近医调理而别。余谓此证，若疑虚畏攻，固必危。即投消痰降火，亦似是而非。若不从伏邪未清，再夹食滞着想，亦不敢与大柴胡。惟从此思入，乃与病针对。古书信不可不读也。按此证，犹未下足，亦以久病畏虚耳。

姚芳小姐心惊语乱用半夏治法

余戚姚芳小姐，二十余岁，尚未出阁，得一病，无故心惊语乱，频作频止，诸药不效。诊其脉弦涩而见滑数，病退后即起居如常，惟饮食不多。余思此肺肝气结，而胃家聚痰，堵塞其门户也，非煎剂可愈。为制一半夏方，服之而瘳。其法以提大半夏生者四两，先以清流水浸三日夜，每日换水，落出风干再以肥皂荚一两，切碎泡汤入半夏，浸一日夜，落出风干。皂荚拣去，再以肥甘遂五钱，切碎泡汤，浸一日夜，落出晒干。制毕研细末，以梅花、冰片五分，麝香二分，在乳钵内研极细。以鲜竹沥二两，生姜汁一两，打和为细丸，略加粥浆，亦可朱砂为衣，晒干，磁瓶封好。如遇痰病发时，每服一钱，开水送或橘红、钩藤汤送。亦治小儿急惊，痰涎上涌，若轻病，每服五分，端午日合或择黄道日合最妙，制必如法，否则不效。

产后春温之养气血法

乙巳清明节，因扫墓回顾山里中，求诊者踵接。大抵皆调理之证，惟东街吴姓一产后春温最费手。其妇去秋病虚未复，于二月初八分娩，即寒热往来如疟。咳嗽痰黏不爽，寒重热亦重，热来口渴喜饮，延及两旬，更数医不效，咸谓无生理矣。余诊之，六脉弦芤搏指，唇焦舌灰，神情迷倦，乃营血空虚，风温留逗不化也。观所服诸方，非栀、豉、青蒿，即柴胡、桂枝，杂药乱投，病日以重。乃与胶艾四物去白芍之酸敛，加黑姜、续断之温养营血，佐前、杏、桑、贝、连翘、茅根清泄上焦邪热，以化风温。两进唇焦舌灰化，弦搏之脉较敛，再进而舌苔尽化，便溏亦止，知饥思谷，精神明爽。惟往来之热，虽轻未平，咳嗽尚甚，守此法不杂，可望生矣。盖咳嗽乃邪之出路也，往来之热乃营阴空虚所致，一时未易即平，须营阴渐复方可平静耳。旁人问："唇焦舌黑，渴饮脉数，凉药服之不愈，何以熟地、芎、归、姜、艾之补温转可以化热乎？愿先生明以示我。"余曰："此乃产后血虚而感风温，诸医表散已多，虚多邪少，六脉搏芤，营血空虚极矣，如不以养血为主，其邪安得化乎？非养血之法，四物不去白芍之酸寒，加黑姜之温利，则呆滞不灵，营血不畅，生气冻动，仍不效也。"古人所谓阳生阴长，欲养其阴，于阴药中，须佐流动阳气之药，以畅其生气，惟生阳之气条畅，斯阴血阴津得以充沛。惟阴血阴津充沛，邪自不究耳。

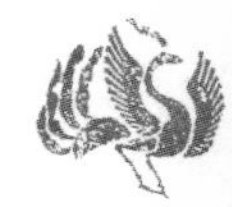

老年春温肺肾虚治法

同时吴姓者，老年劳碌，津气内耗，患春温两候。咳逆气促，齿垢唇焦，舌苔堆厚灰黑，渴饮，六脉搏指弦数。医始而表之，继以犀、羚清之不效。予曰：肺肾精气、津液耗伤极矣，徒与凉解无益。与鲜斛、大生地、元参、银、翘、元精石、麦冬、杏、贝等两剂，灰苔化，渴饮气促大减。腑气旬余不通，佐以凉膈鲜首乌，大便畅通，蛔虫已烂死于肠中。从此热退身凉，知饥进米饮，舌苔剥去，光滑无津，乃肺肾胃元阴伤极。与养津和胃化热洋参、石斛、元参、大生地、川贝、桑皮等调理，饮食渐增，余从此而别。后闻此人仍死，乃老年津气胃气不续耳。

刘某感风寒头痛内服开痰降胃外熨头痛验

北门外恒益米行刘振翁，素体肥健，九月杪天气骤寒，北风烈烈，晨至南门米市吃茶，感受寒风，归而头痛如破，形寒骨热，无汗热不退。明日延医服药，医见形寒头痛也，进羌、防、苏、荆等疏散之，不效。形寒益甚，与桂枝、豆卷、芎、苏亦不效，渴饮有加，彻夜不寐，更玉泉散元参、栀、翘，便溏数次而病如故。更两三医，或泄风或开中，依然热盛口渴，不寐，头痛不堪，延予。诊其脉弦大而空，面目皆赤，唇红苔糙，渴喜热饮，时饮时渴。病者曰："头痛如破，旬夜不能得寐，先生能为我平此两者，则

感恩匪浅矣。”予询其平素有无别项病情，其妻曰：“平日晨起必哕，去腻痰许多，胸次乃宽，方可进食，体甚壮健。”予曰：“君乃湿热痰浊之体，外为寒风闭其腠理，因而肺气不化，元府不通，胃气亦失顺降。痰浊阻于胃中，胃不和则卧不安，外风不泄，头痛因亦不已，汗亦不得，反喜热汤以开胸次耳，前医之药亦不差，惟不明此中曲折原委，故不效也。今先降胃气以开痰浊，中气一化，则肺窍自宣，自能得寐、得汗。”用与半夏、茯苓、黄连汁炒干姜、枳壳、蒌皮、杏仁、旋覆、蛤壳、橘红、竹茹等，外用羌、防、芎、芷、松萝茶煎汤，乘热熨洗头脑。一服后头痛大减，夜即安睡。明日再诊，证以减半。原方川连用二分，洗头之药仍用。予曰：“今夜可熟睡矣。谨天气将冷，寒暖宜慎。”明日复诊，病者云，昨夜几弄出事，未服药后好睡已极，因天暖覆席单而睡，嘱学生夜半为予盖棉被，不料冷极而觉，遍体不温。学生尚在梦中，乃心恐病上加病，转辗待天明，唤学生泡滚茶一壶，一气吸尽，两被覆盖大汗如雨。从之热退身凉，头痛如先。惟胃次尚不知饥，进化痰顺气理胃药，腑气得通，渐渐知饥进谷而愈。如再发表攻里非，但不效，必有变症。

先辈王旭高云：临证各有心思，各有见地。此证予从平素呕哕腻痰，为中虚痰浊之体思入，知痰浊不去，胃气必不通顺，胃不顺肺气必不宣布，故属表无汗，清则便泄，表里之邪皆不化也。先投苦辛，开中焦痰浊，痰浊开而肺气宣。佐以羌、防治表之法，始表里同解。所谓庖丁解牛，批郤导窍，游刃有余，否则虽十壶滚汤，亦不得汗耳。看疑难之证，贵见机而有思路如此。

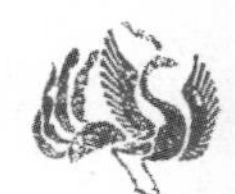

彻尘僧脘痛治验

拂水禅寺方丈彻尘和尚，素病下焦气癖，发即其块攻冲，上及心脘作痛，呕逆不食。近以劳碌，感受寒热错杂之邪，形寒发热，其块上冲少腹，阵痛呕吐酸苦，心中嘈杂，饥不能纳，不燥渴，舌苔薄白无津，脉沉缓弱。经某医治之，谓其食滞也，与消导、温通、发表药。热虽退，呕痛攻撑有加，彻夜不寐六七日。延予治之，予曰："此厥阴病也，而得太阴之脉，木来克土，其脉为负，负者逆也，然诸病得缓脉者可治。盖脏气难克贼，而脉缓为脾胃元气尚存，故曰可治。"进柴胡、白芍、吴萸、黄连、橘核、延胡、茴香、茯苓、沉香、桃仁、归尾、姜汁一帖，少腹攻冲之气颇定，仍呕吐不止，饥不能食，不寐。减去橘核、延胡、茴香、桃仁，加旋覆、代赭、竹茹、制附子、乌梅丸三钱。呕吐定，略得寐，能食，因吃米汤心脘痛大作，再减柴胡、黄连、姜竹茹，加高良姜、香附，脘痛定，诸恙悉平。知饥能食，食亦不痛矣。更方用白芍、炙甘草、桂枝、制附子、丹皮、香附、半夏、茯苓、牡蛎、黄柏、淮麦、桃仁以有盗汗也，调中气以止自盗之汗而愈。按：是证厥阴病，见太阴脉，不必早用甘药调脾，恐转滞脾气，而肝木益逆，痛必有加。与《金匮》厥阴条悉合，惟不消渴，心中疼热耳。盖彼属热多，故乌梅丸的对，此为寒多，须乌梅丸合附、萸、茴、姜，辛温疏通，佐以金铃以制之，使以柴、芍、沉、苓升之降之，俾三焦之气不滞而痛呕可平。如脘痛以早与米汤也。盖肝胃克贼，忌早与粳米。粳

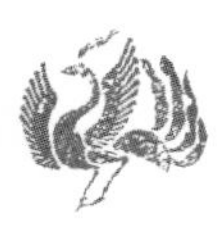

米甘凉滞气，痛必更作，宜先面食。观乌梅丸方，酸收辛通苦泄皆备，用人参不用甘草者，有深意者，得肉桂更甚者，以甘味重耳。可知桂治虚肝，不治实肝作痛也。凡病之不可治者，必因其脏腑元气先伤，否则药不中病，妄攻妄泻，病未去而元真已暗尽。迨后药虽中病，病虽去而胃气不来，青黄不接矣。

王老太久病泻痢真虚致死

西仓前王家太太，自六月杪即泄泻减食，淹延至八月底。噤口不纳，里急后重，日数十次，乃延某戚治之。仍作实证，为攻下数日，如槟榔、枳实服必三钱。积垢虽下，而脏真索然矣。犹里急后重，所下血污，粒米不进。予诊之，脉弦涩无胃，烦躁胸闷。予曰："积垢虽下，而肠胃无形之湿热毒火，尚未降化，见如是脉象，恐病去而胃不来矣。"即解其另请高手，乃进黄连、阿胶、白芍、肉桂、苏叶、银花等一剂后重，血污颇减，胃仍不纳，口中烦躁异常，思食甘柿，即与之甚适。续进秦皮、白头翁合阿胶、生地、灶心土、姜连，后重血污大减，日不过五六次，颇思米饮食物。乃减秦皮、头翁，添参、术，舌苔由糙腻而焦灰，竟剥去，脉渐转缓，意可望生机矣。不料其胃气甫来即去，痢次减而复多，予曰："不可为矣。"竟辞绝之，闻延三日而逝。此妇平日过俭，常茹素，操持体枯，兼欠病不治，治复不顾虚实，一伤再伤，故病虽退，胃气元气不接矣。医但知瞻前，不知顾后。古人所谓：不知其虚，安问其余者非耶。

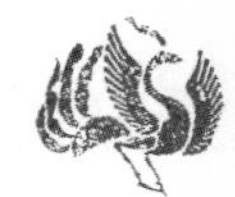

疟服金鸡霜口燥吃柿子致呃逆

治久病变证，必察其来路，未可泥目前症状，方有把握。有北门内朱某，自上海抱病归家，苦呃逆不止，甚且哕泛酸苦痰涎，胸痞不能纳，日暮形寒形热。自上海至家，已更数医不效。询其由，自七月中，病疟二三发，即服金鸡纳霜截之，顿止。又因口燥内热，食甘柿三枚，遂胸痞不能纳，渴不能饮，旬日忽呃忒连连，不能安卧，面黄形瘦，舌苔糙腻、裂纹，脉濡数弦小。予曰：此劳碌伤中，感夏令风暑之邪，交秋发疟，又不袪其邪，遽以金鸡霜温燥之药过截之，更以甘柿寒腻之物凝滞之，外寒里热，外燥里湿，邪挟痰浊，里结胸中，胃气馁而升降不灵，肝胆失升达之路，抑塞逆冲，胃受木侮，上犯肺金，通降之令不行，任其冲突，而致此呃忒也。与中下虚寒，气食阻塞者不同，仍须疏达其疟邪，调化其中气。乃与柴胡、半夏、干姜、黄连、茯苓、陈皮、参须、枳壳、旋覆、代赭、竹茹、生姜两帖，呃顿止，寒热亦轻。易方去黄连、竹茹，加左金、红枣，寒热止，胃渐醒。更去柴胡、枳壳，加砂仁、木香、泽泻而愈。不知前医作何治，予亦未视其方，所谓医者意也，治病必求其本。本者，病之来源也。温热痰浊，挟风暑之邪，乃其本耳。

翁戚误治先表后攻消

治六淫病，先表后里，乃一定程法。《伤寒论》谓：一

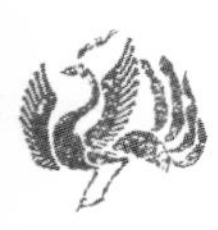

分表邪未尽，仍当先治其表，不得已乃有表里兼治之法。无舍表不问，专治其里者。翁小山方伯戚某，松江人，形寒发热，咳窒呕哕、胸闷，大便不通，自谓伤食受寒，又因食蟹而起。平素知医，因来势颇猛，不敢乱投药剂，乃延某治之。闻其伤食、胸闷、便秘，即投蒌、枳、槟、木、楂等消食通便，并不疏散，三服而便不通。呕恶寒热益甚，乃延予。予曰："此未曾解表之通也，此等病，初学之子亦能治。"谚谓：消食发散即愈，今但消食，不与发散，故益甚耳。且君病表邪宜表散为主，兼芳香利气，佐苦泄淡渗，分疏湿热，乃与苏叶、豆豉、牛蒡、薄荷、枳实、陈皮、半夏、茯苓、左金、杏仁、前胡、竹茹、生姜，冲入玉枢丹三分。嘱其服后安卧，得小汗诸恙可松矣。问："可连服否？"予曰："不可。"恐未必依我言，今病尚在表，再延邪机向里，即周转矣。且一服表邪已松，亦不必此方，明日再诊为稳。及明日已安坐在床，言笑而吃粥。云药后如法得汗，遍身疼痛寒热若失，胸膈亦通，惟大便解而不畅也。询何以如此效验，予即以古人先表后里之法告之。君病明系表邪，安有全不治表，听君一言伤食，一味消导攻便乎？若是古人之法可弃矣。闻者唯唯。

邓女幼得惊风成人如痫治验

邓孝先太史之女，三岁得惊痫，平复后五岁复发，八九、十二岁再发，发必二三日愈。十四岁天癸通，发更勤，今十六岁每逢癸行，先一二日必发，癸净平复。其发四肢痉厥，颤摇，昏不知人，口吐涎沫，大似猪羊痫搐，人中

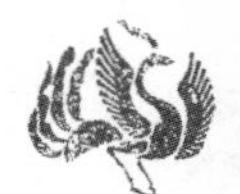

指甲擦头皮稍清，甚且逢节亦发，药之不效。或以为阴虚，进龟甲、生地、阿胶等柔腻药。胸闷不通，病如故，惟羚羊较效。予谓此痰痫也，前药非是。脉右寸独弦涩而大，余亦少和缓，必有痰涎留胃，及阻于冲任之络，故癸行则冲任之脉气动，乃病发耳。与羚羊、石决、菊花、橘红、胆南星、归尾、桃仁、钩藤亦平，平更与风痫丸。方有甘遂、针沙、麝香、白附子等十五味，更加归尾、桃仁、地鳖虫、犀牛黄，以鲜竹沥、姜汁为丸，每服五分，发时服一钱。此从古方加减，曾治愈猪羊痫数人，良效。

邵某冬患背疽至春二便癃闭治愈

南门外邵绥之，去冬十一月，患背疽阴证。服温补始起发脓，血出之甚多，二月间尚未敛好，忽小便癃秘，通利之。小便甫通，大便又秘，且腹痛。通之不通，更医疑为肠痈，投以硝黄，下咽而大便即通，继以泄泻，胃气大坏，胸痞纳减。频进运脾开中止泻法不应，更医投泻心等方，痞稍开，胃仍不醒，而小便又秘矣，乃延予。诊之舌苔灰黑无津，六脉模糊，浮按似滑数，稍用力即不应指。精神疲极，日不过米饮三瓯，疽未收功，予问：“口渴否?”曰：“渴不欲饮。”“疮痛否?”曰：“不痛。”乃投以济生肾气去牛膝，合参、术、川黄柏，二服黑苔减半，谷食略增，并不胀闷。原方重熟地合五苓，二服小便渐通，似嫌碍膈，大便仍泄，黑苔化为光剥，口转燥渴，乃改投洋参、四君、山药、故纸、麦冬、石斛。二服舌津已润，便仍泄，纳稍增。伊家急欲止泄，原方加石脂、余粮、石榴皮，去石斛、

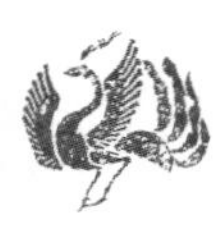

西洋参换高丽参，泄是减，胸膈窒塞，小便又秘矣。乃与四君、杜仲、五味、肉桂、山药、二苓、通草合通关滋肾，汤丸并进。小便始通，而纳仍不加，且频欲恶心，舌布浮腻之苔，脉弦数芤。乃与理中、丁香、蔻仁、二苓，始恶心定，谷食加增，再加黄芪、归身、没石子，始胃气日复，便泄亦止，精神日起，疮口合。又延一月矣，日吃饭二次，粥三次，思啖肉食，尚自汗易出，不能起坐。与四君合玉屏风，加杜仲、五味、牡蛎，少用炙干姜、大枣、浮小麦以缓调之。舌苔薄白，脉象缓数，面色精神日起，谅无妨矣。此证因脓出多，血液大耗，汗多血液更耗，大便秘乃肠燥气秘也。宜半硫丸佐养血润肠，腹痛乃气结寒滞也。医不知而疑为肠痈，投苦寒攻下，不死亦幸矣。黑苔乃浮火上泛，下元之阳欲脱。所谓水极似火，在渴不欲饮、脉情上看得。如与凉润之剂误之，又误耳，至二便之或秘或泄，全属三阴脏真受伤，不能通调，济泌使然。不求其本，徒治其末，庸有济乎。

嗜酒伤肺胃又得春温病

藕渠钱铁生，以酒为命，形瘦而长，禀木火之体。三月初得春温，病身灼热，多汗不解，咳窒痰黏如胶，气逆而喘，口燥渴，苔干厚，日夜不寐。更数医不效十余日矣。予诊之曰：病属可治，惟脉得濡弱无力，不甚数，与证不合，愈后恐正气不续，有青黄不接之虑。乃与杏仁、葶苈、生石膏、甘草、马兜铃、枳实、姜皮、前胡、桑叶、茅柴根、粳米，一剂喘咳大平，热退思谷。更方用桑叶、前胡、

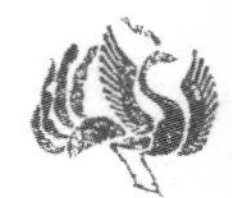

川贝、杏仁、生石膏、甘草、元参、麦冬、细生地、连翘、茅柴根合更衣丸一钱，大便畅通，知饥进谷而愈。以清肺热养胃阴调理，之后亦不闻有他变。此以平素酒伤肺胃，肺虚不克化邪，邪留化燥，而喘咳痰黏。医不清降其肺胃，专事泄散，汗多而邪不化，肺津益耗，喘咳益甚。大肠与肺为表里，肠液枯而腑不通矣，故燥热无已也。清之降之，应手愈矣。如畏其虚而兼补，则邪恋不化，两候之期，变证必多。

痰饮一证，病者甚多，脘中作痛吞酸者，或呼为肝气；咳嗽气逆者，或作为寒嗽；咳逆痰沫，喘不得卧者，或作为痰喘，其发每在秋冬，至春暖而平，其实皆痰饮病也。由肺胃之阳气衰弱，经外寒束缚，顺降失职，饮食精微凝滞，化为酸苦痰沫使然。其脘痛症，不交冬亦发。遇寒饮劳碌，饮食失节即发，乃本脏之阳，尚未大衰，因飧寒抑其胃气，失顺下化为酸水，不得下即脘中作痛耳。其往来寒热如疟者，不咳嗽不脘痛。

痰饮三妇治法

河东街邢氏妇，去秋劳倦阴虚，夹痰饮病，治愈未复。今春饮食失节，复病。蒸热口燥，舌红便闭，作风温夹食治，不效。亦不变，不饥不纳旬余，热稍退，仍脘痞不饥，头眩作痛。因思丹溪“无痰不作眩”之说，与栀豉合左金、半夏、生姜、茯苓等服而探吐之，吐去酸苦水数碗，发热退，痞开眩定而愈。

又浦氏妇，经停已久，增夜热如疟，有干劳之状，屡

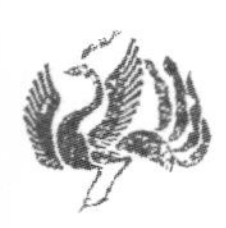

治不效。与逍遥法加减，热稍轻，转头眩作晕，略吐酸水，知其中脘有积饮也。减与苓、姜、术、桂、左金、旋、代温中化饮，降逆消痰法，始中气化而饮食增，眩晕亦平，今且经亦至矣。

又余妾，亦时呼头眩、头痛或脘痛，夜每发热，饮食如常，知其痰饮而夹风温者。与疏解合化饮法不效，乃仍前方服之，使探吐。吐去酸饮苦水盈碗，不但眩痛定，发热亦平，乃知积饮病，亦谓发热症，惟发于夜耳。或由荣卫之气凝滞不和，夜分阳气失化，郁热蒸蒸使然乎。

戒烟目盲精脱死

缪家湾解五宝三十八岁，烟瘾甚大，两年来服戒烟丸，渐减至今服只十粒，约抵烟力五分。九月初忽然两目失明，半身难以转侧，小便涩数不利，延医治之，亦不识为何证。思欲延余未果，至十月，饮食日减，卧床不起。初九日延余视之，按其脉弦涩无情，视其色枯瘦无泽，两目如无病，而视之不见，以火烛之瞳神散矣。日仅进米饮两次，余坐定方语其家人曰，病不可治也。问此谓何证，余曰："此脱精证也。"载在《内经》但不常见耳。交节即危期矣，果延旬日而死。盖缘其家贫而多子女，平日刻苦过甚，兼戒烟精气日耗，并无调补，致精气骤然脱竭，而见此证。便涩目盲者，肝肾精脱也。如胃气能纳，犹可挽救，今胃气已败，安能治哉？即大剂参、茸，亦无及矣。

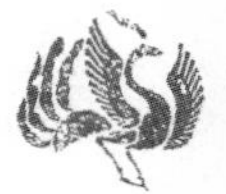

痰饮病作祟

己酉三月一日暮，东门内金姓，忽来请曰："我父病危，闻先生神医，须求一救。"余答曰："仆安敢当神医二字，汝父既已垂危，余去亦无益，且汝何所见而神我，盍言之。"金曰："先生不尝医东门外陆姓病乎？"曰："有之，愈乎？死乎？我不知也。"金曰："陆病危甚，后事毕备，得先生药一帖而愈，非神医乎？"余曰："有是哉。"先闰二月初，陆姓妇病两月余，咳嗽气喘，似灵鬼附身，日夜叫吵，凿凿可据。其夫求神祷鬼，医药卜筮，已费百余金，无一效，乃延余，问死期耳。余至榻前，病人端坐床中，指画怨鬼所在，言语响朗，半月不食，并无倦态。诊其脉弦大空搏，重按即微弱，视其舌花剥红绛，乃问所起原委。曰："素有咳嗽病，交冬而发，至春而愈，如此数年矣。此次交冬发，至春不愈。渐加喘逆痰多，夜不能卧。交二月，日重一日，转增见神见鬼，日夜吵闹，如是者两旬矣。知必不起，请先生亦尽人事耳。"余曰："此非鬼神，仍是痰饮为患。以病延日久，肝肾大虚，春阳鼓其龙相之火，挟痰饮上扰，蒙其灵明，故见如此证象耳。余姑定一方死生以之，但此方不可以示人，示人即服不成，非别有怪意也。如一服得效，再诊不效，不必再诊，不可治矣。"乃用大剂肾气汤加石决明、龙齿、鲜竹沥、姜汁，后亦未知愈否。得金言，知已愈。后逢其夫问，云药方如法服一帖，夜甚安，并不嫌附桂温燥。明日两目直视，不语，手足逆冷发厥，顷之醒醒而再厥，如是者三，以为决无生理

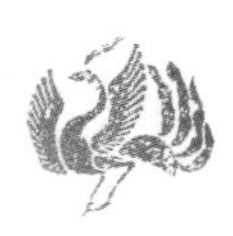

矣。至晚颇能安眠，天明时神清，知饥讨食，乃以米汤与之。顷之，再呼饥，再与米汤。曰予腹中馁甚，米汤无用，须得米食，即与粥数杓。如是食渐加，神渐爽，不肯再服药。今杭州烧香去矣，余以此病甚奇，如投芳香宣窍，豁痰清火之法，庸有济乎？因思景岳言，而立此方，岂料其果效也。药后发厥，所谓“若药不瞑，眩厥疾勿瘳”。盖药与病，争胜负关头，正气不能主持，故有此厥逆之状。噫！亦危矣哉。至金姓病，神已离舍，不可为已。

外孙福宝虚劳治法

外孙沈福宝四岁，三月间种牛痘后，即元气虚弱不复，六月又病伤暑，身热口燥，渴饮多尿，与清肺养津，调治而愈。愈后元气益虚，七月间发热，似疟非疟，有汗而热不清，热在天明，至晨而退。胃气颇佳，不敢多与，致终日呼饥，或与食饱即泄泻。至八月初，病势日重，不能起床坐立，六脉弦大，舌苔铺白，形瘦骨立。其父疑为湿温，余曰：此似是而非，以脉证情理合之，乃虚劳也。其父犹不信，诸亲戚亦谓小儿无大虚证。余曰：“不然，小儿童劳，岂非虚证乎？”乃延张医视之，谓夹虚湿温，三投剂而元气益不支。再诊，谓童劳难治也。余谓病延已久，岂有湿温久伏，而胃气不坏，仍终日呼饥者？且湿温之脉，必阳濡阴数，口燥不能饮，岂有经月不燥者？且面白神疲，正气欲脱者，为虚劳无疑。急投建中汤加参、附三剂，精神大起，白苔渐化，数日几光剥。仍口不渴，喜食，乃减附、桂加西洋参、麦冬三剂，舌苔渐补，然精神难起。晨

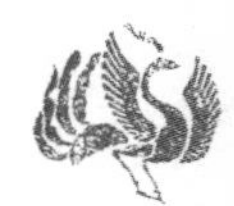

仍虚热自汗，乃投异功散加白芍、山药、砂仁、六曲十余帖，调理经月，霜降后元气渐复，始能行步矣。计前后，服高丽参三两余，人参须、于术、洋参各三两外。如误作湿温，安有收功之理。按：舌白不渴，身热起伏，颇似湿温。惟脉象病原，断非湿温，看病可不讲因情乎，因情之中至理存焉？宜细细审之。

奚某习医误投麦味死

藕渠奚生习医，蒋君维门人也。今春患风温咳嗽、寒热，热不退，逾候始服桑叶、牛蒡、杏仁等，热不退，益甚。父询其当服何药，昏迷之中漫以麦冬、五味子等应之，服后热不退而胸闷，继延他医，与麻黄、石膏等延两旬。外表热虽去，咳不爽而痰浓，胸闷泛恶，就余诊之。见形瘦脉数，似肺痈又似肺痿，顷刻吐痰满地。余曰：群既知医，不当如此错误。不见徐灵胎批叶案，每见咳嗽病，与麦冬、五味必疵之。曰邪为二药所敛，如油入面，莫之能出。而况风温属表邪，安可服之乎。今邪恋于肺之气，肺阴交伤，胃气亦败，奈何奈何。诊四五次，诸法备用，不效，胃绝而殆。余读徐批叶案，意谓徐氏过于吹毛，观此知非虚言也。

老妇湿热伤中作呃而死

小东门外陆翁，去春妇病，为余治痉。今四月中，自病身热泄泻，干恶，渴不多饮，舌绛苔黄，脉弦大起八九日。余曰："湿热滞遏于阳明不化，中气伤矣。少年犹可，今七十二高年，一伤不复，必起呃忒而死。急请高明治之，余学陋不能也。”闻明日果增呃忒，一夜而殆。

女疟止脘痛湿温病也

同时陆姓妇，清江人，寄居者。始间疟二三伐，截止二三日，寒热复起不退。脘闷作痛，心烦内热，医作肝气治，不效，延二十余日，乃延余治。身热烦躁，昏蒙干哕不已，夜不能寐，舌苔灰黄，脉弦大数尺弱。余曰：“此湿温病也，治不如法，久延中气伤矣，恐不治。”进黄连泻心加减，稍效，适夏交至节，脉愈数大，苔布全黑，余谓中气伤而胃阴竭，不可治矣。经两日而死。按：湿热病，舌苔全黑无，糙白底板者，都不治。乃真阴竭尽，全属亢火为患耳。

袁璞斋晚发湿温下血治愈

袁璞斋，宁波人。于十月初，患寒热起伏不断，胸痞，渴不欲饮。延医治，经两候汗下而畅，身热不通，延予视之。诊其脉濡数，尺有力，苔灰糙而腻，彻夜不寐，胸闷不欲饮。予曰：此晚发湿温，宿滞犹未清也。乃豉栀温胆加黄芩、槟榔、枳实导滞丸，又下宿垢二次，夜即安眠，热亦退。明日知饥欲食，进米饮，为减轻剂。又明日米饮不足，加糜粥二匙，病家颇喜，谓可愈矣。予诊之曰：“热虽退，胃虽醒，而灰糙之苔未化，恐湿热伏邪未清，有反复也。病人亦觉腹中不和，欲大便乃爽。余曰“且缓”，乃与温胆加黄芩、蒌皮、腹皮、杏仁、益元散等，再分泄余

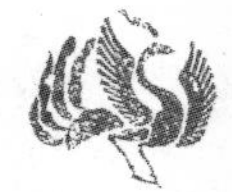

邪。岂知自进稀糜后，不饥不纳，至夜忽然腹痛，大便下血六七次，如猪肝或鲜血，人亦昏眩不语，面唇顿变淡白。清晨促予诊之，予至血已定，惟神倦、言语不续，脉细弱带弦，灰苔化为薄白。予曰："伏邪从此去矣，所虑虚波特起，若从此血止思纳，可以无妨，否恐脱变。"乃投四君合归、芍，稍佐凉血消瘀法，后渐血止胃醒而愈。据述病前一月，即饮食不快，精神疲困，或食后作胀，呼洋烟较松。乃湿热之邪，久伏伤血，再挟宿滞而发。故腑气屡通，宿滞尚不即清，伏邪亦然，及瘀积去而邪乃尽。意所不料，亦医者识力之不足也，愧甚。

金鸡霜变病

西医治疟，以金鸡纳霜为灵丹，中医用之亦极效。今药房药店，截疟丸散皆用之，其疟顿止，但旬日半月后，必多再发。不但寒热必重，且多变证。东市河庞履芳君，九月患疟，寒热颇重，以余赴沪延屈君彬文治之。药后热势已轻，以谓邪减七八，可截之矣，乃服红丸四粒，倏然而定。定旬日，胃气亦醒，饮啖将复旧，因晚饮稍多，吃煮烂猪肺，遂觉脘中胀闷，及三鼓脘痛大作。自胸及腹，胀硬如石，痛不可耐，几发厥。两人按之不能平，按摩亦无益，且呕酸苦，针之不定，及针脐上，深三寸而痛减大半。明晨痛虽缓，犹不平，按摩仍不定手，急来邀余。余诊其脉，弦大而急数，舌苔白腻满布，脘腹仍胀满恶心，时泛酸水。余谓此截遏者，湿热痰浊阻于脘中，肝胆无外达之路，因过食而中焦之气愈塞，致木横克土，土不得化

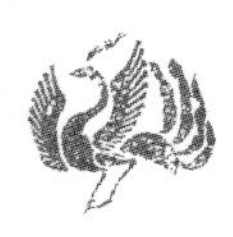

中焦之气，凝结不通，故胀硬而痛。痛极胃气既不能降，只有上逆而呕，呕以不爽，抑塞不通，故痛甚欲厥也。乃重用吴茱萸、炒川连、荜澄茄辛通苦泄，以开中疏木；佐以枳实、瓜蒌、元明粉化痰食，能大便；二陈、苓、泽，化痰气、渗湿热；佐柴胡以疏胆甲，一剂而痛平，再服而胀松，三服痛胀皆平。而舌苔白腻、厚不化，胃不知饥，脘腹尚闷滞不和。余曰："此湿热痰浊未化，疟根未去也。宜再发疟，数伐最妙。"乃投豆豉、防风、柴胡、厚朴、陈、半、黄芩、槟榔、草果、赤苓、枳实，以温热伏邪治之，二服果然寒热间日得汗而解。余曰："药能应手，从此邪有出路，可愈矣。"疟至第三伐，热势大轻，厚白之苔化，胸脘松快，稍知饥，吃挂面甚适。从此疟定胃醒，脉亦和，仍与厚朴、柴胡等。前方减轻，三帖遂进饭食，小荤味佳。然舌苔尚带薄腻，嘱其饮食小心，可以痊愈矣。其兄芝乡四令郎，去秋亦患疟五六伐，不耐寒热之苦，进截疟丸即定。定半月，精神饮食已复元，忽然大寒大热，肛门及少腹痛如刀割。肛门肿胀，疑生肠痈。余曰："此湿热抑遏，不能发泄，下走二肠，挟食为患耳。非肠痈，乃痔疮大发也。"彼言素有痔病，久未发矣，为进分理下焦湿热，兼化食通便，旬日而愈。余见服截疟丸，其反复可操券，而西医奉为圣药，岂方宜体质不同欤。

疝气攻心而死

庚戌十二月十一晨八点钟，老友吴品三令郎渭渔来告云："我父昨晚忽然狐疝上冲至心胸，痛不可当，叫呼一

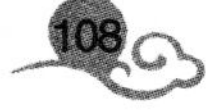

夜，今喘逆气促，有急不能待之势，可服人参蛤蚧否？”余尚未起，即告之曰：“此疝气冲心病极危险，乃阴邪上犯阳位，团结不散所致。人参蛤蚧恐其壅闭肺气，气愈不化，反遏其邪，不可服也。”即教其先服黑锡丹一钱，开水送，予随即来，乃呼侄君嘉先去诊视。顷之，来告云：“六脉全无，脘硬如石，喘逆神怠。”予即去视之，品三呼我曰：“耕叔与君长别矣，心脘腹痛实不能耐。”问其服黑锡后如何，曰“稍见噫气矢气”，余谓“气稍通”，促再服一钱乃诊。其脉绝腕冷，视其舌，黑而厚染，黑锡之色，乃语君嘉曰：“此疝气冲心症，余虽知之，未曾见过，必心肺阳虚，阴邪乃得上犯阳位。”为写吴萸、肉桂、高良姜、香附、金铃、延胡、橘皮核、枳壳、乌药、葱白、童便方，急煎与服，时九点钟也。至十一钟，予再去问之，服药后如何。曰依然如是，视其神色大不佳，焦灼万分，乃思苏合香丸，可开气结。嘱速用姜汁、莱菔汁磨服，以日日吃羊肉面，昨晚又吃馒头而起。且嘱其速招吴玉纯来，商之余即回家。心总不安，乃呼侄去问西医，有药针之法止痛甚速。随即同去，及至，已气绝矣。玉纯尚在，未及进药。呜呼，其死何如是之速乎！未用硫黄稍和麝香拌艾绒，内灸丹田穴，未知能救否。品三年五十七，平日读其作文，必考据精确，喜种花，于菊花尤所爱。虽素患胎疝，不甚发，偶发即平。今秋曾发一次，甚重，亦即平无事，故不以为意。身体甚健，食量亦佳，一日两至湖园啜茗，谈论风生。近日与斋梅孙唱和迭韵，徒复不厌，又吟梅花诗数首，甚快意。不意一夕云亡也，与余交未及十年，晨夕过从，颇称莫逆，故怆然悲之，因挽一联云：白首哭同俦，

今日我为断肠客；紫兰芽已茁，明年谁是赏花人？以见交谊云。

瘟毒丹痧喉胀

醋库梅修某，年二十余，已婚娶数年。今春忽发丹痧，身面绝少，手足腿臀红肿密布，舌绛苔厚白，唇燥喜凉饮，脉弦大而阔。余谓："此瘟毒丹痧也，其势必重。"其家未深信，明日因喉中微胀，延外科视之，夜即烦躁神昏几厥。幸吃雪梨三枚，稍清。明日余再诊，前症未少退，喜啖雪梨，家人禁不与。余曰："任吃无妨，且可助药力也。"余思，见症如此，必毒火内燔，津枯血涸在迩，非重剂不可，乃进犀角地黄合调胃承气，甘草易人中黄加石膏、薄荷，一帖势稍定，腑通不畅。余曰未也，宜前方再进，腑气畅通，大势稍减，而舌苔脉象燥渴未平也。乃用凉膈散、地黄汤去犀角，仍加石膏，明日燥火依然，腑又不通矣。再用犀角、大黄，二服大便再通，而温毒渐化，两候而平。前后服大黄两许，石膏三四两，雪梨百余枚，若银、翘、元参、鲜地等凉血解毒之品，始终不彻。及进饮食后，四肢脱去如鲮鳢甲者一层，至今尚未复元，瘟毒丹痧亦险重矣哉。

母病夹食湿温子温毒丹痧又发时痘

同时牌楼档钟表店，母子二人同病，母病夹食湿温，延两候，热不退，胸腹痞满，苔红脉实、渴饮。投栀豉汤

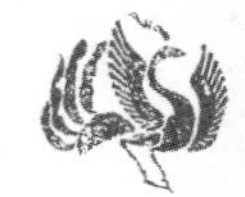

合小承气通下之，得腑垢畅通热退，以为愈矣。不服药，急进谷食，三四日后，腑又不通，痞胀不思食，加以恶心，以前法减轻硝、黄，加藿香、陈、半、竹茹、姜汁而愈。其子十一岁，丹痧一候，外隐约不显，灼热烦躁，神昏痉厥，诸医谓丹痧缩陷，皆辞不治。延余诊，见神蒙而呼之尚知。舌虽绛灰，唇虽焦干，尚有微泽，脉弦大数，此瘟毒逼胞络之象也。惟两臂强硬，扶持即呼痛叫喊，此邪郁经络不泄也。乃投犀角、地黄，合白虎加紫草、秦艽、丝瓜络，更服六神丸二十粒。明日神已清，热少减，臂亦顺。照方再与一服，灼热、舌灰、唇焦俱退，乃去犀角、石膏、六神丸，两日臀背又发时痘数十粒。迨灌浆结痂，饮食渐进，腰间又结毒两处成脓，披针抉数分深，贴膏药半月而愈。幸热退后，虽出痘结毒，谷食渐进，元气尚可支。此等症，若不挟胎毒，只有湿邪，安得如是之重而纠葛乎？

昭邑魁夫人脘痛撑胀治愈

人之禀赋，南北不同，各省不同，故《内经》有“异法方宜论”。大抵南人肌腠脏腑脆弱，北人坚实，此水土风气使然也。昭邑尊魁公张夫人，为吉林正白旗人，年四十，素有脘胀吐酸之恙频发。二月下旬，忽患腹结块冰硬，月事不至两三月，腹痛撑胀，自小腹上及胸脘。其痛胀有阵，痛甚面失色，苔厚腻，饮食不进旬日，邀余诊之。脉弦涩而紧沉，按有力，予曰：“此中焦有湿热积滞，为寒邪抑遏，致肺胃之气不化，下焦肝肾冲脉之血凝滞不行使然。姑先疏通其中上气机，佐以行血化滞。”乃与醋香附、姜川连、吴萸、

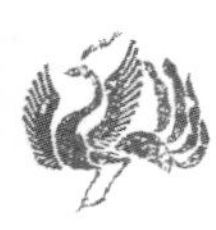

高良姜、杏仁、炒枳实、乌药、木香、赤苓二剂，下溏垢二次，中上已通，呕酸定，下焦硬块作痛未平。乃与醋柴胡、白术、芎、归、肉桂、吴萸、五灵、乌药、香附、醋炒棱、莪，以两头尖为引，二剂而腹痛定，块虽软而未消，腹冷未和，胃气未醒也。为守逍遥法，加重肉桂、红茶、川芎、香附、黑姜、砂仁，减白芍、姜、薄，五六剂而块消，胃醒。半月后经来如墨汁，从此少腹温和，再与前方去红花、黑姜，加艾炭、酒白芍，以调理之。夫始减白芍，嫌酸敛也；姜、薄嫌辛散也；用姜、连、枳实、木香、赤苓，欲开中焦湿热滞也；邪滞既化，可温通下焦之凝滞矣。其方较南人加重一倍，柴胡欲其疏肝、发凝结之气，每服七分，十余帖并不嫌升。且在春令，非北人之禀厚，安能任乎？

苏医治瞿蔼如妾病

苏郡医学，向有名家，本朝自叶天士为一代宗匠，嘉道间则顾大田，道咸间则曹纯伯，亦后先辉耀，确有根底。学问至今日而寂然无可称述者，庸医遍地，谢金且较别处倍徙，方药则笼统数味，不死不活居多，实可慨。三四年前见瞿蔼如君妾，秋间归母家，得红痢症，胸痞恶心不纳，势重甚，请苏名家某治之。诊二十余次，延经月胃不开，痢下纯血，将及危殆，乃载还家，邀余视之。诊六脉促数弦大，唇舌绛赤而干，身热灼手，痢下纯血，日二十余次，米粒不进，进即恶心痞胀。余曰：“病亟，不可治矣。胃气败坏，津血两尽也。然此症初属实邪，治之得法，决不至此，何至败坏乃尔？”乃索前方观之，见始则苏、藿、佩

兰、枳实、苡仁、通草、赤苓之类，继则谓阴分耗伤，金斛、鲜斛十余帖，枳实导滞丸前后服三四两，若化气开中，凉血和血之法，从未一施。瞿君在旁谓医曰："胸膈如此痞闷，可服厚朴乎？"医曰："不可。""可服陈半乎？"医曰："不可。"始终以笼统之方杀之，莫可名言，此等治法，不知从何处得来。噫！殆徐灵胎所谓：庸医杀人无罪乎？

朱妇癥瘕病治验

又今春朱姓妇，苏人，因夫业布行在虞，迁居大东门外。素患少腹撑胀，升逆至胸脘，似痛非痛，心中愦愦振荡，不可捉摸，须一人用力重按少腹，始可耐，否则一刻难安，饮食不进，进即呕恶，大便不通，癸或行或不行，行亦少色紫黑。此病已七八年矣，年或一发或两发，发必一二月。不发时少腹筋一条偏左，摸之显然，发则满腹胀，筋不见矣。去年五月发病，九月始平，几危殆。今夏又发如前，乃邀予诊之。脉轻按弦滑，重按细涩，苔板白质红，身无热，不能寐，症甚可怪。朱君曰："此病在苏，经医多矣，皆云不识何症，或谓逆肝气是否？"余曰："非肝气也，此乃癥瘕之类。"在男子为七疝之类，病属肝脾两脏，而肝为多，然必有起病之因，能忆之乎？余意必得之疟后，其邪未泄，湿热伏邪与浊痰宿瘀凝结于大络，积久而成病者，曰："余年长后，从未患疟，惟七八年前，病伏暑经月，冷则厚被，热即单衾，不使出汗，淹缠久久而愈，数月后即有此病。"余曰："是矣，伏暑与疟疾，同一暑湿之邪，寒热间断者为疟，不断者即伏暑耳。因未出汗而伏邪未泄，

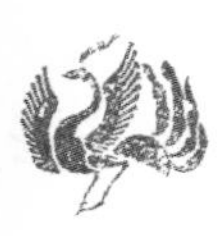

故有此病。”乃与柴胡、半夏、姜汁、川连炒吴萸、肉桂、姜汁炒山栀、枳壳、香附、大茴香炒归尾、醋炒青皮、元明粉打瓜蒌仁，煎好捻入食盐两指撮和服。服后少腹之撑胀颇减，可不用人重按矣。再诊加金铃肉、桃仁、制附子，去川连、吴萸，呕恶定，大便通，稍进米饮，从此增损五六帖，而霍然平矣。朱君乃曰：“苏医谓逆肝气，不可服辛香之品，今服肉桂、吴萸等辛香大剂而平，苏医实不可靠。”乃出前所服方数十页，用西洋参、金石斛、麦冬、白芍、生地者十余方，外皆莫名其妙，后膏滋方，大熟地至十六两，洋参、川贝各三两，金斛五两，吁！亦可笑矣。全不知此何等病，而与此等方，譬如人已溺井，而更盖之以石，使其永不能出也。

庞芝香先生伏暑不治

东河下庞芝香先生，素体康健，年五十三岁。今闰六月廿三日，忽小有寒热，夜来得汗而退，廿四日因选举投票，尚至城隍庙，归则寒热再作，明日得汗仍退。晚更微寒灼热，请王某药之，谓伏邪也，无妨。廿六日热不退，其嫂邀余治疟，承便邀诊。其脉濡数，沉小则滑，汗不解热，胸痞，渴不多饮。白腻之苔满布，烦躁不寐，余曰：“伏暑湿热病也，势在张扬，固非轻浅。然苔脉无怪，非不治之症。为处栀、豉、朴、杏、芩、苓，合芳淡分疏之方，夜稍得寐得汗，明晨热颇淡，甚喜，原方加减亦安。廿九日热仍起伏，余证依然，意谓暑湿黏腻之邪，固非三五日可清，不料夜分手背渐冷，冷至肘腨，渐渐冷汗肤凉，神

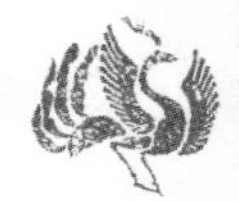

识清楚，一夜分付家事而没。此症之不治，余未明其理。云化燥乎？舌苔白腻，渴不多饮，不可谓化燥也。云内陷乎？神识清明，不得谓内陷也。虚脱乎？素体康健，五六日之病，不至虚脱也。记之以质高明教我，所可怪者，性不喜药，小病每不服药，此次起病，即惧甚，恐不起，或是心阳空虚，其邪直陷手少阴，阳气不能御乎？然邪既陷君主，何至危而神不乱也？

道士友臣温夹疫毒误作湿温治救逆

昭邑庙道士友臣，三十二岁，四月初二日起形寒身热口渴，两日不退，大便稀水，诣医。医谓其漏底湿温，以危言耸之。诊四次，热益盛，口益燥已一候，乃延诊于予。诊右脉沉小促数，左脉模糊不见，舌深绛，苔堆白沙而干，斑疹落落，便泄稀水，渴喜冷饮。予曰："此极重之温邪，且夹疫毒，并无湿邪，何去湿温？"前方香燥，苏、藿、朴等大非。乃投鲜地、豆豉、黄芩、赤芍、银、翘、中黄一剂甚安。嘱吃青蔗浆代饮，再诊则舌苔化焦灰，病仍如昨，脉稍显。予意温毒如此猖獗，必挟宿垢，前方加凉膈散七钱煎之。孰知药到口即吐无余，斑疹益多，色红绛，灰苔益甚，乃进犀角、大青合银、翘、中黄服之。夜分呃忒起矣，明午诊，呃连连不绝。予曰："中气不支，而温热不退，脉益模糊，危殆极至，奈何。"因辞之，为处丁香、柿蒂合竹茹、橘皮，去半夏用参须、煨姜、炙草以守中气。蔗汁略温代茶，呃遂定，灰苔稍化，夜安略寐。乃仍前方一剂，苔渐收淡而渴饮，脉象未改也。乃仍用细生地磨犀

角、银、翘、芩芍等，化毒逐邪，而通腑之法不敢进。予曰："此症必延过两候不变，方许收功。今将及矣，两候竟不变，口渴较减，大便泄定，小溲不通矣，思热结膀胱也。"前方去犀角，加阿胶、滑石、二苓，外以活田螺和麝香、食盐少许，捣敷关元穴，旋通又塞，再敷再通，仍不爽，而里邪渐退，得寐神清，苔化渴亦止。然不知饥，喜烦扰，大便不通，下焦余热挟滞未清也。易生洋参、麦冬、银、翘、芩、芍、蒌仁、枳实，以通草益元散吞更衣丸一钱，大便仍未通，而知饥思食矣。乃去更衣丸，加枳实导滞丸三钱入煎，而大便始通，调理而愈三候矣。

按：叶氏《温热论》谓：初病见沙白之干苔，乃温疫，其症必重，亟为化毒逐邪，分三焦而治。此症沙白之苔已化灰焦厚，神明似清似蒙，将入厥阴矣。理宜犀角、大青合硝、黄，以其脉象模糊不清，用凉膈恐中气不支也。熟知亦不能受，乃单用犀角大青合硝黄。曾写石膏、黄连，思之再，仍减去之。尚起呃逆，胃阳薄弱极矣。因想中气如此，温毒如此，无饷之师，安能御强寇，意其必死在两候矣。不得已而进温中补中之法，意同归于尽，宁可含药而死也，岂料在温补转机，以后虽纠葛，其方尚不难写也。须知若遇虚证之甚者，必当舍邪顾正，俟正可支，再逐邪未晚也。

严吉士脚气病迁延致死

严君吉士，前年病痰饮，胸中痞隔，或痛或吐酸苦，纳减形瘦，经年不愈。去春予以治中理中、辛通苦泄、滑润治痓，今春已霍然矣。健后鸦片烟亦戒绝，盛夏至沪

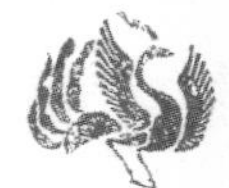

上，因公勾留经月，归来两脚肿胀，步履不便，调之肿消而脚益不能行，乃延余。余曰："此脚气病也，亦湿痰挟风毒而成，以久病体虚，不能速愈。"诊两次不效，又请他医，针药兼施，更委顿，不离床褥矣。阅两月又请余视之，不但两脚不能着地，且胸中板着，日吐浓痰如胶，小溲短涩，形瘦骨立，脉细沉数，舌花剥，乃肾虚生热，脾虚生痰，热蒸其湿，湿酿为痰，肺失肃化之令，痿躄成矣。为处一方，旋覆、苏叶子、橘皮、前胡、半夏、炒黄芩、桑白皮、麦冬肉、川黄柏、炙远志各一钱，生姜、茯苓、地骨、五加皮、大生地各一钱半，羚羊角七分，川桂枝四分，磁石三钱，鲜竹沥一两，后入。煎一沸，温服。此从《千金方》脱化，以苏叶子、陈半、苓、前、旋覆消痰降气；羚羊、黄芩、桑皮清肝肺伏热；生地、黄柏、地骨，清肾热滋肾燥；麦冬润肺燥开声音；远志通心肾气而消痰；磁石坠痰降气，不使虚热上犯；五加宣痹通经、祛风湿；竹沥清热化痰通络为君，至姜、桂之辛通，为诸凉药之引导，而奏消痰开痹、祛风逐湿之功。勿谓寒热杂陈而弃之，盖一派凉肝清肺消痰为主，些些姜桂转为凉药驱使耳。此古人制方之义也，竹沥用新鲜者。前所服诸方，皆敷衍了事，不能去病，故斟酌而立是方。未知服否，后延一月余而卒。

某医产后误表案

方书谓呃逆有五，痰食气火寒是也。五者之中寒呃最多，寒即虚也。伤寒温病，痢疾久不愈，下焦元阳大衰，

胃气亦疲，肝肾虚火逆冲犯胃，胃气不能御其冲突，致呃呃连声不定。其气自下焦上冲，脱变随之，甚危险也。其余四者，殊罕见。壬子十一月杪，大东门外曹姓一女，身健无病，少年新婚，甫六日无端呃忒，三日夜不定，饮食不进，面赤舌红苔腻，医药无效，延予视之。诊其脉，弦数而紧，扬手掷足，一刻不定，其声似呃似哕似噫，上半身不能着枕，并无痰出。哕甚稍吐白沫，询其有无别故，答云并无，惟数日前稍觉咽痛。予曰："此痰滞阻于胃之上口，为肝家气火逆冲，肺胃之气不能下降所致，五呃中之痰火呃也，消痰降火顺气宜效。"乃与温胆加味，竹沥炒半夏、橘红、姜汁炒川连、枳实、赤苓、蒌仁、胆星、旋覆、杏仁、姜竹茹，冲入沉香、木香、乌药、郁金汁各五分，以调其气。服下呃忒即定，一夜安寐，上午甚平，欲起床思食，至午后前症复作，较前轻减。以前方加桑白皮清金制木，代赭石镇逆安中，服之遂平。此症无端而起，所不经见，前医用丁香、柿蒂等，全然不合，予谓不独痰火，必兼气郁。其姑曰诚然，以婚事中妆奁不称心，郁郁不出口而起血室证，有昼日明了，夜则谵语，如见鬼神状。新产血室大空，更甚于经行之后者，热邪有不乘虚而入者乎？然仲景之小柴胡加减，与此不合，乃进交加饮。用鲜生地捣汁，炒生姜渣、生姜三钱捣汁，炒生地渣合芎、归、丹皮、丹参、蒲黄、五灵、桃仁、龟甲、川山甲等，二剂夜分谵语始去，仍动汗出。更四物、西洋参、芪皮、丹参、桃仁等，汗渐止，胃渐醒，后又肩髀手腕发流注溃浓，此瘀凝不彻，逆走入络，营卫虚而少化所致。前方加酒炒丝瓜络、牡蛎等，调理一月而痊。

章梓材治肠风便血方论

章梓材治一肠风便血证，用生地、阿胶、龟板、虎骨、羚羊、蚕沙等三剂而血止，以前方加槐花、猪胆汁丸除根。或问蚕沙、虎骨何故？先生曰：肠风者，风入大肠为痛也，凡风药能散表而不能入里，惟此能疗肠脏之风。盖蚕乃食桑之虫，桑能治风养血，沙乃蚕矢，由肠而出，用驱肠脏之风。虎为阴兽，精气在骨，其性阳刚，过则风生，用驱肾脏骨节之风寒，借其气以相感也。脉主筋而相火内属，羚羊属火，角者筋骨之余，性味咸寒，故清肝脏筋脉之风火。凡风从火出者，惟此能息之，迥非他药所及也。论阿胶亦精，确非虎骨羚羊，《本草》亦言如此，尚不足异，其蚕沙之用，确有至理，人多未尝悟及。

伤寒与温病传遍而死论

《内经》言两感伤寒，三日六经传遍，形证悉具，再延三日而死，多不治。然此证在西北方亦不多见，南方则绝无。而王旭高言：温热病之两感者甚多，医多不察耳。盖温病初起，一日恶寒，身热头痛，即见鼻干口燥，舌厚脉大；二日即胸满呕哕，神识不清；三日即痉厥昏谵。其表证未罢，里证已急，太阳初见即犯少阴、阳明、太阴、少阳、厥阴，两三日一齐并来，岂非温病之两感乎？其神识清者，犹可挽救，急救其阴液，佐以辛凉解表，或兼急下存阴。而神即昏者，多不可治。其言颇有理，可补经文之

未逮。然患此者，必劳碌、津精内虚之人为多，其邪久已蓄伏于内，迨为表邪引动，一朝勃发，故势不可遏耳。犹兵家之先埋地雷、火炮于下，待外兵至，燃着药线，内外轰击，其势尚可当乎？

痰痫方

痰痫一证，最为难治。方书虽分五痫，其实病形发时，如猪叫羊鸣，猝然仆倒，神昏戛齿，或手足舞蹈，口沫直出。所谓猪痫羊痫，其病在肝脾，肝不升化所致，切不可补。痫者多若马牛狗三者，绝未之见。虽有治之之方，不效者多。余思此证，并非邪犯胞络，乃脾不化精，胃中之精微化为痰沫，堵塞其通顺之窍耳。所以痰沫一退，神即清明，如无病矣。因于古方中，酌为加减，另裁一方，颇有效验，录出以备儿辈采用。

人参须三分　远志肉三分　牛胆星三分　真针砂三分，火煅，醋淬，另研，水飞　石菖蒲三钱　茯苓三分　茯神三分　半夏曲三分　飞辰砂五分　白附子二分　姜汁炒焦　甘遂三分　甘草汤研细末入，不落水，猪心血拌蒸晒干，再另研细末　羚羊角屑三分，剉极细　炙乳香五钱　白明矾三分，另熬入皂荚末，熬枯　肥皂荚三分，不蛀者，去子，炒，另研与白矾熬　原麝香三分　上如法制炒

研好合一处，以鲜竹沥一两，生姜汁三钱打和，量加炼蜜丸如鸡豆大，辰砂为衣。

上共十五味修合，须择黄道吉日，勿使鸡犬、孝服、妇女见之。能治五种风痫，痰涎上涌，不省人事。并治失心癫狂，以钩藤、薄荷汤送下五丸，重者十丸，约重一钱。

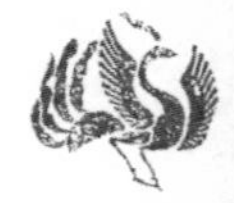

忌海鲜、发物。

病后遍身肿方

治病后遍身浮肿，肾囊肿尤甚。此萧阮生家传，素云奇效。

生白术　公丁香　百部　生枳实　木通各二钱　鸡内金一具，炙脆　不落水鸡肫一具，炙焦　冰片五分

上为细末，平分两股，以一股开水送服，一股加麝香一厘，冰片三分堆于脐上，用大清凉膏贴盖，外以青布扎紧，俾药末不散，俟小便畅下去。戒食海鲜、生冷、咸味百日，至要，至要。

制半夏治心惊之痰病

治顾山姚芳小姐无故心惊不时发作。制半夏方：选提大生半夏四两，先以清凉水，浸三日夜，每日换水后风干。再以肥皂荚一两，切碎泡汤，浸一日夜，落出风干，皂荚拣去。再以肥甘遂七钱，切碎泡汤，浸一日夜，落出风干。制毕，研细末，以梅花、冰片五分，麝香一分，在乳钵内再研极细，以鲜竹沥三两、生姜汁一两，略加粥浆亦可，打和为细丸，朱砂三钱为衣，晒干，封磁瓶内，勿泄气。如痰病发时，每服一钱，开水送，或薄荷钩钩汤送。小儿急惊亦可治，平时轻病，每服五分，端午日合最妙。

白喉风癣

近两年春，多烂喉丹痧证，寒热一二日，即咽喉肿痛或白腐，甚至不能咽物。胸背头项，丹痧隐隐或密布。口燥舌红，脉浮数。乃冬令伏湿，交春而发，死者颇多。前年冬，有京师传来《白喉风》方书一卷，好事者用活板印送。适去春烂喉痧病大行，医家病家哗然以谓此证不可用发表药，表则必死，乃不问宜表不宜表，相率而犀、羚羊、生地、麦冬、白芍、元参沉阴滋腻之辈以抑之，余目睹死者，不可胜数。盖白缠喉乃阴虚之病，故用方如此。京师虽有此证，亦未必尽是此证。烂喉痧乃温毒之病，一团毒火壅于肺胃，必先有时令风热引动，安可不先投辛凉宣解，继以解毒清火，如灼伤阴津，或其人少阴内亏者，进滋阴降火，乃无误。若一见此证，即投清滋者，表邪与毒火从何处发泄，安得不死。但表须轻清，解毒清肺化痰，断不可辛温重剂。

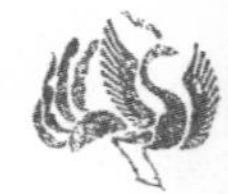

倚云轩医话

自谓痴愿述附自挽联温明远批示

予设一痴愿，谓一世学医，年已花甲，未能十全，只得其半。何谓只得其半，盖于古今者籍，虽未尽观，亦已不少者，为析原委，颇能明白，非于临症之际，尚不能拿穗无差。所谓心中了了，指下模糊者，非欤今精神衰老，谅不能再有进益。愿来世仍为医士，将今生之灵性学业带去，以续其后半之功。庶一病到眼，其各种变化能否结局，诊断无差，成一名医，此予之妄想痴愿也，未知阎罗王肯许我否？一笑因自作挽联云：读医不为世用，学医未能济人，碌碌人寰，不学仙不倭佛，惟愿来生再为医士；遇事不敢骄矜，立身惟求俭恭，茫茫天壤，生无益死无憾，要留余地付与后人。

泰西药性不同　黄连芦荟是泻药　西医为补　胆矾亦补

泰西本草，所用药味猛烈者多，中国出者几居其半，所

言功用，但列寒、热、温、凉、补、泻、有毒无毒，某药治某病，树皮草根，金石昆虫鳞介，无所不收，不言升降虚实，脏腑经络，此固彼国之法，未可议也。惟所疑者，如人参、黄芪中国以为补药，彼亦以为补药，黄连、芦荟中国以为泻药，彼以为补药。胆矾味酸苦而涩，中国以为清肝胆，收敛酸涩，彼亦为补药。此数味者性情气味大不相同，功用大异，同列补剂未知其义何居，殊属可怪，恨不得西医而问之。至其术能剖肠伐胃，以活人之血，接补血虚之人，视华佗师之刮骨疗毒，卑卑不足道。其治外之法，为从来所未有，若治内虚尚有未到耳。予观其无所列方药，但有某方治某病。如中国《外台》、《千金》等方，其医术亦犹中国隋唐之际，尚未细辨毫厘，故猛浪者，多及服药而死，彼亦不任其咎也。今人每訾医术不及古人，不知世愈降而术愈纷，歧路愈多辨，治愈难，学术浅者，每开笼统之言，职此故也。古人多猛烈之剂，亦未必有得无失，后人但记其神奇，其失事者固不言，后人亦无从知之耳。大抵古人今之人相去不远，不必存是古非今之念。

中权居士诮前医各派

近有中权居士，讥诮时医，形容当相深中今时流弊登诸报牍。惟讥诮前辈，以薛立斋、张景岳、张石顽、赵养葵为温补派，徐灵胎、陈修园、黄坤载为信古派，喻嘉言、叶天士、吴鞠通为江湖派，其言娓娓，固属有感于中而发，不知据彼意见须如何而后可夫。古人之言固有是有非，在读书者胸有成竹，去短取长，乃为有益。彼已成名而去，何必如此痛倒之，其狂亦可想见。况如喻、叶、吴三公，

开辟温热之旨，于医学不为无功。今欲求此等人已不易，得又安可抵訾乎？

《对山医话》云夜露腹痛成蛇臌治验雷丸治应声虫

《对山医话》载程生者，暑夜露坐，觉小腹重滞而微痛，久则如有物攻，群医莫治。近村有老儒，能医而不名，延以诊视。令市诸药，以次熏腹，至雄黄而腹鸣如雷。曰：此蛇臌也，是必坐处有蛇窟，夜深将出，触其所吐之气，所致经脏，腹膨如鼓，脐中出水，则不可救矣。遂以雄黄和酒，令饮阅三日，清绿水斗余而愈。

按：本草载，雷丸治应声虫与此相类，盖物必有制，因其畏而投之，故能取效，法虽异理则一也。

深夜旋风仆地而死治验

又咸丰初，黄岩叶某贾于沪。一夕偕友小饮，归已夜深，忽有旋风刮地，风过叶仆地，同伴扶归，逾时即死。其友徐某谓余曰："叶气体素强，何病之骤而死之速也?"余曰："此殆非病，或惊散生魂耳。"问不识其时，尚可救否，曰："按《本草》以腰刀鞘二三寸烧末服可救。"明年徐赴苏，泊舟黄渡晚餐毕，闻岸上喧呶，前往观见一人倒地，询之曰：本无疾苦，黄昏出门，至友处未半里，遽踣于此。得忆余言，今以刀鞘试之，移时渐苏，顷即起坐。自言初至此，闻梅头鸟声乱噪，阴风起林间，使人毛发皆

竖，忽来一巨人挥拳猛击，骇极狂窜，正不识路，继闻前面锋刃声甚，属意巨人持械再来，遂回身而走，不知何以，仍在此也。观此可见，古方所治奇异之疾，若治之法中无不验者，然此理颇不易解。

《摭奇集》黑犬治飞头疾

《摭奇集》载黑犬遍体无杂毛，目如丹砂者，名曰风夷，能治飞头之疾。初不知飞头何病，阅《搜神记》云：吴时将军朱桓一婢，每夜卧，头辄飞去，将晓复还。《酉阳杂俎》言，岭南溪洞中，往往有飞头者，有飞头獠子之名，飞头前一日，前颈有痕匝匝，项如红缕，家人环守之，其人及夜为病，头忽离身而去，将明复还，其人如梦觉云。噫！此固疾耶，奇甚矣。

徐文伯入山得异方治蛇臌等病

刘宋徐文伯入山采药，遇老翁凿石饮水，文伯渴欲求饮，老翁曰："此玉液也，不可饮。"固求之，授半盂。方入口，齿即相击，下咽冷不可耐。老人曰"何苦乃尔"，指荷叶三片使食之，即温暖异常。复授其一册曰："归习之，能疗庶人疾。"文伯暮年遂神其技，尝于路旁，见一人倒地死，腹大如瓮，文伯曰："此人为爆蛇击死，气虽绝神未离，可活也。"乃取药丸纳鼻孔，顷之，腹鸣便泄而苏。众问施何药，曰骨笃犀也。

按：骨笃犀，乃巨蛇角，能解诸毒。又明帝时，有内侍

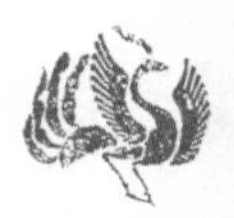

患头痛如破，发即厥绝，群医为风，文伯曰："此脑蛆也。"以药点两眼角，顷即鼻中出蛆无数，乃取以捣汁和药少许，令服。曰此脑髓所化，非此不能补耳，自后痛遂不发。

染漆疮治验附唐代丛书陈主簿妻异疾

生漆有毒，人触其气，或遍身发痒生瘰，然体各不同，有染有不染，蟹黄敷之可愈。有漆工绞漆，至两手腐烂，诸药不效，经年不愈，后用蜒蚰虫同湿黄牛粪捣和敷之，立愈。此方传自鲍漆匠，谅非虚言。

又唐代丛书载，陈子直主簿，妻有异疾，每腹胀则腹中有声，如击鼓，远闻于外，行人过其门者，皆谓其家作乐，胀消则鼓声亦止，一月一作，医莫能知。

唐容川中西汇通柴胡汤辨

西蜀唐容川著《中西汇通医经精义》，将中国《灵枢》、《素问》、《难经》、《伤寒》、《金匮》与西医全体论及医说等书两两相较，颇有发明。驳斥西医处却有可据，为中医之护法，可贵也。其《血证论》八卷，反复透彻，极为详尽，惟所论大抵多从读书得来，遵信古人未必皆从阅历。其言小柴胡汤，几于无证不宜，未可过信。盖柴胡之性，苦温升散，究为三阳经表分之药，如胆肝郁结，藉以升达则可。如阴虚发热，营卫偏胜，虚热往来，其未必尽合。逍遥散之调经，亦借其疏肝胆之结气也。江浙地处东南，阳气偏升，阴气少敛，柴胡往往不合者多，然非不可用也，

是在善用者耳。

又西医三焦网油膀胱有上下口温明远批示三焦说

容川读西医书，见人身脏腑外网油，知《内经》所谓三焦即是此物以定，从未论三焦有名无形之论。膀胱有下口并有上口，仍未确切指出，谓即在网油之中，其言犹颟邗不明西医言尿水管直透肾内成一尿囊样，如酒漏囊边有尖角，十二奶头每角有小管数十，如折扇形，每小管直长三分许，回至分行肾边，上有微丝血管驾之，与脉丛衔接。茶水入血运行之后，乃由血管导屎液齐入内肾运行，肾里由管末渗漉以入，有未尽复由微丝管摄入，众尿管会流而达尿囊，即出尿水，总管瀐滴而下，斜入膀胱。如上所言，渗漉以入瀐滴而下，与《内经》循下焦而渗入膀胱之义恰合。所谓渗漉谓瀐滴，与下口之直流以出者不同，大抵无口，细而非一如纱罗之眼，浸参湉沥，以入者也。试观猪羊膀胱，有下口而无上口，其上口亦必如纱罗之眼，死后皱缩，寻之不见。若上口亦如下口之大，即皱缩亦能见之。如不似纱罗之多眼，人饮汤水多时，其水液直走下焦，而趋膀胱，如不能速速渗漉，少腹必至膨胀，惟多眼而渗漉，易入易满，故历数刻小便两三次，小腹不至膨胀焉。此余意会之解也。中医以《内经》虽有当膀胱上口之文，未指明与何腑相接，且观猪羊之脬下口凿凿，上口不见。故宋元后，人直断其并无上口耳，得西医指示，方能明白，即容川以网油谓即是三焦，亦赖西医指明网油之功用，方敢断其即是三焦。西医之助我，亦

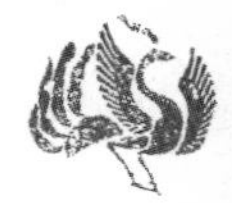

岂小哉？否则千余年来，岂无聪明杰出之士何待乎？容川而明之，此平心之论也。

仲师伤寒王叔和撰说

余读仲师《伤寒论》、《金匮》，注释几数十家，言人人殊，不知究竟何者为是，恨不能起仲师而问之。论者每疵王叔和撰次之非，夫叔和与仲师相隔不过百十年，当时必有原书可证，不至颠倒是非。如后人所云，设当时无叔和之撰次，不知两者尚能传至今日与否，不崇其功反攻其短，后学往往如此。且《伤寒》、《金匮》，原文已明白晓畅，后人愈注愈纷愈不明白，即如陈修园之浅注。唐容川佩之仍不满意，再加补正，容川亦蹈此弊者不知，如何而后可？皆好名之累也。愿后人切勿再注，即欲显其学问，尽可自成一书，以惠后学。

淋浊症分治论

时医治淋浊证，不分是淋是浊，概投八正五苓，分利之数投不效，已无法可施，不知淋与浊大不相同，淋为尿窍之病，属气分湿热俱多，八正与苓可用。有肝肾阴虚者，有血淋值血分者，前方即不合。浊为精窍之病，得之房劳俱多，且多败精瘀塞隧道，尿即痛而点滴，须通其隧道之瘀精，古方用虎杖散调入麝香。如仍通气分湿热，必至精气更伤，腰酸膝细，点滴更甚。汤药宜补肝肾，以摄精关兼通瘀隧关。阅叶氏医按于淋浊一门，最为周到，且尿窍通膀胱湿热，易随尿而出，精窍通精室，药力不易至，非

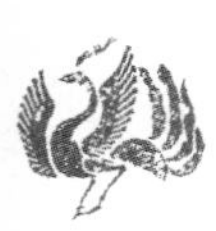

缓治不为功。虎杖一味，今药肆所无，以杜牛膝根鲜鲜捣汁一大杯，调入麝香一分，炖温代之。

奇经八脉

奇经八脉，《内经》明言，犹江河之于沟渠也，苟江河充溢则沟洫皆盈，不必沾沾治之，而李濒湖《脉诀》于寸关尺三部之中，既分五脏六腑、十二经，已使人目眩，又分如何是冲，如何是任，真属蛇足。谓意欲显己独长耳，不知已入牛角，愈钻愈穷。

说西牛肉汁补品变吐血

泰西人治病，与其国政相似，非不速效弃王道专尚霸力。友人萧荫香闻人言牛肉汁大补而效速，遂服之，日数匙，精神顿旺，连服二瓶，不过二三两，吐血不止，从此咳嗽愈加，精神日疲。意其中必有温燥如金鸡纳之类，就牛肉汁而论，无此速效，亦无此大害也。彼于内证全未梦见，每诮中医学为臆说，彼固未尝于臆说中细细推求，若能细细推求，则虚实兼到，不敢动辄孟浪，贻害于人矣。

服石药名病石发

魏晋六朝诸王贵臣，好服石药如钟乳石英之类，以谓能助阳气而延年也，久后病发热谓之石发，乃至不服石药者发热亦云石发，时人多嫌其诈作富贵体。有一人于市门前卧，宛转称热，众怪问之，答曰："我石发。"众曰："君何时服石?"曰：我昨市米中有石，食之，今发。众人大笑。可见人之好奇好诈，自古皆然。有人口中言语腹中必应，尝遍诸药不效，苏颂教读本草，至雷丸其势不应，颂即以雷丸治而愈。

说广州鹦鹉手触背多病

广州之南多鹦鹉，凡养之忌以手频触其背，犯者多病颤而卒，土人谓之鹦鹉瘴。蚺蛇大者长十余丈，围七八尺，多在树上候麋鹿至者吸而吞之。至鹿消缠，大树上出头角不动，夷人伺以竹签签杀之，取其胆也，牙长六七寸，土人尤重之，云辟不祥，利远行，一枚值牛数头。雷州又有五色蛇，各长丈余，或如孔雀尾金翠夺目，或鲜红如血，或色白如粉，俱在榕藤中。归化县有两头蛇，《南越志》云无毒，夷人饵之，然《论衡》引孙叔敖事者非欤。儋州出红光蟹，大小壳上多作十二点，胭脂色，其壳厚，堪作叠子。恩州又出石蟹，治目疾，云消蟹珠也。

红蝙蝠各种草为媚药

红蝙蝠色深红，惟翼脉浅黑，多双伏红蕉花间。如获其一，其一不去，南人收为媚药。按媚药载有：软金鸟辟寒金龙子、布谷胫腨骨、鹊脑砂、矮茎草、芍草、左行草，独未见红蝙蝠，岂阙载乎？又有无风独摇草，男女带之相媚。陈藏器云，榼子蔓生，取子中仁，带于衣，令人多媚

多迷人。又端州有鸟，类青鲵而嘴大，常在池塘捕鱼食，每鸣一声即有蚊子出其口，《广志》云蚊母，即此鸟也。土人云，其翅作扇，可辟蚊子，与陈藏器说同。按：今市上所售雕羽扇云辟蚊，一柄值数十金，其实并不辟蚊也。上三则皆出《唐代丛书》。

说古方无君臣佐使乎

今人开方非但药味杂乱，全无主恼，即分量亦不讲究。如杏仁、枳实、槟榔、黄柏等必三钱，丹皮、枳壳、知母等必钱半，五味子只用几粒，不深考气味之厚薄轻重。不知古人立方皆有法度，如佐使之性味过重，必夺其君主之权，且药味至多，其力不专，反致一病不可治，即古方中若四五十味者，必非妙方。古方之君臣佐使，必细细参观，如理中汤有君臣而无佐使，半夏泻心有君臣佐而无使，以其专治中焦也。三承气则君臣佐使全备，然调胃承气，已无使药。前人减加上方，有好有不好，不可尽凭。大家首推张仲景，其次河间丹溪。如东垣之方，除补中升阳之外别无擅长，所论治脾胃而补中升阳之法，能治脾不能治胃，胃喜柔顺通降也，叶氏医按中言之最详，可取也。

徐文青云诊病先闻问后定方

二十年前，文青太守谓予言，凡到人家看病，先讲病原，乃至房中诊视，及步出房门，方药已定八九，其方必效。如至伸纸执笔，仍游移惝恍，其方必不效矣。至今思

之，良如其言。盖病有定程，方亦有定法，至执笔无主，心思已乱，证候拿不定，方法亦拿不定，故多不效耳。

与吴玉纯蒋君维谈酸醋用法

昨与蒋君君维、吴君至纯清谈，谈及酸醋一物，如苏浙二省，妇女经水胎产前后为忌，多食往往致病，而方药中醋炒、醋炭等法又不忌。闻两湖山左右，产后服醋汤谓活血通瘀，不知究竟如何。余谓大抵方宜不同，亦习俗使然，若喜食得病，亦由过食，且适逢其会耳。君维曰："两湖人常饮江水，其性急疾，产后血气暴脱，故饮醋汤以收之。"余谓："江浙亦饮江水者多，惟地处较卑湿，如饮水使然，理有不合，大约风土不同，习俗则异耳。即如苏州与常州相隔不过十二万里，俗已不同，况数千里乎。"考《本草》，酸醋性温、味酸而敛，入肝经。消痈肿，散水，治产后血晕，除癥块，止心脘卒痛，下气除烦。一切功用不离肝经，血分，据此似虚实皆可用。然余细思，其性味不过酸收，内服宜虚不宜实，如经前瘀阻产后瘀块结痛等，服之瘀益阻而痛益甚者。治血晕血脱气升自汗等，皆大脱血之后，阳气无所依归，气欲散脱，使无收敛下降也。心脘作痛、趴胀痞闷乃肝虚血少，厥阴之逆气上犯阳明胃府，胃实而肝虚也。除癥块、消痈肿亦敛气平肝之功，非真能消之，亦犹乌梅肉之平疮后胬肉突起，取其酸敛之力耳。其味始酸终甘，为糯米酿成，中含酒性，故亦能活血通瘀。不可多食者，以酸味过重也。别省之醋，多兼甘咸味，不甚酸，可代酱油用，与酽醋不同，故稍多食亦无防耳。

唐候宁极著《药谱》别名又虱瘤病

唐候宁极著《药谱》一卷，百数十味，其名诡异，尽改别名。如牵牛名假君子，厚朴名淡伯花，花槲名金丸使者，吴茱萸名九日三官等，并无深义，如神曲名化米先生，三棱名削坚都尉，枳壳名洞庭奴隶，五味子名嗽神，薄荷名冰喉尉，半夏名痰宫劈历，大黄名无参，虎松脂名琥珀孙，泽兰名九畹菜，当归名女二天，蜂窠名一寸楼台。此十数味尚稍有义，若苁蓉名黑司命，何首乌名疮帚等，则《本草》已见之，共百九十味，不及尽录，可称好怪矣。又假成式载怪病数则，皆不可理喻，托之神仙，惟虱瘤一则，较可信。其言曰：浮梁李生得背痒疾，渐隐起如覆盆，无所痛苦，奇痒不可忍，饮食日削，无能识者。医士秦海丘见之曰：此虱瘤也，吾能治之。取药敷其上，又涂一绵带绕其上，经夕瘤破，涌出虱斗斗余，皆蠢蠕行动。即日体轻，但一小窍，如箸端不合，时时有虱涌出，不胜其计，竟死焉。小说载贾魏公镇滑台州民病此，魏公曰：世间无药疗治，惟千年木梳烧灰及黄龙浴水乃可治，正与此同。

《淮南子》云诸气多属又病

《淮南子》云：山气多男，泽气多女，风气多聋，水气多喑，木气多偻，石气多力，险处多结瘿，暑气易残废，云气多寿，谷气多痹，丘陵之气多尪多贪，衍气多仁，皆

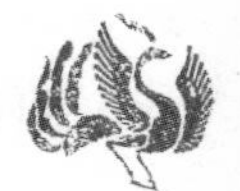

得天地偏僻之气凝结使然。又谓饮酒者，肝气微则面青，心气微则面赤。微者虚也，夫酒气剽悍，何气虚则先入何脏，如酒后好狂怒或喜笑多言，皆可由此证之。又谓脉勇怒则面青，骨勇怒则面白，血勇面赤，亦可证何脏之气有力耳。

再读《内经》阴阳篇三阳三阴结说

丁未春日无事，再温《内经》。观阴阳别论一篇，帝问：人四经十二，从何谓？岐伯对：四经应四时，十二从应十二月十二脉所述，皆言三阴三阳。经脉之变化，克贼为病，非五脏之克贼也。吴注或言脏气或言经脉，纠葛不清，自二阳之病发心脾至三阳三阴发病，皆经脉之邪。下文直接鼓一阳鼓一阴，与上相贯不得以脏气纠葛之，下文结一阳结一阴亦然，但所指经脉乃三阳三阴十二经之脉，非人迎寸口之谓，正之读者以为然否。

老年有子多夭读《内经》乞于《千金》、《外台》

《上古天真论》，帝问：有年已老而有子者。岐伯对：此天寿过度，气脉常通，肾气有余也，此虽有子，男不过八八，女不过七七，而天地之精气皆竭矣。吴注①含糊不明，王张马②亦然。愚谓直是所生子女，其寿不能有此八八

---

① 吴注：指吴昆《黄帝内经素问吴注》。

② 王张马：指王冰、张志聪、马莳。

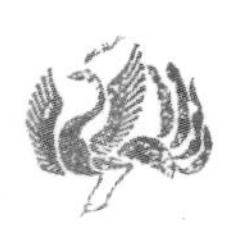

七七之数，而天地之精气皆竭尽矣。因其父年老精气衰薄，所生女子先天不足，故多夭折耳。历观年老生子大都如此，间有寿者百中仅一二，可见育子之道，藉父精为主，母血不过育养充沛耳，若父精不强，生子虽肥泽，亦难成人，此阅历所见者，若云生子之年，只有八八七七，不但所问非所对，将此虽二字作何解？

汉魏以来，《灵枢》九卷、《素问》九卷名曰《内经》。《灵枢》多言经穴针刺之法，《素问》乃言五脏六腑传变病情，故习内科者，须先读《素问》。然《素问》虽论脏腑传变，亦以针刺治之者十七八，以药石治之者十二三，后学欲求方药之治，不得不宗张长沙，而长沙详于伤寒略于杂病，下此不得不乞灵于《千金》、《外台》，使《素问》详言方药，后学有所取法，岂不大妙。余读吴鹤准《内经》注亦随文敷衍，无所发明，谬误处指不可数。夫《上经》、《下经》，上古经名也，揆度、奇恒、从容篇名也，人迎结喉旁动脉也，古人以诊胃气。吴氏以后世脉法，左寸取之此等，大处犹不能明，无论其他《内经》述五运六气变化，治法独详，惟头绪繁多，学者难以领会，且有验有不验。故后学多略而不讲，然总结云“治诸胜复，寒者热之，热者寒之，温者清之”一段可谓要言不繁。

吴氏增减素问固有是有非，然大可不必，即如十三经，其残缺亦不少。未闻后贤增减之，后不见其功，但见其僭妄自信耳。且有虽属浮文，存之以见古人文法，如是若谓须句句不可少，古今无此文章也。

五味配四季花果谷无憾性说

甘苦辛酸咸为五味，以配五形五气五脏，然其凝结而成，必得天地时令之气，得何气多者成何味，如梅花实皆早得春木之气独全，故味最酸。杏次之，桃又次之；李花实在初夏，故味苦涩；香瓜西瓜花实在长夏，故味独甘；椒姜花实在秋，故味辛；蔗糖、黍稷、稻米发于长夏，得土气最多，故味甘；花实于秋金，故色白而性和微凉，然黍稷亦有早晚，故甘中有兼味，如椒辛、连苦、梅酸、甘草甘，皆草木之一偏者。四味皆从草木而生者，多间有人功造成者，惟咸味不生于草木，亦非人功能造，而成于海水或出于井中田间，以冬藏之味，草木不生耳。闻亦有从木而生者，不知枯木生乎，抑活木生乎。予谓四味皆含生气，惟咸味无生长之气。如言升降，咸能降，苦亦能降，然苦味能降亦能升，盖火曰炎上，炎上作苦，有炎上之性，故亦能升。咸为润下，但有润下之性，无上升之性。试验之病呕吐者，吐出或酸或苦或辛或甘皆有，从无呕吐咸味者，大抵咸味入胃，其润下甚速，无上逆者耳，以盐汤治霍乱即此。然五味中兼味甚多，且多含微甘，即如盐属纯咸，亦含微甘，以中央土位，无处不有耳。《泰西本草》亦言五味而不及兼味，未尽五味之功用，不如中国之详尽，亦可见其粗疏耳。

姜树芳医取意治难产验

药有不取气味专取意者，《神农本草》不载，以不可为

后世法，不得其意，不效也。今人亦罕用，亦以不得其意，不效者多耳，唐宋本草收之不少，如救月拄东门上鸡头之类。予少时闻人言吾乡名医姜树芳先生，治一难产时，先生正叶子戏兴浓，病家急欲请去，先生不愿，因问何病如此急，急答曰，难产不下已三日矣，先生曰：易耳，回去拾梧桐叶煎汤服即下。其人如奉律令，归去如法服之，入口即下，一时喧传以为神方，及他人服之都不效，因询先生何以不效？先生曰：医者意也，彼时恰值立秋日，予思梧桐一叶落，天下尽知，秋取此意，姑以塞责，心实不愿去，亦不料其果效耳。今人家临盆时，将箱笼上锁，一齐开去，亦是意耳。

论癫狂症

癫狂二证，癫属阴，狂属阳。狂证易治，不外阳明阳盛，或痰或火，或温热病燥矢在阳明不去，甚则声高弃衣，逾垣詈骂，不避亲疏，皆阳明痰火燥矢为之，清其痰，化其火，泻其燥矢，狂可平焉。惟癫证亦属痰火病，或盛或衰，盛则歌哭不常，言语无叙，啖矢饮溺，衰则稍醒人事，如法治之，不效者多，其为痰火最难捉摸，无六经形证可据也。经谓重阳则狂，重阴则癫，阳邪并于阳明，同气相胜，更有痰食，助其邪火，理势有不得不狂者。若重阴二字实不可解，谓阴邪并于阴脏乎，抑阴邪并于血分乎，且不知阴寒之阴乎，抑痰火伏于阴脏，即为阴邪乎，阳邪并阳明，人皆知之，阴邪并何脏，古人未言，今人罕喻，若以阳邪并阳明而论，阴邪当并太阴，以三阴中脾为至阴也。然太阴受邪，不

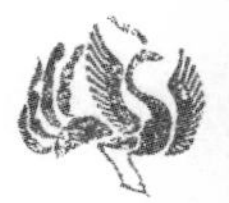

见腹满食难运，脉细缓弦等证，转见善食易饥、健谈，有火有痰无疑，但不知痰火伏在何处，亦有不见痰火形象者，得此证亦不即死。经又谓血并于阴，气并于阳，故为惊狂。血并于下，气并于上，乱而善忘，此即癫病之初起欤。从来注释多不明白，欲质之天下高明者，以教我焉。

丁未年太阴湿土太阳寒水阴木运占疫病说

光绪丁未，太阴湿土司天，太阳寒水在泉，阴木主运，纯乎寒湿，用事三春，阴雨绵绵，五月燥热无雨，将交小暑，始得大雨。农家插秧才齐，三伏风凉，穿单夹衣，各种花木晚发且少，至夏末秋初，乃炎暑熇热，亦不甚酷。余谓恐如庚寅年，瘪罗痧疫再起，乃七月初六七日，闻有是症，初十外遍地盛行，如苏州无锡常熟城中甚多，乡僻之处或有或无，大抵城中人烟辏集，秽水秽气多，人吸受之而变生此证，其情形与庚寅年仿佛，重者不及药两三时即死，能延周时者可治其变。与从前不同，吐清甫寒即转烦躁、燥渴，苔黄而厚，脉大而数，身不发热，或四肢当不温，投以苍术、白虎、黄连清心，加槟、枳或子和甘露饮、五苓、三石颇效，腹痛合承气，石膏须重用，可见此证，乃寒热错杂，挟秽浊积滞，无所不有。古人理中、四逆、五苓，不过通扬之法，可治霍乱之寒证，与此未合，一时救急之方，大抵回阳救逆兼芳香辟秽，更无奇妙方法。自七月十六七，得大雨后渐稀，中秋乃定，较庚寅不过十分之五，痢疟亦较多，然寒湿多于热湿，迁延不易愈，大抵岁运使然也。本年固寒湿，用事土在上水在，下已犯相

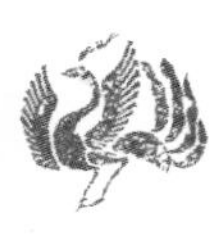

克，加以阴木主运，木又克土，层层相克，胜极必复，故变生疫病，运气亦有应也。

明远来书说分三焦渊按附批

老友温明远先生，以余钦佩唐容川《中西汇通医论》中谓人身之网油即是三焦，特书三焦辨论一篇，述经文“上焦如雾，中焦如沤，下焦如渎”谓人尿皆从上焦而下，如甑中所蒸花露，从上焦流入下焦，聚于膀胱而出，故尿出清白。余谓此固正大不易之论，而余更有说者，谓人尿不尽，从上焦肺出，半由胃之旁门细窍而出，以经言：胃之五窍者，里间门户也。盖既有门户所出虽何意？其清者，因由肺输布而下。其浊者，即由胃旁之细窍柞出，不归上焦，竟入网油，而流尿管膀胱矣。验之小儿疳积尿，大人下消尿，若亦从肺输布而下肺脏，何以堪此恶浊之水乎，此臆说，未知有当否。虽余之钦佩容川，不过喜其能破前人三焦有名无形之聚讼，亦不敢为确然不易也。

前者去后，明远先生复考云：“拙议三焦如雾、如沤，如渎，原本经文，但溲便坚溏，清浊者，不以中气之足与不足而分，中气足肺胃之降力大，水谷入胃，命火蒸腾腐熟下趋，由小肠上口分，渣滓入大肠，水液逼入膀胱，尿便攸分，全赖肺胃之降力，秘别清浊。便溏尿浊，乃中气之不足所致，经文中气不足溲便为之变，而肺胃之降力，悉藉坎中真阳，游溢三焦，蒸化使然。肺为华盖，人身之天气也，胃为水谷之海，藏垢纳污，人身之地道也，所以水性趋下能可上升，火性炎上能可下降者，皆赖脾胃之阴

阳二土，惟土何能自为升降，丹家所谓须藉金公木母土贯四行，以成既济之功。虚若之《医门棒喝》，太极五形发挥，土为太极之廓，甚有理也，弟妄论三焦，胃中之水谷蒸化，津液肺华，如吊露然者，引经水出高源，潜思其所以之故，经谓水精四布、五经并行，而其清者灌溉五脏，浊在下趋六腑，分别清浊，悉由肺之降力，所以谓尿道之浊液，亦蒸甑中之吊露，分别清浊升降耳，然否再质大雅定论可也。”余复云：“来书三焦续论，乃读书有得之言，深为钦佩，亦知其如此，意欲为前人进一解，可思人身小，天地雨露之清者，固从天而降，若江海之浊水不尽，从雨露而来，亦同归于海而向东流。膀胱为众水朝宗之处，胃中之浊水，蒸腾不尽者，大约从胃底傍窍而出，归入网油灌肾中，会于溺道而从膀胱出者，犹西凉之浊水，亦向东海朝宗也，西医谓肾不藏精，中有溺管但司出溺，此等处比中国考之确凿，内科则未也，然否尚所高明有以教我。

又三焦分网油水出高源溺在膀胱

再论：经文谓水精四布、五经并行，全赖肺气洒陈输灌之力为津液，长血肉皆藉此水精之输布变化，变化不尽者，断不再回入六腑，亦下趋网油而入尿管，归膀胱而出者，所谓膀胱乃众水朝宗之处也，经未明言，余意相如此。再论：肺气变蒸精液如雾者，归入上焦网油，胃气变化精液如沤者，归入中焦网油，二肠柞出浊液如渎者，归入下焦网油，网油紧贴于脏腑，三焦大脏，如雾如沤渎者，乃从网油滑溜而下，归于尿囊，从尿囊而渗漉于膀胱，非不

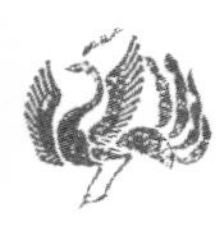

得肺气之布化，虽至膀胱尚不能出，故经有水精四布五经并行、水出高源等说。前所言网油溺囊等，皆溺之经过道路有形者，西人剖解，但知如此，不知不得肺气之输布，仍不能出，此无形故彼不知耳。若明远先生之论，乃经文旧说，惜先生已故，不能再与磋商矣。

说吴氏《温病条辨》引出伤寒

读吴鞠通《温病条辨》，首条引仲师《伤寒论》“太阳病，但恶热不恶寒而渴者，桂枝汤主之”，下文即接银翘散，曰本论从银翘散起。夫桂枝与银翘全然不贯，彼治伤寒此治温热，病情不因治法大异，尽可自出手眼，别开生面，既知桂枝与银翘不合，何必借仲景以撑门面，使后人议论，全无减色，诚可惜也。后读《温热经纬》注谓《伤寒论》中未见此数语，汪氏谓其误记，王孟英谓非误记，乃袭喻氏之言，喻氏尝云仲景治温证，凡用表药，皆以桂枝汤示微发于不发之意，尤在泾《读书记》云此喻氏之臆说，非仲景之旧章。鞠通自问跳出伤寒圈子，不觉已入嘉言套中，又不甘人下，遂肆改原文，而不自知诬圣误世之罪，亦可慨已。噫！贤如鞠通，尚非如此，可见元明已来，门户陋习深矣。

记徐晓岑今叶香岩《温热论》

西乡徐晓岑先生，数年不见，不知近来学问益进，今秋以叶香岩《温热篇》拟定方案见示。喜其虚心好学，问道于盲，甚为钦佩，计一百零八方案，精洁周到。余惟此

论，乃叶与门人舟中问答之辞，随口应答，段落起止无一定，或论风温或湿温或疟疾，今拟定方案，未免有顾一漏前之病。何如将原书节节疏解之，使后学有益。余因将《温热经纬》四卷，选用方一卷，细加评语，引申触类，或发其未到处，诸家注释，亦明其是而指其非，或有千虑之一得乎，留之以正有道。

古今分量不同考准

古今分量不同，人皆知之，有云古之一两今之七分零，或云今之三钱，要以三钱为近，考《神农本草》至《千金方》，但有铢两升合者，几钱几分之名者，云几分者，分字读去声，乃一两之四分二钱半也，钱分之名，不知始于何时，大抵随市后有此。观古方，有云一刀圭，有云一铢匕，或即后世几钱几分之滥觞乎。盖古者药肆医者，自行入山采药，磨切制焙，置之笼中，以备病家之用，用时将匕抄之或以钱抄之，云一钱者，以大钱抄满铢面为准，故有一字二字之称。一字者抄一钱，四字之一字也。云匕者，匕者刀也，用以切药，切好即以匕刀顺手抄之，抄准一钱之数，故云一钱匕耳。刀圭者，其刀如圭形，两面有锋，中起背脊，形如玉圭，用以切药，即用以抄药，抄满刀圭耳，否则既云刀又云圭，究何物乎，夫圭为玉器，诸侯执以朝聘者，安可用以抄药如圭，而既云刀，必刀如圭形耳。再按：古人以二十四铢为一两，一铢得四分零，其重者，三十二十铢，不云一两几铢也。按：《淮南子》云，十二粟而当一分，十二分而当一铢，十二铢当半两。衡有左右，两为一斤。因倍之故，二

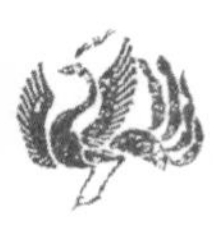

十四铢为一两，天有四时以成岁，因而四之故，十六两为一斤，三十日为一月，三月为一时，故三十斤为一钧，四时成一岁，故曰钧为一石。夫度量权衡起于黄钟，黄钟起于积黍，其来远矣，大抵亦黄农之所作乎。

炒生军治血症经验说

锦纹大黄治吐血冲血证最效。在下焦龙相之火，逆冲于上，伤阳明血府，不必咳嗽，其血如潮涌上冲，成碗盈盘之多，诸药不能降其逆冲之势。以好大黄用韭菜根捣汁，浸得片时涝起，炒至焦黑色，重则三钱，轻或钱半二钱，入清降消瘀和络剂中服之，两三帖不妨，无有不灵。即体虚者，亦不妨暂服。以大黄之性，过而不留，炒黑用不泻大便也，此皆定其逆冲之法耳。血定后随证缓调，存乎其人。所以用韭汁者，欲其和络消瘀也。夫治血不难，在善后使不再发为难。

人参鹿茸治验辨

人参鹿茸为极补之药，皆昂贵。然鹿茸虽贵，真者尚易得，以其虽假而易辨也。人参价贵而假者多，其地道难辨，种参甚多，惟野生者始有力，种者无力，以天下之大，安得有许多野人参以应世用哉。人参能补气亦能补血，鹿茸能补精血接先天元气，老年精血衰弱，头眩耳鸣，足膝无力服之颇有效，补精血亦能补气也。人参亦能补气，惟不如野生者耳。今人一服人参，欲望起死回生，望之太奢，

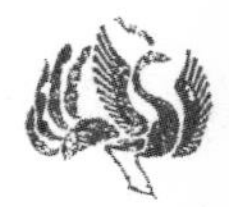

不知人参不过草木中之补气药耳，病在不治，亦何益哉。古方动辄用人参，今以价贵贫者无力不敢浪用，亦以望之过奢，一有不当，怨谤丛生，至不得已而用之，恐其晚耳，人参之抱屈多矣。

石芾南《医原》论六气归燥湿两端

戊申夏读淮北石芾南孝廉《医原》二十篇，其论人身小天地，较前人更详尽，论阴阳互根，五行生克，阐发透彻，亦较他书为明白，全书以燥湿两大端立论，将风寒暑火掺入燥湿之中，以为天地不过阴阳，阴阳不过化燥湿而为病。虽曰六气，实则两气耳。风也，寒也，暑也，火也，皆燥湿之化气也，其归缩仍为燥湿之邪。言之虽属有理，未免眉目不清，可为成材言，不可为初学道也，恐初学读之茫无头绪。石君固学力已深，由博返约之作也，置之案头，用以开发触悟极妙。后论医宜识字，将字画分辨阴阳象形会意等说亦妙。分上中下三卷，咸丰十一年所著也。后附《医学举要》一卷，为南汇徐玉产著，将张南阳六经方论阐发透彻，论时邪杂病治法，古人方补注皆深入显出，洵能开发后学。后附医案，光绪十七年，华亭张声驰所校刻者也。

新汤头者小儿舌苔辨病

光绪戊申余刻重编《汤头歌诀》，后附四言舌苔歌一篇，以便学者临证之助，然所论列乃大方六淫之病，小儿六淫病，此歌即不合。盖儿病外感宜以舌质津液辨之。舌

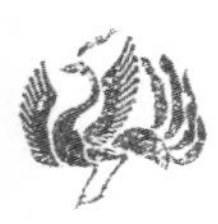

质红津液干，即为热已炽津已耗，恐动风痉。舌苔厚燥为热而夹滞；苔厚不甚燥或边薄心厚滞，多热轻，或白苔其质红绛，属痰热夹滞。如见微灰者，里热已盛，再夹乳滞，最易动风痉厥神糊矣。然神糊痉厥亦不必带灰苔，白苔亦比比皆有，以稺芽嫩阳之质六淫最易化热，且多乳滞食积助之，热甚生风，风击其痰滞，即痉厥矣，绝少光剥灰裂及赤裂之舌，故与大方不同，大抵儿病易重易转，以变之速不及化光剥耳。儿科以诊苗窍为第一，苗窍者何？气色神情声音举动是也，须细询乳母。

读成注《伤寒论》开手第一同苏东坡代

戊申十一月，再读成注《伤寒论》，其佳者不过随文敷衍，并无发言外之意，迂执不化处不可枚举。所论方药君臣佐使，气味尤为牵强，至制方精义用药奥妙更无发明。此公殆读书而未临证者也，然注伤寒者百余家，公为开手第一，亦不易矣，所谓创始为难也。公宋北人，与苏东坡、黄山谷等为友，名无己。

李士材治王肯堂奇病又冷水灌项法

对山墨余曾载：云间李士材邑诸生也，有文名，精医理，名重一时。时金坛王肯堂亦以岐黄名重，年八十患脾泄，群医咸以年高体衰，竞近温补，病愈剧，乃请李诊。诊毕，与王曰：“公体肥多痰，愈补则愈滞，当用迅利药荡涤之，能勿疑乎？”王曰：“当世知医，惟我二人，君定方，

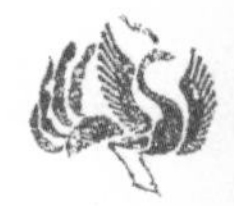

我服药，又何疑。”遂用巴豆霜下痰涎数升，顿愈。又鲁藩某病寒，时方盛暑，闭门重帏厚褥，覆貂被三重，犹呼寒甚。李诊之曰：“此热伏也，古有冷水灌顶法，姑变通用之。”乃以石膏三斤浓煎汁，作三次服之，一服去貂被，再服去貂帐，三服而尽去外帏，蒸蒸流汗，遂呼进粥，病如失矣，其神效类如此。

按：中医古时已有冷水灌顶之法，西人窃而用之，何足为奇。

己酉年与痢疾多霍乱少治验

宣统元年己酉，春多阴雨而寒，新种兰花多萎而不开，四月至五月无雨，温燥异常，花木日日浇灌，屋梁燥至砉刮有声，常年所不经见者。甫交芒种，即连日大雨延绵一月，交小暑又炎暑熇熇，立秋后稍凉仍不雨，处暑后秋热旬余，乍雨乍晴，低田淹没过半高区，甚佳。秋后多病噤口，血痢，呕恶，胸痞不能进谷。汤药亦吐，几至沿门合户，城乡数百里皆然，死者过半。疟疾伏暑不及痢疾之多，霍乱吐泻少而易治，至秋晚间，若瘪罗痧之染者数人，余未见。细思本年之血痢，从初夏燥热内伏，上遏长夏之寒湿，再加炎暑之热，上热下燥，中湿郁遏于中不得泄，经两三月之久，胃气大伤，三焦之气不得宣化，肠胃几至腐烂，故病势陡发，诸药不效。其最重在胃关，一团湿热之火，壅拒闭固，当先开之，开之惟姜连最妙。用姜汁炒透黄连七八分，稍佐杏仁、苏叶之芳香泄降，煎浓冲入鲜姜汁钱许，缓缓呷之，使胃口之邪稍开，能受药物，再进大剂苦泄辛开，去秽逐积之

法治之。正元可支者，与通因通用法，如木香、槟榔之类，变丸为煎，入分疏湿热、开化中宫剂中，先泻去久郁之积，后再和血调气，分泄湿热以宣胃气，多有收功者。然须量其元气可支与否，若一味蛮泻，亦同归于尽，如依墙摸壁，全不去病，终至呃逆口糜而死。呜呼，医事岂易言哉！西医谓中国之痢乃肠中腐烂，如生内痈，故脓血杂下，以药水洗去其脓血，再以药水调补生长肌肉而愈，或有此理！盖湿热积久，久郁结于肠胃曲折之处，能不腐烂生疮乎？然其治法，但知洗去二肠之积，继以生长肌肉之水，元气强者或可愈，元气弱者积去而气亦脱，彼于理气二字全然不讲耳。夫痢疾一证，不但湿热积郁，或兼寒邪或寒郁化热，其生死全在胃气之有无。古人黄芩芍药汤、真人养脏汤为治痢之祖方，芩连芍药与肉桂同用，其故可思。痛由不通，通则不痛，以生军槟枳之逐积，以芩连泄热，以桂芍和营通气，不但止痛，亦调和寒热，其法甚妙。今人知用芩连大黄，不知用桂，故每每不效耳。且往年夏秋之邪至霜降节，愈者愈，死者死，节后病少矣。今交立冬犹痢疾，未愈者比比，延成休息痢甚多。大抵湿热留恋，久而伤其气液，因之宿积不尽耳。且感秋燥之热，咳血者不少。

人讥余喜写温药辨说

时人多讥余喜写温药，余自亦不觉，但知宜温则温，宜凉则凉。初无陈见，余因思世人之病，十有九虚，不但杂病，时邪亦然，虚者多寒，实者多热，乃一定之理，无怪余温药之多写也。时人喜笼统之方，病家医家皆然，即

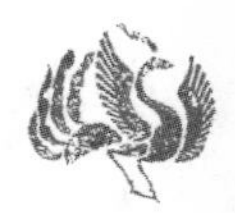

凉药之重者亦不敢写，相沿成习，少见多怪，无怪其风。诚余方之温药多耳，吁可慨矣。

温明远治儿昏陷奇法验

老友温明远先生精于风鉴，著有《地理辨正》、《温氏直解》，尤精医理。今秋至锡访之，同游惠山，品茗二泉，寻寄畅园谈医，竟日兼及修养之功，年逾古稀，精神矍铄。据述去秋治一小儿，温热内陷，昏闭已数日，诸医投牛黄至宝紫雪等开之屡矣，不效，求先生视之，曰：邪陷已深，顽痰固闭，一味芳开不效也。须用攻透之品，与芳开同进，乃以炙穿山甲末三分，同紫雪丹以姜汁竹沥调进之，须臾儿忽作烦躁状，顷之呼肚饥要吃粥，从此而苏，亦一法外奇想也。余谓穿山甲之用固奇，然亦因有牛黄至宝等，先顿于中，得山甲攻透之锐力领之，破坚陷阵，故能开发顽痰而神明得清也，设想亦灵巧矣。

说冬令喜服膏滋药

虞地人家冬天好服膏滋药，无论富贵即寻常之家，苟衣食可给，亦然。其习俗使然乎，不知汤丸膏散古人各有意义，主治如中阳弱或有痰饮癖块者服之，反胀满纳减，如血虚、津亏、藏燥、肠结之人固相宜。盖既云膏滋者，膏之药煎不成膏，必汁味浓厚者，乃可语以医理，彼且不信，只得从俗，稍佐芳香气分之品以应之耳。此本无大病，不过常年吃惯，如不吃明年小有病痛，即归咎冬天未补之过，其愚可

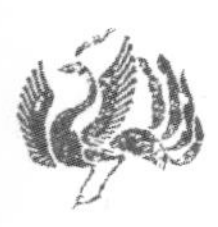

笑矣，所以济病之偏有是病即服是药。未尝云冬宜补，夏不宜补也。且丸散多而膏滋甚少，此风不知从何而始。

见《褚氏遗书》云大肠与肺脉同诊

十年前，有书贾携来明报诸氏遗书一厚本，为南齐尚书褚澄著，又名《石廓遗书》，因当时未行，后于所葬石廓得之也。其言大抵亦本《素》、《灵》、《难经》，仲景、叔和，无甚奇异，惟脉法大肠与肺同诊右寸，小肠与心同诊左寸，谓二肠虽居下焦，与心肺表里一气也。又谓童年精未充而先泄，异日必有难秋之疾，乃诸专所未见。

丁松生医学丛书治验各症

光绪初，钱塘丁松生刻医学丛书一部，古书十种赖之以传，《颅囟经》二卷，《传信适用方》四卷，《卫济宝书》二卷，《太医局程文》九卷，《产育宝庆方》二卷，《济生方》八卷，《产宝诸方》一卷，《急救仙方》六卷，《瑞竹堂经验方》五卷，《痎疟论疏》一卷，合四十卷。《颅囟》治小儿惊风、丹毒，《传信适用方》治杂证颇多，奇方如人参化痰圆，以大半夏切开，萝卜汁浸，慢火煮至不袭人，与人参等分，蒸饼为丸，姜汤下。又地榆生末二钱，掺羊血上炙熟，米饮嚼下，治血痢。又黄牛尿点眼中，治目睛为物伤疼痛。又陈莲房炙研末，入麝香少许，米饮调服二钱，治赤白带下，皆奇而不失为正。后附夏子益奇，方三十八道，其证治皆耳目所未见者，世无传本，惟散见于《本草纲目》耳。

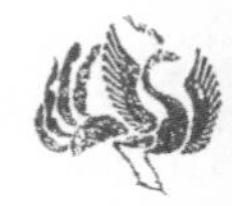

《济生方》中以地龙一条，猪苓、针砂各二钱，同葱涎打和如膏，敷脐中，以帛束之，治水肿，小便利为度，日两易。又治茶积食、积饮、食减，面黄瘦，腹痛，陈仓米一合，同巴豆七粒去壳，炒至米赤色，去豆，研细末，好醋为丸，如豆大，每服二十丸，淡姜汤下。又半苓丸治壮年情欲不遂，梦遗，以半夏、猪苓各一两，先以猪苓为末，同半夏炒黄，另研末，用一半猪苓末同半夏末为丸，以余猪苓末拌丸，藏净瓶中，每服三四十丸，临卧冷酒下。又石菖蒲一寸，巴豆一小枚，全蝎一枚，同葱涎打和，绵裹如枣核，塞耳中一夜去之，治耳聋鸣如风声。又治小儿白口疮，急恶状似木耳，五倍子四钱，青黛四分，研细末，以麻油调患处敷，流入口不妨。亦治痔疮，又灸痔法，以头上梳下头垢，捻作饼贴痔上，盖生姜一薄片，以艾炷如豆大，姜上灸之，三次消矣，男用女垢，女用男垢。又蜗牛一枚，掺麝香少许，化水涂之，亦效。又经验方用带毛雀儿，去肠肚，金丝矾研末，装雀肚满，缝好，桑柴火缓煨成炭，研细无灰，酒调服，治小肠疝，痛神效，远者二枚，近者一枚。又草乌、细辛等分研末擦牙，吐出涎三次，治风牙痛不可咽下。又小儿出痘疹，眼生翳，以轻粉黄丹等分研，吹耳内，左吹右，右吹左，即退。又治疯狗咬，用核桃壳半个，将野人干填满，榆皮盖定罨伤处，艾炷灸桃壳上十四壮，永不发。野人干，即野外人粪之干者。明人卢之颐《痎疟论疏》一卷，从《素问》疟论、刺疟法推阐颇详博，未免头绪太多，后学杂以适从，且论风论暑而遗湿。夫湿热相合为暑，暑必夹湿，彼所论，似独言天之炎热，忘地之蒸湿，不知疟虽因乎暑风，暑中类湿，湿化为痰为饮，留于中宫，与风热为伍，黏滞难化，为

疟之根。丹溪言无痰不作疟，诚有见乎此也。且风热皆属天之阳邪，较为易治。湿为地之阴邪，与阳邪合并，热蒸湿郁，成痰化饮，为难治。如化其中脘之痰饮，即是治疟之根耳。所录三十八方，颇能变化详尽，惟拘于十二经，温痹寒牝，不问寒热虚实表里阴阳，总于本病隔膜。如《太医局程文》犹今之策问，颇有条对详明者，聊备宋代考试医士之格式耳。《宝庆方》专治胎产经带之病，产宝亦然。《卫济宝书》专治外科疔毒，《急救方》治疔疮发背，眼科、痔疮颇多奇妙之方，外科家不可不读。去今三十余年，问书肆已无其书，不知其板存否。

针科失传自臂痛指点如法灸愈

自黄农已来先有针灸、砭石、按摩、导引之法，而后有汤药。汤药治虚证不可用针砭者，今医专用汤药者多，精于针砭者少。非失传也，古者具在，良以今之针科不通文理，不肯读书，惟藉师承漫尔应世，于病之原委，表里阴阳寒热虚实茫然不辨，无怪其不效。夫用针犹用药也，必先明病之原委，而后论其温、凉、补、泻，按穴针之无有不效者。忆十年前余病臂，痛不能写字，延虞兰庭，针灸之两次不效后，审《针灸大全》，按穴指点，如法灸至十余炷，觉骨骱肘节热不可当，一次即愈。今之针科多不用灸，即灸亦不过一二炷了事，若沉寒痼冷及内虚之病，病去安得效乎？学针灸者，手法穴道须藉师承，文理不可不通，古书不可不读，以明病之寒热虚实，经络脏腑传变，神明于胸中，其术无有不精也。

说六淫邪无形惟痰病有形

风寒暑湿燥火之邪皆无形，属外因。惟痰病属内因，每挟外因而为病，几乎无病不兼，无人不有，犹世之小人无处不有，无时不有，惟君子尝道不敢见形，正气充足不能为患耳。论其来源乃中气衰弱，饮食精微不能布化所生，此谓无火，而痰字偏属二火加疒，其故何欤？良以痰生虽属阳气虚而为患，则由火盛，盖痰为阴物，非火不能上升，非火不能流走，故治痰先治火，乃一定法程。夫火即气耳，平气，调气，降火，清火，即治痰治火之法，非火炎水沃之谓也。而何以最多最顽之病，《内》、《难》两经一字不及，张长沙《金匮》始有痰饮篇，不知古时元气充足乎，抑无缺有简乎？

《秋雨庵随笔》有缩劳病

《秋雨庵随笔》载有缩骨劳病，及卒身首渐小，又谓宋·吕缙叔知颍州忽得疾，渐渐缩小，临终仅如小儿。余见有缩骨疫，光绪庚寅，瘪罗痧大行，经一二日，死者死后身短缩如小儿，其理有不可解者，或筋骨挛缩所致乎。

食猪脑令人阳痿不解

向不解猪脑多食，令人痿阳无子，阅某医按谓猪属亥水，禀北方寒水之气，在卦为坎，在人身为肾，脑又诸髓之精，故伤肾阳最验也，其说良是。

说侯氏黑散冷服

读《金匮》中风篇侯氏黑散，其注云常宜冷食，服六十日止，即药积腹中不下也，热食即下，冷食自能助药力。夫初服二十日，以温酒调服，使药力得温酒之助，行经络而祛痹着之风，人所易知，后四十日常宜冷食，并禁一切热食，为药积服中，以填塞孔窍，使外风不得再入。愚谓四十日以冷酒调服尚可，若并禁一切热食，岂不寒凉伤其胃阳，而生他病乎？且填塞孔窍之说，亦难深信，矾石、牡蛎虽涩滞，无论肠胃之口，不可塞。所塞者，不过肠胃之细窍，亦与皮肤无涉。外风之来，每从皮肤腠理，已入腠理即不犯肠胃，而犯筋骨五脏，顾此失彼，均不得。谓治之善者，所以读专，当以意会，不可过信古人，此类是也。且考其药味，与续命相近，仍是治外风之方，不过兼涩滞之品耳。与津气两虚猝倒，或夹痰火气，相因为病者不宜也。外感借治风癫频近，理盖风癫者虚证，用以息风化痰，冷服以平胃热。又云黑散或炒焦黑，研为散，否则其色多白，不得谓黑散也。

考场有遗精成劳

少年时在考场中，完场时每闻有人遗精满裤，其人委顿不能起立，有不完卷而出者，其故由思虑伤心，更恐惧伤肾，心肾失交，不能固其真精，致猝然脱出，筋骨猝然痿软，从此而成虚劳者有之。即不成劳，其人每作文苦思，

即阴精自流，精神从此不振矣。考试之害人亦酷矣哉！

说《新内经》

余振《新内经》、《灵枢》、《素问》之名，必欲一观以扩眼界。以谓二书，断非后人所能再著，从友人处借读之。书只二卷，乃窃西医所余，初言人身躯壳、肉质，为细胞造成，后言五脏六腑形模功用不及，病情治法，大抵从咸丰间西医合信氏所著《全体新论》脱胎而来，参入日本医学，夫合信氏之书，取名甚正，曰《全体新论》，曰《西医论略》，曰《妇婴新说》，其不知者竟曰不知有合圣言，不知谓不知之训，此书出语含糊，大言不惭，乃欺世盗名者。

《管子》水地篇言五味生五脏

庚戌夏读《管子》至水地篇，其言曰："水之精粗浊蹇，能存而不能亡者，生人，人水也，男女精气合而水流形，三月为咀，咀者何？曰五味，五味生五脏，酸主脾，咸主肺，辛主肾，苦主肝，甘主心，五脏已具而后生肉。脾生膈，肺生骨，肾生脑，肝生革，心生肉，五肉已具而后发为九窍。"其所言生化与《内经》及他书不同，按其言，肾生脑，与今西医所言，脑气筋主一身之运动知觉，颇能暗合，盖肾为至阴而主精髓，属有形。《内经》谓脑为髓海，又言精明之府，又言心藏神，脾藏意，肝藏魂，肺藏魄，肾藏精与志。夫神也，意也，魂也，魄也，志也，皆属无形，惟精髓为有形。意谓有形而能备知觉运动者惟

脑，魄虽无形若以糟魄二字论当，属有形，盖魄即人之躯壳也，魄既有形而为人之躯壳，其知觉运动者，惟躯壳。西人谓知觉运动在脑，余意魄即藏于脑也，亦无不可。

昭邑魁公丹溪心法主治

昭邑尊魁公赠《丹溪治法心要》两本，计八卷，所言病情治法或详或略，略则两三行，详则三四页，惟治痰治火为擅长，乃此公一生得力处也。而于虚证不甚究心，且所述大抵五六百年前旧法。其佳妙处自不可没，所言妇科亦简要可法，据《丹溪心法》载，宋濂石表言丹溪元末人，著书七种，《宋论》一卷，《格致余论》、《局方发挥》、《伤寒论辨》、《外科精要》、《本草衍义补遗》、《风水问答》各若干卷，无此书名目，殆后人假托之耳。

北方白喉禁升散之剂

宣统辛亥孟春，喉症盛行。咸曰：白喉不宜表散，宜养阴清肺，因再读《白喉治法忌表抉微》。余于喉症，未能深知，不敢为人妄治。然闻用养阴清肺之法者，亦多不起。因疑此书未可深信，夫白喉一症大抵北方有之，南方甚少，即有亦必气阴素虚之体，今患喉症小儿为多乃时行瘟毒，与胎毒相合，胎毒挟时行瘟毒上熏于咽喉，而有此险重之病，所言禁利，如麻桂辛柴羌防芎芷等，喉症本当不当用，以咽喉绝少寒症也。若杏仁、黄芩、射干、蝉衣等禁之，未免无理，且守持数方不变亦少圆通，托之乩仙又云“大

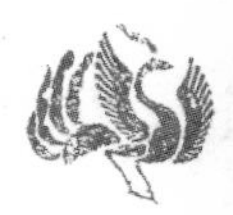

名师手定亦不可训后”，每讥诮时医要使人必信，未免太过。总之，世固有此症，果真阴虚，白喉未尝不可法，若一概论之，则误人不浅矣。夫喉症用辛凉宣解，原欲使壅郁之热旁泄于经络肌腠，得以分喉关之势也，故辛凉轻泄不在当禁例。若一味苦寒重镇，或清滋凝滞，犹恐邪毒之火转致壅遏，法当因势利导之。若无表邪，胃强便闭者亦可硝黄通下之。活法在人，全在胸有定识耳。

西医造鼠疫症

去冬十月上海美租界闹鼠疫，洋医在市上拉捉中国人之有病者，至医院关禁。硬派以为鼠疫病者，其实面色不正，精神少旺，乃中国寻常小病，并非鼠疫也。后捉妇女之重身者至堕胎殒命，于是商民不服，群起殴之，伤洋医二人，租界闭市数日，几闹成祸端。今春东三省又闹鼠疫，俄日两国提兵以防之。窃思鼠乃微小之物，何为有疫，即有疫，亦不至传染于人，而成疫疠。万一洋人或有此病，制药疗之，医生研治之理也，乃不此务而提兵向中国以防疫病，殊属可笑，然则其注意欲借此以启蒙耳。前日医学会欲研究鼠疫，余曰此不必研究，亦无从研究。夫研究病理，须今有此病，然后可以思想，今未见此病，但闻影响之谈，请从何处研究。

泰西卫生古法亦早行之

泰西医学首重卫生，乃上工治未病之意也，讲入细微、

累数万言不能罄。不知中国圣人，数千年前于卫生学，早已言之详尽，惟后人不肯守其治而行之耳。如《上古天真论》云：“食饮有节，起居有常，服天气以通神明。”《四气调神论》云“夜卧早起，广步于庭，被发缓形，以使志生”，非即西医之节慎饮食，多得空气等乎？如老子谓“户枢不烂，流水不腐”，孟子谓“劳其筋骨，饿其体肤”，非即西医之体操乎？彼则繁琐过当，圣言则中正简要，其学问不可以道里计。且彼所云富贵者，或能行之，贫贱者不能行，以耗费不支也。圣人之言，无论贫富贵贱皆能行之，吾又最服膺孔子之“食不厌精，脍不厌细”，“肉虽多，不使胜食气”，其言何等圆到，若出西医之口，必数万言不了矣。西人以冷水、海水洗浴为卫生最好，虽冬天亦浴之，强中国人效之，不知万不能效也。中西气质不同也，西人血足体热，中人血少体寒，故医者用药西人胜猛厉，中人不任猛厉，亦由气体不同耳。

西医诋中医《内经》虚造
譬石膏龙齿犀角等谬

近年中人习东西医学者渐多，译者渐出，每诋訾中国医学及药物，谓《内经》非岐黄所著，乃汉人向壁虚造者。夫灵素中可疑者，诚不少谓其向壁虚造，则非如《灵枢》之经络穴道，苟精其术，应手取效，向壁虚造者，能如是乎？今西医日日解剖，数十百年而经络穴道全然未知，惟中国医者学问精深者少，其术浅效寡，盖有由也。若夫药物如犀角、石膏、龙齿等，西医谓全无功用。中医以犀角、石膏，乃有

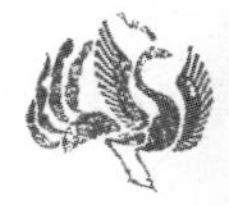

力之品，确有功效。其故由西医之考据，药性从化学而出，犀角、石膏等气轻味薄，在化学上分化甚微，故以谓无用也。余观西医药品，大抵取味浓气厚者，所以知之耳。

西医实验　中医理想

西医尚实验，中医尚理想，而各有短长，实验者机械手术，药性研之颇精，故于外症、有形之病是其所长，于无形之病，每至伎穷。如发热病，彼但知以寒治热，水淋冰罨等法或可耐，然必不效。在体实热，实者或有效，若虚体之热或非凉剂所能治者，必死无疑。中医重于理想，于实验不过望色听声诊脉，问因以无解剖之学也。遇外症剖割药法手术之病，亦伎穷矣。然中学西学各有精意，未可轩轾[①]。愚谓中医宜取西学之所长，学其手术药法之善者，以补中学之不及；西医亦宜取中学之所长，以补西学之不足，使实验与理想参用而贯通之，医学庶无余憾矣。今学中者不知西，谓西法不宜于中，又从而垢病之，学西者蔑视中，又从而非笑之，其实皆学问不足也。

西说电五味阴阳

古人谓学然后知不足，其学益深其心益虚，今东西医学尚如中国宋元之代，正在发轫进步之时，一二十年后必有理想实验贯通之学之人出焉，然必名称药味必以中国之名之药为主，使人人易学易晓，庶普通而易行易从矣，今

① 轩轾：车前高后代称“轩”，前低后高称“轾”，用来比喻高低优劣。

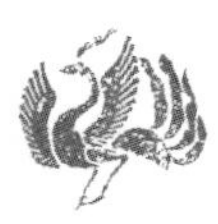

尚未至其时也。何以言西学尚未透明也，彼但知其所当然，未知其所以然也。其诋中医之阴阳五行、五色五味谓荒诞无稽，不知彼之电气非阴阳二气摩擦而生乎？抑纯阴纯阳而能生电乎？夫制电之法，藉硫黄、铅片、极阳、极阴之物摩擦而来。彼精于解剖，试问人之五脏，肺何以色白，心何以色赤，脾傍之肉何以名甜肉，胆汁何以色青黄，肾何以色黑，同为五脏，何以其色不同乎？此乃天生之五色，分配五行，非人强名之者，彼非不知阴阳五行，日日用阴阳五行，但不名阴阳五行耳。乃中国学西医而未精者，竟以为荒唐，无稽甚矣，其无学也。

扬州医报陆昌年论治鼠疫方法

医学报以扬州扶轮报为优，其所论列，不媚西亦不毁中，得立言之体。陈瑞辰中西医学同异之说，颇能发明，西东学说之来历，其不同而同处，确能指出其所在。其辩驳处，如西人谓灵性在脑，凡具众理而应万事惟脑为功，心脏仅主血脉循环而已，君主一语，亦归虚谬。然人有羞恶恐惧之心，面或为之充血而色赤，为之贫血而色白者何也？岂血之作用，不统于心而统于脑也？质之西人，恐亦难解。陆昌年论治鼠疫，谓此症当名之曰核子瘟，不当名鼠疫，亦不当名黑死病、百斯笃，以病者周身必发有肿起之块核，其状先恶寒、战栗，继即壮热，身上则疼痛有核肿之处，治不得法，即见神昏痉厥诸败象。恒在四五日之间，鲜有至一候者。一人患此，延及一家、一乡、一邑，其为害之烈如此，大抵与《温疫论》之疙瘩瘟相近。前广

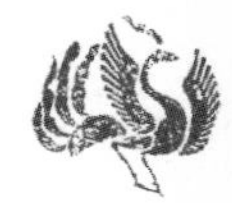

东雷廉等处见此症，医用王清任解毒活血汤救活甚众，昌年自定薄荆汤一方，用薄荷一钱，紫荆皮一钱半，连翘三钱，紫地丁三钱，银花三钱，茵陈二钱，石菖蒲一钱，枳壳一钱半，天花粉三钱，引淡豆豉三钱，葱白三寸。病重者日二三剂，大烦渴加黄连、生石膏；便闭结加大黄、芒硝；神昏斑疹，犀角、大青，选用此方甚佳。余谓宜加凉血一二味如鲜生地、丹皮、赤芍之类更妙。此症去年上海闹过，今春东三省闹过，而我苏属从未见。且方书亦无此病名，故余从前谓不必研究，亦无从研究也。观此病，断非由鼠身传染而来，乃天时地气郁蒸所致，亦疫疠之一种，不外瘟毒之邪伤血分，传布脏腑，气血凝滞，而发现之症状为热毒不得外泄、郁结内陷之象，故四五日已危险矣。

西法疫病由

西人于检疫防疫之方法精详，而设厉禁谓瘟疫之传染有一种细菌，菌有毒质，染人即病。其菌大约从秽浊之物郁蒸而生，然秽浊之物之气，何年何处何时不有触之者，曰有其人何以不病瘟疫。必待疫病流行之年，即不触秽浊，亦多病疫。其传染者，初不以人之强弱而论，其中必有理焉。余以谓瘟疫之病，不但地之秽浊，亦由天之毒气，互相蒸郁而生。何谓天之毒气，如非时之寒，非时之热，热遏甚，寒遏甚，与地之秽浊凝结不解，而化生毒气，触人则病，沿门阖户名之曰瘟疫耳。若但地之秽浊不能成疫也，故疫病非常年。所有今据西人之论，则疫为常有之病，常有之病恐不得，名之曰疫。中医所谓时邪，又曰痧秽耳。

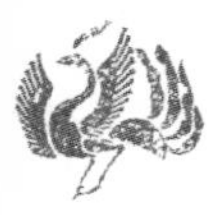

疫者，役也，如国家有徭役，家家户户不得免，故名疫病。

西医百病中肺说

西医言百病之中，肺病十居六七，六七之中肺痨病居三四，不治者多是，诚非矣。然彼但知肺病最多，未知其所以最多之故，请详言之。夫肺为五脏之长，为心之盖，居最高之处，凡一身呼吸之气，皆由肺出入，是一身之气皆主焉，无论本脏之呼吸稍有不顺，肺即受病，即他脏腑经脉之气稍有乖违，肺无不受病，此内因也。且外司皮毛，一切六淫外感，伤及皮毛，肺无不受病，此外因也。又肺为娇脏，为声音之机，大声疾呼，形寒饮冷，过热过饱，及奔走疲劳，七情郁结，无不伤肺，此不内外因也。凡一切有伤气机者，肺必受损，肺脏居冲繁之地，抱娇柔之质，无怪其病最多，而最易损坏也。然亦有人终身不病肺者，即感风寒，但鼻塞声重，头痛寒热而不咳嗽，其人肺脏必端正丰圆，不偏不倚，不肥不瘦，可占其鼻官而知之，其鼻必丰厚端直，鼻孔不轩豁、不窄小也。夫五官内应五脏，视其五官，可知其五脏中，何脏坚脆有余不足，其病即随之而易生矣。此《内经》之言也，人自不察耳。

中风治法

古人谓治风先治血，血行风自灭。此指血虚生风而言，与实证从外感而来及燥热化风者不同。外感之风即六淫之一，或恶风，头项强痛，形寒发热，此风伤表而及营卫，当以散风药汗之。若燥火化风，乃阴分血液，为燥火耗伤，

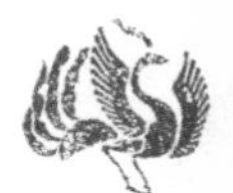

风火走窜经络肢节，搐捻或强痛，屈伸不利，手颤、口㖞、燥渴，脉动急弦大，当泻火益阴以熄风。此皆从实面而来，然实中每多虚证，不可不察。若内起之风，虚证为多，或猝然跌仆，半身不遂，口渴舌謇，肢节麻木，不仁不用。此等病虽从血虚，不尽由血虚，实气先大虚，不克运化，其血本实先拨，或痰或火或气，乘虚为患，致有此病。治当察其原因，或虚中夹杂，实证亦不可不知。“实实虚虚”，古人程法俱在，在人细心体察耳。

徐灵胎云业医知各药出产性味

徐灵胎先生云：凡业医者，不可不知药之真伪、美恶，以虽有良方而用伪药，必不效矣。古今《本草》虽载出处，而时移世易，久已不同，且多人工种植而成者，不特人参、于术为然也。余祖明于药材，童时得其指教，故于药之精粗、良伪，尚能鉴别一二焉。

生地，古出咸阳，黄土种者甘肥，种地黄一年，其土便苦，明年不可再种，再种即味苦形瘦矣。十年土味方复，可知土之力味为地黄吸尽，故味甘而滋，多专于补血通痹也。今以怀庆府者，性柔糯而多脂膏肥大为上，其形直长，故名直地。亳州者，名毛节，少治膏而粳，剖开色带黄，形粗短，市所用者，毛节为多。

山药，亦怀庆出者，白色而肥润，味甘糯，较别处为佳。

牛膝亦怀庆者，柔软多脂为佳。亳州者粗肥而长，色白根少，故乡人喜亳膝，不喜怀膝，价贱而美观也。

当归有西归、秦归、川归之别，西归乃山西出，柔润多油，味甘多辛，少气香，胜于他处。次陕西出，谓秦归，尚可。四川出谓川归，性燥味劣，不香，最下。

白芍药，浙江宁波出者，性糯，色较红，质结，谓东阳白芍者佳。亳州者色较白而松大，味薄。

芎䓖，四川出者，味辛气香，纹如雀脑，名雀脑川芎，最佳。秦中亦出，不如也。

党参，潞州上党出者，肉白，皮粗，松燥而多细横纹，味甜无辣，气质柔软，最佳。别处如亳州、凤阳等皆产，有凤党、方党、副潞等，名色甚多，皆不及西潞党也。

黄芪出山西大同等处，名西芪，以肉白，心黄柔软，粗长如箭干，气香味甜者佳，所谓金井玉栏也。道咸间名大有芪，今名元纪芪，此牌号，非地名也。别处者色味俱劣，四川者最下，性硬味薄无香矣。更有天津芪，无香甘味，而有腥辣气，用之害人。

枸杞子出甘肃兰州者，味香甘，多肉质润大者，名枣杞，次名箱杞，江南各处皆出，色虽粗红而香甘之味远逊，肉薄有青滋气。药肆每掺杂甘杞，中人不识也。

麦门冬，杭州苋槁者，味甜润多肉，身长名花提。江北者，甜味咸带辣味，身短胖，名包面，小者名统冬。

黄菊花，杭州者气香味甘，胜于他处。白菊花滁州产者，色淡绿，清香胜他处，大约地高山多，得清洁之气多也。

贵重之品如犀牛角，以暹逻国产者，其牛头上一角名正角，弯长，肩膝亦生角，名偏角，尖短根粗，以正角黑尖野牛为上。越南、云南野番诸处亦产，即以其地名之，

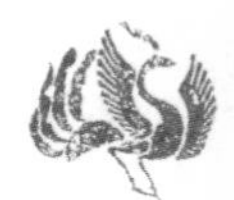

以暹逻者气香味清为佳，他处磨之不香而有血腥，性带温，辨识者以线纹粗，直到尖气香者暹逻也，他角即不然矣。

犀牛黄，亦暹逻国产为上，其色深黄带黑，染于指甲，其色一时难退，体松气香，大如鸡卵，小如桂圆，劈开其纹层层包裹者佳。广西出者，名广黄，其色淡黄悦目，大者一颗有两许，价逊暹逻者数倍，亦以体香气松为佳，不及暹逻也，今日本亦出矣。

珍珠产广东，珠崖海中蚌腹所出，名濂珠不论粗细，以光彩耀目者佳。又有石珠形与珍珠同，色呆白而无光彩，价贱廉珠数倍，未知是否蚌腹中产。

麝香亦产暹逻、越南野番外国，云南边地亦出，麝如小鹿，香乃脐中之污结成也。结成粒者名当门子最佳，此货有牌号，从前以杜字香为好，今不知以何号为佳。

琥珀产于西南嵩华深山中，乃松脂落土中结成，谚谓百年成苓，千年成珀，非也，大约百年成珀耳。真西珀色转黑，在日光中照之，色明如血，故名血珀。入口嚼之松不黏齿，今市卖者乃松香炼成，加以红色，名炒珀，又名云珀，其色光润鲜明，嚼之少松而黏齿，以不离松香之本质耳。

羚羊角产西北深山中，野羊之一种也。其角如竹鞭形而弯，挂角而睡，以避猛兽之害，即镑为片，亦可辨识。以有竹鞭节，别种羊角所无。

高丽参采高丽国之浪山为佳，又名浪山参，今名之曰别直参，未知取义。欲辨地道、真赝，在皮质粗而结实，其芦如蒴壳，芦与近根处并不束细竟连，本身一样粗细，亦或有根芦交界处稍束细者，然总与关东参形状不同。若根芦紧小，皮细而文雅可观者，乃关东种参。其小而品貌

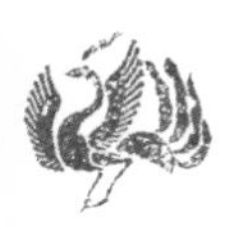

佳者，即充卖矣。余少年时高丽参每两价一元，渐涨至四五百元，今且每两十四五元，羚羊角每斤四五元，今且八十元。不知何故，闻为药客垄断，一人收尽，后他客向买，故昂其值，须足其欲而后已。

梅花冰片产南洋岛国，古名脑子，明净香透于脑者，真也。色昏而不明，气香而带樟脑味者，樟脑炼成，名曰升片，假也。其价相悬，他如中等贵品。

厚朴产西川为上，要气香味辛肉厚，亦不必过厚，反多枯皮矣。山陕亦产气味薄劣，名平朴，不可用。川朴之次者，名卷朴，厚者名根朴。

杜仲亦产川中，要丝浓皮厚者佳，然过厚，亦枯皮多而力后逊。

川贝母亦产川中，有平蕃、京州子两种。平蕃粒大顶平，京川粒稍小顶尖，色白微有斑，以京川为佳。

川广连产雅州府，毛多身小者，名毛连，最佳。次水连毛，少身稍大，亦可用。又有筒连、马连、云连等，身粗大性味不同，大约产云贵等处，断不可用也。

参三漆亦产川中，形如白芷根而曲屈，折断中黑色有光，味甘带苦气香得佳，乡人以野白芷根作参三漆，其状固彷佛，无怪以误传误耳。

金钗石斛出广西深山涧中，得至阴之精，肥短身扁色如黄金，味甘微苦，多滋液，名广斗。西川府亦出，滋稍逊，身长，次之名汉斗。雅州府亦出名雅斗，又次之。安徽霍山所出名霍石斛，知乃色带绿，有细毛多滋液，最贵。

木通与通草，从前《本草》每多错缪，谓其色白味皆淡，不知木通色黄味极苦，泻小肠丙火而走膀胱，亦泻心

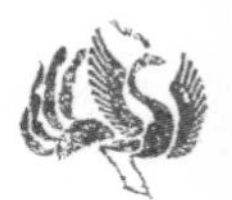

脾蕴热，又名通脱木，乃藤本，体轻通透，故名木通。通草色纯白，淡而无味，体更轻，草梗也。故通肺气，专走膀胱利小便，与木通功用不同。

徐批叶案指五味柴胡证法

少年时曾借朱批叶氏医案，读过数十年来无从觅得，已全然不记。前年有人以此本求售，因以善价得之。今春始展读，乃知叶氏学问天资两到，临症尤必细心探索，故能得此盛名。而其中案语惬意者十七八方，药惬意者十只三四，且有案甚明透，方则笼统三四味不去病之药，间有药不对案者，不知何故，此编书者之不善去取耳。至徐氏之评，可云直言无隐。乃叶氏之诤友，而亦有过分吹毛求疵。徐于咳嗽见五味子必竖，同干姜用则圈，意五味酸敛独用则肺邪易恋也，于人参则竖之者多，不知叶负重名，所视皆富贵膏粱，虚症为多。盛赞其治脾胃病谓高出东垣，东垣但知治脾不知治胃，以补中益气，升阳益胃等能升健脾阳，不能清降胃阴也。盖脾喜升燥，胃喜凉降，虽同居土位，其性相反，东垣诚未论及。又叶于柴胡一味，终身不用，徐则过信柴胡汤，加减为治疟主方，二公各有所偏。余则谓不用亦非，过信亦非。盖夏秋疟疾，乃湿热蕴伏脾胃，病在中焦，早服柴胡，诚有如叶氏“徒劫肝阴”之害，而疟久邪深，少阳郁陷，又不得不用柴胡以提之，用之得当一两服可平，但不宜多用久用耳。至以往来寒热，乃脾胃病，若热伤寒之往来寒热治大谬。大约太阴、太阳、阳明居多，间有涉少阳者，乃中焦不化，少阳之气郁陷不达

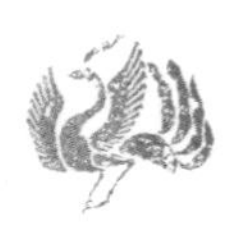

也。伤寒传经，疟疾始终不传经，惟有浅深轻重，各经所见之症不同耳。再热入血室症，仲圣以柴胡汤加味治之。叶氏不用，徐氏又疵之，不知仲圣之柴胡加味，重在往来寒热也，何可执伤寒之法，以治温热病乎？诸如此类，徐氏亦多泥古未化，然则叶案究竟何如，曰痘科儿科无瑕可摘，大方一科则瑕瑜互见，其肯读书用心，处方轻灵，今亦未见其人，惟编书者言之太过，转有尽信书不如无书，若能删去一半则美善矣。

因女患崩读《千金方》治淋带

壬子夏因大女患崩漏，继以淋带，治之半年，诸药不效。重读《千金方》论，其云此症多因风、冷客于胞门，积瘀留于子户，冲任之血不能循经顺下，致积瘀挟块而下，好血亦伤，冲任之气亦不能固摄，所下反多于常也。治法以通瘀散风冷为主，猛厉之剂十方六七，令人望而生畏，不敢尝试。以补涩之剂治之，否则以凉血升提治之，无怪其无效也。余则仿其意，不泥其方，良有验。闻乡妇患此者，多服马鞭草而愈，其即《千金》意乎？又《淋带论》谓崩漏久，冲任带脉气血交伤，下焦不能约束阴津，淅沥不尽或风冷瘀凝，尚未尽散，其方首推白垩丸，一派涩敛为主，如禹粮、石脂、龙牡、乌鲗，佐以细辛、白芷之泄风，桂附姜椒之温下，石韦、白蔹、白芍、川芎和血敛津，祛湿或用大黄、丹皮、牡荆、吴萸、黄芩、川椒等，或人参、白术、甘草等，补泻杂陈，温凉不一，方数十首，药品二三十味，大致以涩敛祛风温下为主，此等方法今人不

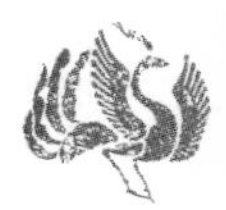

知用，亦不敢用。余取白垩丸方，加减数味作散投之，两三日淋带颇减，又患少腹痞闷，大便不通矣。大抵大肠液枯涩敛过甚也，六七日后即又通畅，后作丸服之。

脚气论

又观中风一门，不外大小续命一类，脚气一门言之最详，谓古无此病，自东晋南渡后，士人涉岭南，感其风湿毒气，着于脚膝而起，后流入中土，名曰脚气。其治法与中风大同小异，首推竹沥汤，不出羌独、麻桂、乌头、附子之类，要多下气燥湿，或兼参苓术草，以扶元气，亦有犀、羚、石膏、鳖甲等清凉之法，其增损肾沥汤，气血双调，肺脾肾兼顾，于虚人最合。紫苏子汤与南人脚气可用，开痰化湿泄风下气，后人苏子降气，即此方增损，鸡鸣散亦从此化裁。三十卷中奇方妙论难以殚述，惟峻厉猛烈者多，后之学者无此学识，亦不敢浪试。观其方，寒热温凉补泻甚杂，一经张璐玉笺释，颇觉头头是道，虽有未可尽信处，其有功于此书亦溥矣。至其论脉论证，一本素灵扁仓元化及长沙叔和，晋代诸名家而来，深为可法。惟房中术一篇，非有道者之言，固不可信疑，后人附会。若养生延年，炼服金石诸方，以晋唐士大夫好服金石，一时风行，然害人不浅，未可深信也。

钱牧斋奇病嘉言治法

虞山钱牧斋为明末国初名士，一日从友赴宴归，乘轿

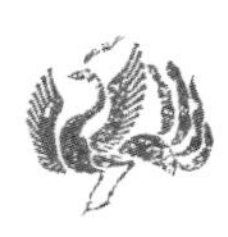

过迎恩桥，轿夫偶失足跌仆，先生亦从轿中仆出，幸未伤，因得一疾。其目睛每欲上视，头项亦仰后攀转，如角弓反张状，四处医治不效。时喻嘉言寓常熟，适往他处诊病，乃急足招之。嘉言诊之曰：为呼轿夫中有力善走者，四人饱饭后，扶钱牧斋两臂，在大厅上从东至西，自西折东，疾走数十次，两人力乏，更换两人亦如之，病人力倦求罢，不听，走至百十四，曰可矣。乃命寝息，一二时起而其病若失。人乃询嘉言曰此何病治法，本自何书？曰此因得之跌仆时，肝叶折而不舒，故筋脉挛缩，向后扶而疾走，使其筋脉舒畅，气血疾行，则肝叶伸而病愈矣。以意为之，非古人法也，牧斋因称嘉言为神医。其论病情治法，固有至理，然非学问深而敏悟捷者，思不及也。

少年时游邵杏泉先生之门，命将《素灵纂要》、《伤寒》、《金匮》三书读熟，当时可以背诵，一二年即记其半，十数年不记太半矣。又当看《陶氏六书》、《伤寒补天石》、《伤寒三注》俱从友人借来，喜其明爽，可补仲圣之不逮，后欲买此三种，竟无觅处。今亦全然不记，记分之恶劣可慨也。幸前三书家中有多种，当不至遗忘净易耳。

啜茗遇张君明谈痰病何生

石梅啜茗遇张君熙民，问何来，曰望仙桥视病来。太太咳嗽寒热，曰轻病也，曰恐转重病，其人年老体肥多痰，令咳逆作恶不能纳，遍体筋骨酸疼，外受秋风内蕴，燥热之痰，肺胃不克宣化，恐转类中之症耳。曰余亦多痰，其痰抑气所化乎？湿所化乎？余曰非也，痰乃津液所化，脏

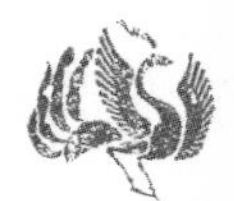

腑之气不能化其津液，乃化为痰耳。津液非他，即水谷之精汁，其人元气充足，水谷之汁化津化液，以荣养一身，灌溉百骸，元气亏损，不克化津液，即化为痰。其或寒或热或风或湿，皆挟痰以为患，要知痰自水谷之精汁所化，犹良民为盗贼，其民皆有室，家衣食给足，何故不为良民愿为盗贼，寻其源，推其本而治之，斯为善矣。徒事贝母、橘、半、星、杏、竺黄、菖蒲等，抑末也。

痔疮治验

张君称善又曰中年时多食羊肉，来春痔病大作，肛门肿如石榴，色赤而痛不能行坐，其苦异常，诸药不效。忽遇一友教之曰：予前曾病如君，以炙乳香、没药研细，麻油调敷而愈。乃即刻叫人买此二味，亦不及麻油，即以水调，置掌中涂之，半食顷，其友欲去立起送客，觉肛间大轻，再以麻油调敷一夜，即肿退痛定，三日平复矣。

腹痛食使君子

又云前数年在外，偶然腹痛不已，数日不止，疑有虫积，其地产使君子，意谓此物杀虫最灵，乃剥鲜仁炒香，吃两大把，甚香甜，明日再炒，多食之，食后遂呃忒不定，经日而平。乃查《本草》，使君子多食并无呃忒之说，后遇土人问之，谓此物本不可多食，然亦无呃忒之患，不知何故。余曰大抵此物耗气，于胃虚者不宜多食，犹银杏虽香甘，多食则壅气毒人，且有伤生之害耳。

幼知冯医治产后症，说《冯氏锦囊》扶阳抑阴

咸丰初，余年尚幼，闻先辈云吾乡来一冯歪头，治产后病最神奇，熟地用至二两，附子用二钱，同辈怪之，询其所由，则曰得之《冯氏锦囊秘录》。余学医后觅此书不得，今始得之，披读其书，乃康熙年海盐冯兆张著，计二十卷。先幼科随附大方脉，次女科、外科、痘科，从景岳养葵立斋为多，贵阳贱阴者，袭前人陈言，少心得处。于幼科论之最详细，此公固精于儿科也，惟言之太繁，纠缠不清，其云服寒凉者，百治百死，不知天下之病，不皆死于无阳，皆死于阴阳偏胜，阴阳相离，不相承接耳。若云只须扶阳，不必顾阴，全凭理中、四逆、十全、八味等方可治百病，医不大易乎？明之养葵立斋，景岳诸公皆执抑阴扶阳之说，不知易义，借喻人君治世，以谓君子进则世治，小人长则世乱，小人君子不过分人之邪正耳，与人身之病情，气血、脏腑、表里、寒热，分阴阳，安可同日而语哉？故执《易》义以言医，只可喻其盛衰消长之理，断不能概病之变化治法也。夫天道有常，病情无定，治法更无定，岂能一一相合，执扶阳为治乎？若夫《内经》之言，曰阴平阳秘，精神乃治，阴阳离决，精气乃绝。谓阳欲固密，阴欲和平，始为无病，未尝有抑阴之说，可见阴阳不可偏胜，不可一刻相离，相离则死，相胜即病矣。

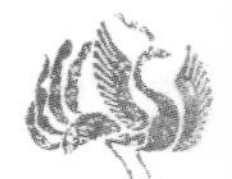

熟地最能消痰降气

大熟地最腻膈，人每嫌其腻不敢用，不知其最能消痰降气，肾虚水泛为痰，非此不能消，肾虚下气上逆，非此不能降。气降痰消，胸膈自爽，饮食自进矣。仲圣八味地黄汤专治此等病也，其用附桂者，以上逆既盛，下元之阳必空虚，同气相求，导其上逆之阳，下归于本位耳。见此证者，脉必空大弦搏，气必急促，痰必清而不浓，或多白沫，固非星、半、橘、贝所能治矣。

《阅微草堂》有雄鸡卵人可造

人皆知雄鸡不生卵，《新齐谐》载雄鸡卵事，《阅微草堂》谓实有之，大如指顶，不能正圆，外有斑点，向日照之，色如琥珀，以点目眚[①]甚效，然不易得，一枚可十金。或曰虽罕睹，亦人功所为，以肥壮雄鸡闭笼中，纵群雌绕笼，相近不能相接，久而精气抟结，自能成卵。此亦理所宜然，或以蛇卵假冒者，但映日不红为异耳。

噎膈反胃

《外台》载此症，乘热饮驴溺二合，极热，如效再服二三次即愈。此物杀虫，大抵虫积为患耳。《广五行记》云：

① 目眚：shéng，眼睛生翳。

有僧病噎数年，死后剖喉得一物，似鱼而有两头，遍体肉鳞，置钵中跳跃不止，以诸味投之，悉化为水。时寺中刈蓝作靛，试取靛置钵，虫即绕钵畏避，须臾化水，后即以靛治噎疾多效。一人因食笋羹，忽为一噎，延一年，诸治不效。王仲阳乃以荜茇、麦芽、炒青皮、人参、苦桔梗、柴胡、白蔻、南木香、良姜、半夏总共为末，水煎热服，胸中沸然作声，纳而不噎，王遂令其以碎米煮粥，将熟即入前药，再煎一沸，令啜之。一吸而尽，连服数剂，得回生，因名之曰还魂散。后以治七情致病，吐逆，面黑目黄，传为噎症者多验，忌油腻、鱼腥、黏滑等物。愚谓此方乃辛香苦燥，宣通肺胃气机，开结化痰，以降胃气，结开气降，噎膈自通。若七情致病，气分郁结，而未成噎膈者亦效。

按：蓝靛叶名大青根，即板蓝，乃凉血解毒之品。温病有犀角大青汤。此虫大抵热毒所结，许叔微云："五脏虫皆上行，惟有肺虫下行，最难治。当用獭瓜为末调药，初四初六日治之。"此二日，肺虫上行，寸白虫惟初三日上行，可用药攻打。余日头即向下，药之无益。

按：噎膈有五，痰、血、食、气、虫也，四者皆属有形，惟气无形。然无形者亦藉有形，而气始阻碍于胸咽之间，审其因何者，阻碍为患，以法治之。今夏治吴姓妇，五十余岁，其素性数忧思郁结，春间因失一甥，悲愁愈甚，加以断绝鸦片烟，精神愈困疲，粒米即作痛，甚至饮米汤亦痛，呕吐酸苦，水中有黑血焦，寸脉小、数、涩，尺弱，更数医不效。予知肺气郁结，挟瘀血痰饮阻于胃口，胃气不能顺下也。用黎芦一钱，苦瓜丁七枚，郁金、生矾各七

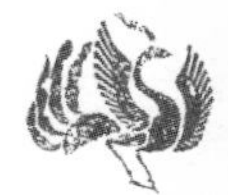

钱，研末，调入韭菜汁半茶碗，呷而吐之，不吐以指探而吐之，吐之不多，尚无血丝，而胸中之气已松，继投白芥子、苏子、桃仁、归尾，旋覆、代赭、磨沉香汁、半夏、茯苓两剂，而食之不痛矣。

论呃忒症灸乳根穴

前人以《内经》咳逆为呃忒，予以为非是，盖咳逆者咳而气逆耳。呃忒并不咳嗽，其声呃呃，属胃气不降下焦，肝肾之逆气冲击于胃，故作是声耳。张长沙谓病原者，其声呃，与咳而气逆不同。其症有五，虚、火、食、痰、气是也，惟虚呃最重。前人论之多矣，投药不效者，灸乳根穴。在乳下一指许，属足阳明正，与乳相直，骨间陷中，妇人屈乳头度之，乳头齐处是穴。艾炷如小豆大，灸三壮，男左女右，只一处，火到肌即瘥，不瘥则多不救矣。予谓此法固佳，然大抵宜于虚寒之症，乃温胃降逆之法也。若因痰火食三者致呃，恐不相宜。盖痰食皆有形火，则不宜温耳。故呃逆症亦有投承气汤而愈者，有吐顽痰而愈者。

项彦章论治血臌

项彦章论一女臌胀，六脉弦滑，而数弦为气结，滑为血聚，此气薄血室，实邪也。其父曰："服芎归辈已久，非血药乎?"曰："失一顺气耳。"夫气道也，血水也。气一息不运，则血一息不行。经曰：气血同出而异名，故治血必先顺气。乃投以苏合香丸，三日而腰痛作。曰：血欲行

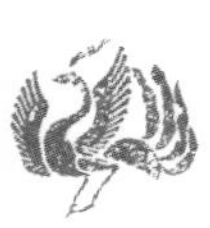

矣。急治芒硝大黄峻逐之，下污血累累如瓜者数十枚而愈，实乃血蛊症也。众医纷纷，或妊或瘵或臌，治之无效者久矣。

单腹胀

单腹胀乃脏气受伤，气无归宿，大虚证也，非溲尿畅通可愈，或者水臌病乎。腹胀如瓮，四肢酸削，病名单腹，乃脾肾大虚，肝木撑胀，比臌胀更重，全属虚证也。昔戴元礼名单腹胀，谓蜘蛛病，为形似蜘蛛，腹圆而足细，谓人病此，煎药时偶堕蜘蛛，腐熟其中，童子惧责，潜去蜘蛛以药进，服之腹中作声，反复不能安枕，家人疑药之误也。既而溲尿斗许，腹胀如削，康健如初矣，此亦偶中也。

酒醉大吐为视物倒置

一人因大醉尽吐所饮酒，熟睡达曙，晨起病两目视物皆倒置，屡治不效，求吕沧洲治之。吕曰视一物为二，视直为曲，古人尝言之矣，视物倒置，诚所未喻也。愿闻其因病者，即告其原委，切其脉左关浮促，余部皆无恙，即告之曰：当酒伤大吐时上焦反复，致倒其胆府，故视物皆倒置，此不内外因而致伤者也，当复吐以正其胆府。遂授藜芦、瓜蒂，为粗末，水煎，平旦数服而涌之，涌毕视物不倒置，此以意为治者也。愚忆喻嘉言治钱牧斋，奇症亦是此相，皆无程法可师。

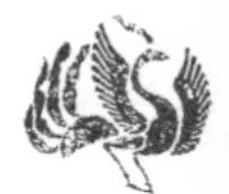

小儿盐哮治验

治小儿盐哮声如拽锯，以江西淡豆豉一两，另以白砒一钱，研细，拌入精猪肉四两，内以泥包固，炭火中煅出青烟为度，研细，和淡豆豉，捣匀为丸，如黍米晒干，每服二三十粒，白开水送下，此名紫金丹，一月而愈。忌大荤盐酱。

甑气熏面浮肿治治验

有人开热甑蒸笼，而仆面为热气所熏，即浮肿，口眼皆为之闭，更数医不能治，一医云：古无此症。以意疗之，乃取寺僧久用炊布，烧灰存性随敷而消。盖以炊布受汤上气多，反用以出汤毒，犹以盐水取咸味耳。此心法之巧也，即轻粉毒，仍以轻粉引出之意。

刘仲安治癖积

刘仲安制沉香海金沙丸治癖积，左胁下硬如覆手，肚大青筋，或咳嗽。自汗肌热，朝轻暮重，牙疳臭腐，露龈出血，困倦减食。用沉香二钱，海金沙、轻粉各一钱，牵牛头末一两，为末，研独头蒜如泥，捣丸如桐子大，每服五十丸，灯草汤送下，下秽物两三行后，以陈皮、萝卜子（炒）各半两，木香、胡椒、草豆蔻、青皮各三钱，蝎梢去毒二钱半，为末，糊丸梧子大，每服米饮下三十丸，名塌气丸。服十日再服沉香海金沙丸以利之，又令服塌气丸，

如此互换至月余，其病减半，百日可愈。愚谓此两方，治实体胃气未坏者则可，若久病元虚胃弱者，未可猛浪也。其方沉香化气，金沙通前阴之秽物，牵牛逐二肠之秽积，佐轻粉之化坚走窜，独头蒜辛通积，虽坚无谓不动矣。后方乃调气化痰，辛温快气，兼疏肝者也。虽然亦宣气破气，于正气弱者，未免克伐，何不与四君分两减半为丸乎？前人谓养正积自除，于养正之中，佐以消积最为稳当耳。

此痞积痞鼓症也，小儿最多，乃食积伤肝脾所致，大人鲜有此病。治传尸劳古方，有天灵盖虎粪骨丸，云仙人所传，又葛洪有獭肝散，又鳗鱼羹亦治此疾。

丹溪梦遗方

治梦遗方，丹溪谓过劳心者，血不归肝肾，水有亏，火乘阴虚入，客下焦，鼓其精房，则精不得藏，而遗失矣。因玉茎着物，犹厥气气客之，故作接内之梦，如此则兼有不寐之疾。治法上则补心、安神，中则调理脾胃，提掣其阴，下则益津生阴固阳，缓调可愈。予谓厥气又有艰于子嗣，频服兴阳之剂，精气时动，精门易开而泄者。夫精气者，静则神藏，躁则消亡者，肝之逆气，即相火也。江篁南云：“梦遗有三，有因用心积热而泄，有因多服知、柏、生地、麦冬、车前等冷利之剂而流泄者，有久遗玉门不闭，肾气独降而泄者。治法：积热者，清心降火；冷利者，温补下元；肾气独降者，升提肾水，使水火自交，而坎离之位定矣。”予谓此三者，仍属心肾交虚之病，更有因肝肾郁火脾胃湿热而泄者，属实症郁火，当升之泄之，湿热当苦

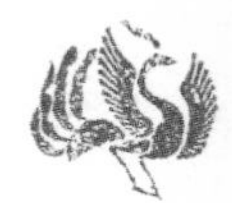

辛酸分渗之，不得专以谓虚也。

又有少年之人，所慕不得，因而妄想，欲大时动，致精门不闭，夜则入梦而遗，久成熟路致成咳血损症，如此者甚多。

东垣论麻木

东垣云麻木为风，人皆以为然，细较之则有区别。久坐而起，亦有麻木，纯缚之人释之觉麻木，良久自已。以此验之，非有风邪，乃气不行也，不须治风。补肺中之气，麻木自去，如经脉中阴火，乘其阳分，火动于中而麻木，当兼去其阴火则愈矣。曾治一老人，病热麻，股膝无力，饮食有汗，妄笑，舌强多涎，声嗄，身重如山，似类中风，脉左洪大而有力，乃邪热客于经络中也。夫人之经脉手三阳，从手走头，加以火邪，阳并于阳，势甚炽焉，故邪热深散周身而为热麻。《针经》曰：胃中有热，则虫动胃缓，缓则廉泉开，故涎下。热伤元气，而身重无力，饮食剽悍之气不循常度，故多汗。心火盛则妄喜笑，脾胃热则消谷善饥，肺经衰则声嗄不鸣。君奉养膏粱，无故而加以火毒，热伤于经络，而致此病明矣。《内经》曰：热淫所胜，治以苦寒佐以甘苦，以甘泻之，以酸收之。以黄柏、知母之苦寒为君，黄芪、生草之甘寒，五味之酸以为臣，炙草、当归之甘辛，柴胡、升麻之苦，平行少阳，阳明自地升天，以苦发之，以为佐煎清汁服之，命其方曰“清阳补气汤”。又缪刺四肢，以通经络，以泄火邪，旬日而愈。

吐血齿衄

从齿缝舌下来者，治之须滋肾水、泻相火，而大衄之症，清降凉血不效。亦有补纳肾水，引导相火归原而定者。忆十年前冬间，西市河徐亦陶，五十余岁，以心计过重，神形劳悴而大衄，每日盈碗，已三日矣。医投生地、犀角、石膏等清凉之剂迨遍不止。召予视之，脉空大搏指，面红亮苔，音低神倦，夜不能寐，心中烦躁，饮食大减，势欲昏厥。余曰："事急矣，此心肾之阴交空，君火不能下交，龙相飞腾无制，非大剂肾气汤佐以阴降火之品，不足伏之。"乃以八味肾气、熟地八钱，附桂各五分。余称是以引火归原，加炙草八分，归身一钱以缓中。秋石、水炒黄柏一钱，知母五分以益肾阴，磁石、龟板以降火，浓煎一大碗，作三次服，气火稍平，衄减半。明日原方一剂，衄定气平，安寐。乃去附、桂二味，磁石、熟地等分量亦减，加丹参、酸枣仁、朱茯神缓调半月而安。乃告之曰："君心肾之阴亏极矣，如不将行事家事放后，以后必有猝变之病，不及医治。"彼不能从，后二年猝然中风，昏冒人事不知，药之不应，经五六日而卒。

许先生论咳吐血

许先生论咳而吐血、举动喘逆者，肺胀也。右胁肺部也，发热脉数，不能食者，火来刑金，肺与脾俱虚也。肺脾俱虚，而火乘之，其病为逆，如此例不可补泻。补金恐金与火持，喘咳益增；泻火则恐火不退位，其病反甚。正补中益气汤，先扶原气，少以治病药加之。闻已用无效，必病势逆而药力未到也，期秋凉庶可复尔。盖肺病恶木火之令，至秋冬金水得令，火势退位，自可延耐。只宜于益气汤，随四时寒热升降及见证增损之，但恐面色青赤，脉弦洪搏则无及矣。恐谓此每议论滋肾水清肺金，与补脾药相扶而行。庶为周到，但切忌苦寒伤胃伤血。

徐德占治衄血

徐德占治一人，患衄血，急灸项后发际两筋间宛宛中三壮立止。盖血自此脑注鼻中，常人以线勒颈项后，尚可止衄，此灸宜效。又海巴螺烧存性，为末，吹鼻亦止。

吐血惊狂如痴

吐血而气厥，惊颤狂躁跳跃，猝然如痴，有人祷求观音梦授一方，用益智仁一两，生朱砂一钱（水飞），青皮半两，麝香一钱，共为细末，灯心汤调下，每服三钱，数服乃愈。予谓此方甚奇，乃豁痰宣窍镇心、疏肝辟邪降火，大抵此症因意有所注，心肝之火郁结，痰火乘之而起，然不常见。

指缝血发际血

有人指缝中因瘙痒成疮，有一小窍，出血不止，用遍止血药无效而死。复有人耳后发际瘙痒，亦有小窍出血不

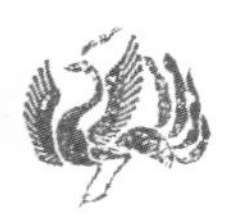

止，人无识者，适有道人云此名发泉，但用多年粪桶箍，晒干烧灰存性，敷之立愈。使前指缝出血，遇之可无死矣。

鼻血论

鼻衄久而流泪不休，臭秽难近，渐至目昏耳重，食少体倦，因水不制火，肺热甚则出涕也。金体本燥，津液日泄，燥者枯矣。枯涩不能流通，则生痈肿，如此者多不治。予谓因久衄肺分燥热而成脑漏鼻渊，搐鼻不效，当滋水生肝兼养肺金，治之但不能速耳，宜茹素多吃水梨。

古方有太平丸专治咳嗽咯血，气喘不能伏枕。观此方治上焦受热，伤及肺络而咳逆咯血者，药味选合颇好，故录备用之。

天麦冬　生熟地　知贝母　款冬　杏仁　桔梗　阿胶　蒲黄　川连　当归　京墨　薄荷　炼蜜为丸

立方之意，大抵以冬、地滋水为君，知、贝、款、阿清金养肺为臣，蒲、茨、当归、京墨和血止血，另佐杏、桔、连、薄泄肺热，利肺气为使，若久病肺脾伤者不相宜也。

便血灸背中法

大便下血，虚客为多，大抵湿兼伤肺脾，不能统藏，渗漏入二肠而下。初以凉血燥湿清热，佐以风药升阳，久而脏气亦伤，用归脾合菟丝、山药之类，虞恒德用橡斗子烧炭研末调入前药汁内一钱，服之甚效。

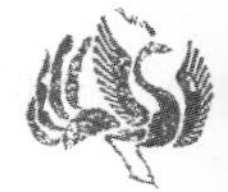

按：橡斗味涩苦，亦凉血坚肾之治也。又灸脊中，对脐一穴五壮，从此不发，按此亦治肾也。古人所谓穷必归肾，岂不信欤？又老丝瓜去向里上筋，烘燥，不犯铁器，研末，空心酒下二三匙，连服数朝愈。朱丹溪曰：精气血气出于谷气，大便下血，当以胃药收功，厥有旨哉。

血　痔

苦苣菜一名苦遮菜，月令苦菜秀是也。《本草》名败酱，性苦寒无毒，或鲜或干，煎汤熟烂，用以熏洗痔疮甚效，若兼下血，前方灸对脐，椎骨缝上灸七壮，或年深更于椎骨两旁，各一寸灸如上数，无不除根。

肠　风

人参、樗根白皮各等分为末，名人参樗皮散，治大肠风虚，饮酒无度，挟热下痢脓血，疼痛多日不瘥。空心温酒调下二钱匕，不饮者以温米汤调，忌如常法。

脱　肛

治脱肛，用糯米一二合，煎浓汤去米，候温以洗肛温柔，先以砖一块烧红，以醋沃之，以青布铺砖上，坐肛于布上，如热则加布，令厚，良久不温而止，其肛自吸入，不愈再作。《千金方》以猪油熬热，以鸭羽涂上，即润泽亦收入也。

说前阴各症

话前阴病，无论男女，大抵属厥阴一经为多，然虚实不同，证因各异。实症属湿热深入厥阴，或玉茎坚挺不萎，或精流不歇，痛如针刺，此厥阴而兼少阴内虚也，治以破故纸、韭菜子以温摄下元，虚火自止。或前阴臊臭，玉茎长肿而萎，皮塌常润，或溺管作痒，小便闭塞，为实居多，宜龙胆泻肝汤加减治之。亦有色欲多而肾虚相火无制而病者，标实本虚也。若宿娼妓受毒，名杨梅疮，当别治。妇人阴挺、阴蚀、阴菌、阴中或痒或痛，皆肝经湿热，亦宜龙胆泻肝加减。或兼别症，或虚多邪少，或胃气不任苦寒，当变法治之，归脾、六味、四君、逍遥审证而增损之阴蚀痒阴户有虫，须兼外治杀虫去虫之法，甚虚者，苦寒宜禁，或温补亦可。去虫之法，查《金鉴》上。

石瘕症治验

石瘕病，大抵在少阴腹者多，而亦有在阴户内者。一妇产后，以子死经断半年，忽少腹作痛，阴户内有物如石硬，按之而痛，诸医不识，青林曰：此石瘕也，以四物、桃仁、元胡、血及、大黄、三棱、槟榔、制附子、泽泻治之而愈。

妇人交接阴痛血出

凡妇人交接后，阴中作痛出血，乃营血虚而阳气不充足也。治以甘温养荣之剂，或用熟艾帛裹纳阴中，止血定

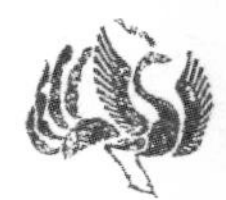

痛。《千金方》以蛇床子末绵裹纳之，或乱发青皮烧灰敷之，间亦有因大惊神慑而血菀者。

指挛臂不能举

十指拳挛，臂垂不举，世人皆以为风湿，不知有因忧愁悲哀七情所致者，病属内因。昔庐砥镜治一女，早寡病此，卢谓非风也，与调气养营解郁，外以鹿角胶辈和麝香熬膏敷贴痿垂处，渐渐掌举指伸而愈。《经》云：神伤于思虑则肉脱，意伤于忧怒则肢废，魂伤于悲哀则筋挛，魄伤于喜乐则皮槁，志伤于感怒则腰脊难以俛仰也。

韩飞霞治遍体筋骨痛

韩飞霞治一都司，因哭弟成疾，筋骨百节皮肤，无处不痛，而腰为甚，饮食全绝，或云肾虚，或云风寒。韩曰此亦危症，其脉涩，正东垣所谓非十二经中正疾，乃经络奇邪也，必多忧愁郁抑而成，若痰上则殆矣。补则气滞，散则气耗，乃主以清燥汤。连进三瓯，遂困，睡至五鼓，其痰觉少解，脉之，减十之三。遂专用清燥汤加减，与之十剂而愈。予谓此乃过悲伤肺，肺液枯焦，经脉干涩，故百节经脉皆痛，欲成痿证也。经云：诸痿皆生于肺热，故治以清润而愈。

夏令过服香燥成痿

长夏湿土司令，药宜香燥，然刚燥温热过服津血被劫，

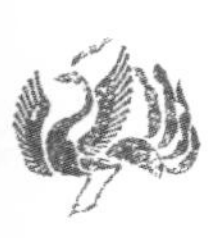

亦有成中消痿证者。如滑伯仁治一妇，夏病疟，医以为脾寒胃弱，久服附桂等温燥，疟虽愈而积火燔炽致消谷善饥，终日端坐如常人，第目昏不能视，足弱不能履，腰胯困软，肌肉虚肥。至冬伯仁诊之，脉洪大虚濡，曰此痿症也，过服热药所致。盖夏令虽湿土当权，刚剂太过，火湿俱甚，肺热叶焦，故两足痿易不为用也。遂以东垣长夏湿热成痿之法治之，日食渐减，目渐能视，至冬末下塌能行。予谓今人病愈后能食而肥，不能步履者，每每有之，医犹以为元气未复，而温之补之，不知温燥太过，血液耗伤，而变消痿之病也。

痿症四肢作痛

痿症不但遍身痿弱，四肢不用，亦有遍身四肢作痛者。痿兼湿重者，则筋缓而痿软；兼热多者，则筋急而作痛。其属肺胃大伤则一，而用药有区别矣。

说抱胆丸治癫痫症

予遇癫痫症，每至技穷，古方虽有，不效者多。二十年前，曾制一方，亦有效有不效，今见古人有抱胆丸，用水银炒成砂子，再下朱砂末、乳香末各一钱，柳木捶研为丸，如鸡头子[①]大，以新汲井花水化送下一丸，令卧定，勿使动觉，如再作再进一丸。观此方，颇有坠痰镇逆、辟邪

---

① 鸡头子：即芡实米。

开结之功，特未试过，姑录之以俟试用。

论心悸怔忡

怔忡证患心中惕惕不自安，如人将捕之状，夜不安寐，或头目昏眩，或胸中烦懑不食，呕恶或口淡，舌干善忘，畏人畏声。证情不一，而有虚实之分。实者痰也，火也；虚者由思虑过度，或所谋不遂，抑郁积久，而内伤肝脾，厥阴之火上援，君火应之而动摇其神志，则心中惕惕不安，诸症生焉。亦有虚而挟痰者，证情不一，治法亦一。

干血劳说

妇人月事不行，寒热往来，口干颊赤，或早暮咳嗽，医以为干血劳病，或用毒药行血祛瘀，此大不然也。《内经》曰“二阳之病发心脾”，心受之，则血不流，故不月也。张子和谓：“心既受积热，宜抑火升水，流湿润燥，开胃进食”，有湿痰积水者，祛痰泄水，气血自然周流，月水不为水湿所隔，自依期而至矣。若用虻虫、水蛭有毒之药为哉，如用之月经继来，小便反闭，他证生矣。毒劣之药固不宜用，然既经闭咳嗽，早暮寒热，大有干劳之象矣。咳嗽寒热，固当治而行血通瘀，宜温宜凉，审证而施，必不可少。

关菱山云经下色如豆汁

关菱山谓经行如黄浆，心腹嘈杂，此脾胃湿痰故也。

经下如黑豆汁，此络中风热也。治以芩、连、荆芥头、蔓荆子合四物，乃辛凉苦寒理血之剂。亦有下焦寒湿，经行如豆汁者，但症当寒热腹痛，脉尺沉涩、寸关弦，一为寒湿，一为风热，须辨脉症。

治白带法

亦有病后经行，多白带，时深时止，或泄泻或腰尻骨节痛，日轻夜重。血药无效，乃阳气虚陷，投补中益气，补气升阳，不必血药。

热入血室为结胸为谵语

或问许学士："妇人热入血室，病何为而结胸也?"许曰："邪气传入经络，与正气相抟，上下流行，遇经水适来适断，邪气乘虚入于血室，为邪所迫，上入肝经，肝受邪则谵语而见鬼，复入膻中，则血结于胸中矣。邪遂血并于肝，聚于膻中，结于乳下，手触之则痛，非药可及，当刺期门也。"

王汝言治老妇血崩

王汝言治一老妇，血崩久不止。以橡斗子、苍耳根二物烧存性，以四物汤加白芷、茅花、干姜煎汤调服，自此而止，再不行矣。张子和治一老妇，血崩一载，诸治不效，戴人曰："天癸已尽，本不当下血，盖热迫其血，血得热而

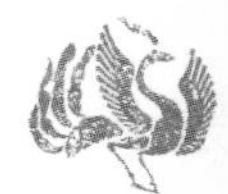

流散，非寒也。《内经》曰：阴虚阳抟谓之崩。阴脉不足，阳脉有余，数则内崩，举世以虚损治之，莫有知其非者，可服火齐汤。”火齐者，黄连解毒汤是也。

活鲤鱼治胎肿

活鲤鱼治胎水、胎肿极效，其法以鱼如法去肠肚洗净，以凉水煮熟，不用盐，服三五次，小便通畅，其肿消矣。或加五苓散，湿甚加平胃，气阻加莱菔子，或灯心、滑石末，喘急少加葶苈，随症而施。

临产变症奇方

政和中蔡鲁公孙妇孕将足月而病伤寒，国医惧胎堕，不敢投凉剂。张锐视之曰“儿将生矣，何药之能败”，即以常法使倍服之，半月而儿生，病亦如失。明日妇大泄，喉闭不入食，众医指其疵曰：“二疾如冰炭，产褥甫近，虽司命者，如之何？”师曰“无庸忧，将使即日愈”，乃取药数十粒使吞之，咽喉即通，下泄亦止。及满月，鲁公酌酒为寿曰：“君术通神，吾不敢知，敢问一药而愈二疾，何也？”张曰：“此于经无所载，特以意处之，向所用乃附子理中丸，里以紫雪丹尔，方喉闭不通，非至寒药不为功，既以下咽，则消化无余，其得至暖中者，附子力也。故一服而疾愈。公大加叹异，今人无此识力巧思，亦无此胆量，可见古人胜今人多矣。按：枫树叶先生先落、后生后落，滑伯仁以枫叶煎米汤治难产。

《济阴纲目》调经散

《济阴纲目》有大调经散、小调经散，治妇女瘀血不行，或入于经络作痛，亦治产后瘀血为患。此处又有卷荷散，初出卷荷、蒲黄、红花、归身、丹皮为末，盐酒调开水下，治产血上冲心，闭闷欲绝，先以干漆烧烟熏鼻，次服卷荷散三服，服之苏醒恶露自下。

奉化陆严

产后暴死，但胸前微温，此血闷也。奉化陆严用红花十斤，以大锅煮之，候汤沸，以大木桶盛汤，将病者寝其上熏之，汤气微再进之，有顷妇人指动，半日遂苏。此与许胤宗治王太后之意同。愚谓红花减半可矣，此物性轻，多恐锅不能置。

悬痈治方法

二阴之间，所生痈毒，名悬痈，最为难治。大抵阴虚气弱，方用横纹大甘草一两，截长三寸许，以山涧东流水一大碗，以甘草蘸水，文武火慢慢炙之。须三时之久，水尽为度，劈视甘草中水润为透，以无灰酒二碗，煮至一半，作一服，温饮之。初未即效，二十日始消，再进无害，未破者不破，可保平安。

钱乙治儿咳逆

钱乙治李公之孙，八岁，病咳嗽、胸满、短气。医云“肺有热”，以竹叶汤、牛黄膏治之，各二服，加喘。钱曰：“此肺气不足，有寒邪故喘满，当补肺脾，勿服凉药。”李曰：“已用竹叶汤、牛黄膏。”问曰：“何治也?”医曰：“退热、退涎。”曰：“本虚而风寒标实所作，何热也？如作肺热，何不治其肺而反调心？盖竹叶、牛黄治心药也。”钱治之愈。

又治妇咳喘

又治杜氏子病嗽，自冬及春，为医误，面青而光，咳而喘促，又时长出气。所以然者，肝旺肺虚，此为逆也，与泻青丸泻之后，与阿胶散，实肺泻肝，而肝仍强，补肺而肺更虚，唇白如楝，曰此病必死。此病于秋者十救三四，春夏十不全一，果大喘而死。愚以此症乙亦误治，盖不宜泻肝，宜培补脾肺，或有生理。

又儿吐泻致慢惊

又治王氏子吐泻，医下之致虚变慢惊，昏睡露睛，手足瘛疭，身冷。乙曰“慢惊也”，与栝蒌汤，以胃气实，即开目身温。父以不大小便，令医利之，不利而身复冷。乙曰“不当利，利必身冷”，一二日身已冷矣。子曰“不能

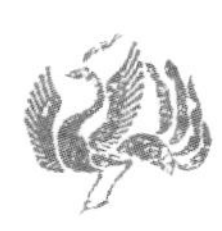

食，胃中虚，如利二便即死。以脾胃虚，当身冷而闭目，幸胎气实，用益黄散、史君子丸四服，令微饮食”，日午果能饮食。所以然者，谓利大小便，脾胃虚寒，当补脾不可别攻也。后不语，医作失音治。曰：“既失音何开目而能饮食？又牙口不紧噤也。”医不能晓。乙以地黄丸补肾，所以然者，凉药利小便，致脾肾俱虚，今脾已实，而肾尚虚，故补肾必安，半月而能言，一月而痊愈。

又儿潮热目斜而惊

钱乙治徐氏子三岁病潮热，每日西则发搐，身微热，目微斜露精，四肢冷而喘，大便微黄。乙与李医同治，乙问李曰：“何搐也?”李曰：“有风。”曰：“何身热微温?”曰：“四肢所作。”曰：“目何斜视露睛?”曰：“搐则目斜。”曰：“何肢冷?”曰：“冷厥必内热。”曰：“何喘?”曰：“搐之甚也。”曰：“何治之?”曰：“凉惊丸，鼻中灌之搐必止。”又问曰：“既为风病，温热搐引目斜露睛，内热肢冷及搐甚而喘，并以何药治之?”李曰：“皆此药也。”乙曰：“不然，搐者肝实也；日西身微热者，肺气用事也；身温且热者，为肺虚；所以目斜睛露，在肝肺相胜也；肢寒冷者，脾虚也。肺如虚甚，脾母亦弱，木邪乘脾，四肢即冷。治之当先用益黄散、阿胶散，得脾虚症退后，以泻青丸、导赤散、凉惊丸治之，九日愈矣。”

小儿病搐如风热挟痰，相抟于内。风属肝，故引见于目也。男以搐左为顺，女右为顺。反则为逆，逆则搐时有声。所以然者，左肝右肺，男目右视，肺胜肝也。金来刑

木，二脏相战，故有声也，当泻其强补其弱。心实者，亦当泻之，肺虚不可泻，肺虚之候，闷乱哽气长出气。所言肺虚不可泻者何？曰：设令男目左视，木反克金，肝旺胜肺而但泻肝，病在秋，即肺兼旺位，肝不为任故叫哭，当大泻其肺，然后治心续脾。若春夏金气虚，故当补肺，不可泻也。此段钱仲阳所论，其理至精，一时不易记忆，乙为赵宋小儿科名家。

益黄散方治慢脾风，脾虚木胜而生风者。

人参一钱　白术　茯苓　白扁豆姜汁炒，各一钱　莲肉　黄芪各一钱　南星姜制，三钱　天麻三钱　冬瓜仁三钱　白芷梢一钱　全虫一钱　防风一钱　僵蚕炒，一钱

俱为细末，煎，冬瓜仁汤调服一钱。

儿大者量加，所谓益黄者，调补肝脾也，无祛风之药，可视病增损之。

以上十数段节，取《名医类案》，说理精湛，录之以便不时省览。

王海藏治儿盗汗论

王海藏治一童子，盗汗七年矣，诸治不效。与凉膈散、三黄丸，三日病已。盖肾为五液，化为五湿，相火迫肾水上行，乘心之虚而入，手少阴心火炎上而入肺，欺其不胜，皮毛以是而开，腠理元府不闭而为汗出也。先以凉膈泄胸中相火，相火退次，以三黄丸泻心火以助阴，则肾水还本脏，元府闭，汗为之止矣。愚谓确有是理，今人能见到者少矣。七年间不增别症，可见本元不虚，故可用此二方。

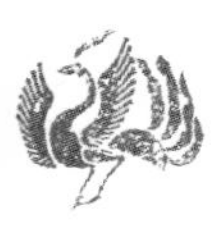

程仁甫治儿吐泻

程仁甫曰，小儿吐泻之疾，须辨寒热。如夏月热症，必用六君加姜连，少用藿香、白蔻之类，徐徐服之，不可太急，急即不纳。如寒月，六君加干姜、砂仁、藿蔻之类；或伤食吐泻者，加用山楂、麦芽二剂，决可取效，如不效必发慢惊，屡试皆然。

冯鲸川云儿泄泻治验

冯鲸川云，小儿泄泻，泻出黄色，良久变而青，乃脾虚受制于肝也。先投益黄散，加肉豆蔻、诃子止之，徐徐调理，久不愈即成慢惊。愚曾治数月乳儿，便如青菜汁者，亦脾虚木胜也。

说古治疟方露一宿

向读古人治疟方，每有露一宿，五更温服者，未知其取意。今读缪仲淳《先醒斋广笔记》云：疟乃暑邪，为病暑气，得露即消，露一宿，乃消暑之意也。

论吐血三要治法

又《笔记》载云吐血三要法，谓宜行血不宜止血，行血则血循经络，不止自止，止之则血凝，凝则别症生矣。宜补肝不宜伐肝，养肝则肝气平，而血有所归。伐之则肝

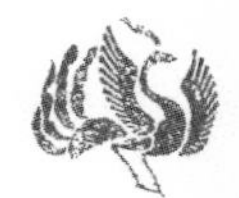

虚不能载血，血愈不止矣。宜降气不宜降火，气降则火降，火降则气不逆，血随气行者，溢出上窍之患矣。盖降火必用寒凉，反伤胃气，胃气伤则脾不能统血，血愈不归经，且饮食减退，后天生生之气绝矣。此乃名言至论，学者不可不牢记之。然仲淳所拟药味，恐甚吐，吐时不应，不得不暂进凉降，服一二，俟其大势已定，即改投平降可也。但凉降宜甘凉，不宜苦寒，恐胃气愈伤耳。而亦有从治之法，气平血止者，不可不知。其人必下元大虚，龙相之火亢，逆者制，脉必空弦搏大，面赤戴阳，血必上涌盈盆。其方乃八味肾气，减去泽泻、丹皮，加炙草、当归、炙龟板，少用知柏，轻用附桂。用之合度，一剂如神，二剂平矣，屡试有验。

己未年占病验

民国八年己未，太阴湿土司天，太阳寒水在泉，阴土主运，先是去冬阴雨不休，农家石浔垄米还租，交春米谷之霉烂者甚多，幸春令晴暖菜麦中稔，甫交芒种即淫雨连绵，秧才插齐低田，水深三尺，至秋方晴，东南收成不及五分，西北尚好，而亦歉收。闰七月初，时疫大作，上吐下泻，肢冷脉伏，不及半日而死，能延周时者治之多活。城中惟河东街最多，病者千人，死者百人而已，前后二十日乃定，较光绪庚寅轻矣，大抵寒湿太过之故也。秋后疟痢甚少，伏暑病亦不多，一冬风燥特甚，而严寒坚冰，苏沪轮船停者二十日，与上年不侔矣。

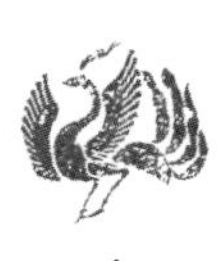

缪仲淳治自汗法

仲淳云，凡治自汗，人参、黄芪等固表药不效者，法当补心，汗者心之液也。乃心血空虚，虚火逼心液外走，宜养心清火益阴，佐以敛阴之品，与参芪气分之药不合也。谓出《证治要诀》。

又如金丸方治痢

又制如金丸，以川连一味姜汁制透为丸，治赤白痢，每服四钱，虽另有汤药，分赤白送其丸药者。愚恐即胃气强壮之人，亦未免苦寒太过，宜酌减之，且白痢不宜服，白痢属寒者多。

今幼科伤风痛痢说

愚见今之儿医，凡小儿伤风咳嗽，吐泻腹痛，下利寒热惊搐等症，始则表散消导，继则清热通便，惊风则泄风凉肝，金石开窍，如是不效者术穷矣。不知从肺脾内虚而起者甚多，即病久虚极，亦不敢用补，而况温补乎，可慨也。

汪石山治儿面黄

汪石山治一童，年十五，色黄悴，冬间忽呕瘀血一二碗，随止，延儿医调治。肌体弱，常头晕，至三月天暖，

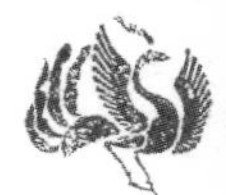

途步出汗，又劳倦日昃，头昏晕不省，手足扰乱，颠倒二时久方定。次日亦然，后每日午前后发一次，近来渐早渐多，比前稍轻，发自下焦，热上至胸，壅塞则昏晕良久乃苏。始疑为疟、为痫。医云火动，又云痰症，用牛黄丸，竹沥姜汁磨服，又与清痰火之剂。服后每日只发一次，止则多汗，口干食少，身热多凉少。汪脉之，浮虚洪数，不任寻按，坐则略小，亦不甚数。三日后再诊，左小而滑，右大而滑，独肺部浮软，按之似蛰蛰有声，与昨不同，虚之故也。夫阳气者，清纯冲和之气也，或劳动过度，或酒食过伤，则扰动其阳，变而为邪热矣。然脾胃以阳气为主，阳变为热，血必沸腾而上越矣。昏晕者，由热熏灼故，神昏晕倒而类风也。风之旋转与火相类，每觉下焦热上胸膈，壅塞而即发者，脾脉从足入腹至胸，今下焦热上，乃脾火也。然胸膈心肺之分，为阳之位，清阳居上，而邪热扰之，则阳不畅达，心肺之神魂不免为之昏乱矣。况五脏皆禀胃气以养胃，受火邪则五脏皆无所禀，而所藏之神无所依，故肺之魄、心之神、肝之魂、脾之意、肾之志安得不随之溃乱，躁扰而昏瞀耶。多发午前后者，乃阳气所主之时，阳为邪扰，不能用事，故每其时而辄发也。且汗多津液泄，口干津液少，医更用牛黄、珠、珀、星、半等燥之，是愈益其燥。故暂止复发，不能拔病根也。乃取参、芪为君，远志、山楂、川芎、黄芩为佐，天麻、防风、麦冬、茯神、归身、白术、甘草为臣，十余帖而不复发矣。

愚谓必竟痰火为患，观前医以牛黄、竹沥等治，后只发一次，但用药未用到或一二服即弃去，故不能去根耳。盖痰留膈上，肺脾虚而不能化肝脾之火，乘之因阳旺之时

而发也。案中未及痰字，方亦笼统，其效亦幸耳。况所述脉症，皆痰阻火升之象。

《先醒斋医学广笔记》记虎须疔

《先醒斋笔记》中所载外科经验良方颇多，如简便者，以病人耳垢、齿垢、手足指爪屑和一处，烘热为丸，敷虎须疔，止痛拔毒，红丝疔亦效。又云陈年露天铁锈，研极细末，以银针挑破毒处一孔，纳锈于中，仍将皮盖好，少顷黑水流尽，中有血丝，此疔根也，慢慢插尽即愈。又方用甘菊花并根叶捣汁，以酒下之立消。愚曾验过。

又用活鲫鱼一小尾，鲜山药一段，野者更佳，如鱼长，同捣烂，敷乳癖乳痈以纸盖之，立愈。

又治胃火牙痛，用鲜马兰头叶并放水沟内，青苔同打烂，以丝绵卷之，左齿痛塞左，右痛塞右。

又方治痈疽发背，对口疔疮，一切无名恶毒，名无敌大将军，但修合用，折而价贵。愚亦谓必效，用桑柴灰、茄棵灰、矿石灰。滤汁煎熬，而入后药。

说仲淳与马铭鞠同时

缪仲淳同时有马铭鞠者，浙人，行道于此，与仲淳同看之证颇多。其学问论说，纯正精粹，方亦不偏不倚，且精于外科、儿科，似在仲淳之右，惜无著作传后，但此书有抄本，民国九年，缪少材以活板印二百部行之。

说缪仲淳《本草经疏》

《本草经疏》一书，缪仲淳一生精力所在，求之数十年不可得。花园弄张氏藏明板一部十本，不肯借出，近于俞方伯君实先生处见之。其书先议论病机，数十段后，《本经》为主，辅以《别录》，故书至唐宋，佐以己见，颇为精详。余略略翻阅，未能细观，以不敢向借也。乃光绪年周学海所刻甚精，据云乾隆间亦曾刻过，彼尚有一部未见。

寄津与蔚莪侄书

初十接信云，已至唐山，领侄孙至津调养甚善，以后务将读书抛之天外，断不可再作用心之事，即精神似复，亦不可用心，盖此病虽愈易发也。至服药两字，亦甚为难。草木无情，但能补偏救弊，于脏气受伤者，得力甚难，且易生深弊，宜以不药之药调之，如静坐、调息、使呼吸顺而肺气宁，则咳呛自寡，咳呛少则金能生水，水能养木，相火不起心火寐。然五志之火宁静，天君太然，调其饮食，适其寒温，谷肉果菜脾胃得之长气生血，充其肌肤，庶几渐渐复元，此非旦夕功也。须持之有道，守之有素。打坐须圈膝，头身领直，闭口宁神，心不外驰，顺鼻息自为出入，每日朝晨午后二次，先五六百，多至千余，犹宜咽津缓缓，积至满口昂头咽之，汩汩有声，以意送至丹田，乃仙佛修养法也，不知有遗精否？古人谓吐血易治，咳嗽遗

精难疗，此病之根因《金匮》谓亡血失精，余历观每先遗精而后吐血，盖下元精虚，龙相之火易越，扇动君火，二火相合，劳损成矣。晦时宜出门，近处游散，以吸真气。仙鹤草，《纲目》无此味，大抵凉降之品，与蚕豆花相近，吐时可服，非常服品。鱼肝油凉弊虽少，腥气异常，久服恐碍脾胃，如无效亦不宜久服。如用药，总宜照顾脾胃，苦寒宜慎。然有时亦不得不暂用，以平炎上之火，要有分寸耳。古人于此，每云以胃药收功，以脾胃为主，佐以顺肺气清肺热，刚燥之剂大不宜，人参可服，然嫌其助肺热，以其补肺也。川贝、沙参等似与相宜无害，多服肺未得益，中气暗损。或琼玉膏似少凉弊，然价贵，或自合较合算。遗精最好教其四更打坐，能免此血自不来，一月后必有起色。信云咳嗽痰沫，此肺家虚燥所致，乃肝分相火上扰，引动君火上击肺脏，肺不宁不得不咳，咳又无痰，愈咳愈燥，肾乏金水之滋生，虚火益张，日甚一日，故志火易动也。虚劳之起每如此，非小可耳。医理深微，非数语能尽，宜细思之，自然得之，学医当如是也。余于此症亦怕者，一定良方前在顾山一信，大意不能出其范围，宜再读之，书不尽言。

阁老坊徐儿发厥经数医误服五味子变症

后阁老坊徐姓幼女五岁，二月初五夜忽壮热神蒙，昏厥一小时而醒，醒后至三更又昏厥，厥稍短，至六初午后厥数次。延予视之，曰："此温邪夹痰夹食也。"脉弦数带劲，舌糙厚，邪势甚重。病家问："可无碍乎？"予曰：

"厥势渐短，正气未伤，可望收功，然则邪尚初张未定，视其以后变再说。"与菊花、蒡、杏、郁金、菖蒲、胆星、菀、翘、蒌、枳、黄芩、薄荷、丹皮、芦根等一剂。明日复诊，厥稍轻未定，苔渐黄欲用大黄，以甫两日缓之，从前方加牛黄抱龙丸一粒，后未再诊。至三月初七又来延予，告云服先生方病不退，乃请张幼良，方亦相类，病亦不减，再请杨某而昏厥更甚，势濒于危，齿紧舌灰，意其无望，乃频与腊雪水灌之。周时灌去雪水两大碗，始神明清楚，而余火未退，加咳嗽，大腑未通，夜不能寐，烦躁异常，仍请前人，始则投清化不效，继投养液清肺又不效，以为阴虚也，投补肺清热，如沙参、川贝、麦冬、龙牡、决明、石斛等，曾用五味子三分，终不效。月服雪水后二十余日矣，诸症仍在，日进米饮二三匙，故再延先生。予视前方，适伊外祖黄君明在旁，乃谓之曰："殆矣，君虽不为医，而颇读医书，亦曾见徐洄溪论外感咳嗽证，服五味子如油入面，莫之能出之言乎？此证固温邪夹痰食，热甚生风，风痰热食相并，稚体不耐，起即昏蒙痉厥，灵窍为闭，始用豁痰清火不效者，邪方张而势盛也。予本拟用承气、凉膈急下存阴之法，使痰食与热下行，上焦火势稍减，以未满三日姑缓之，迨雪水见效之后，其神明虽清，而痰热宿滞留于肠胃未去，故大便至今未行。咳嗽不爽，终日烦躁，夜不能寐，脉仍弦数，舌绛苔剥，在彼时清化其上中痰热，下通腑气，以逐宿垢，使肺胃之风热痰火化，二肠之热滞不留，三焦清扩，再和其胃气，胃醒谷增，无有不愈也。乃计不出此，反谓肺胃阴分伤矣，而频与滋腻留邪之药，五味子虽一服，而帮同五味子为祸者十数服，宜其如此。

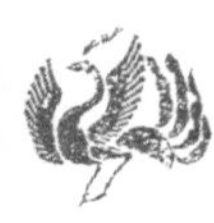

今实无从下手，治标乎治本乎，标则正气不支，本则留邪未去未已，姑开泄其肺邪，佐化热理胃，能得咳嗽加甚，表热再见，略得微汗，使肺胃留邪渐泄，或能邀幸。”与防风、桑叶、炒牛蒡、杏仁、象贝、桔梗、蒌皮、橘白、谷芽、芦根两服。三日再诊之，云曾见寒热微汗，咳嗽较爽，大便燥结异常，一二枚，胃气不加。乃减防风、桔梗、蒡、贝，加白扁豆、山药、炒于术、茯苓、石斛，得胃稍醒，频频呼饥，而神情颇起，大便频通，咳嗽不愈，夜则少寐，仍烦扰不安。予曰：“未也，咳嗽不去，病终未愈，邪留肺胃，胃之顺降、肺之清通，皆失常度，即可敷延，亦成劳怯。”再从脾胃药中仍加桑叶、牛蒡，三服咳嗽居然平定，而脉转虚软带数，两目失光，视物不见，目睛能上视，不能下视，犹时时呼饥也。自三月初至今，又二十日矣。予曰：“是不可为也。夫目为五脏之精，视物不明，五脏之精气竭矣，将何药以治。”乃书方而退，今又十余日矣。闻尚未死，但谷食大减，转侧不能，言语无序，仅存皮骨耳。呜呼！不死不活，最难为情，误药之为祸如此。论曰：夫六淫之邪伤人，譬如盗贼入人家，捆缚主人，任其劫取，将所有财物席卷而空之，其不动产则不能将去也。盗云主人释传，修其墙垣，整其器物，主人积用，数年所失，渐渐可复也。惟留盗贼在家，不祛之，远去则祸，有不可胜言者矣。叶氏《温热论》云温邪虽退，灰中余烬未熄，不可早投补剂，恐留邪未清，得补再炽，或纠缠留恋为患耳。学者不可不知，后闻日饮人乳两次，又半月，谷气渐醒，可以转侧，目亦能视，可不死矣。后又服予药十数帖，至九月稍能行动。病家为予功，予愧甚。

陈鹤筹素脘痛忽吐血

南门西市河陈鹤筹年三十余岁，患胃脘痛近十年矣。胸中汩汩有声，支饮病也。始而一年二三发，得温通辛化，佐以苦降，如肉桂、干姜、黄连之类即平。三四年前曾大发，呕去紫黑瘀盈盆几昏厥，用前法佐以祛瘀活血通腑，调理而平。一二年又大发如前呕瘀。从此吸阿芙蓉膏，其病较轻缓，然痛势几日作，但可耐，或得食则定，亦不服药矣。今年四月初又大发如前，呕紫黑瘀，大便亦黑，一次不已，明日又呕鲜血杯许，既以紫瘀盈盆，汗出如雨，面白如纸，脉细如丝，目暗无光，昏厥矣。乃进独参汤，经半日，渐渐清醒，脘痛亦定，胸中觉清旷，能进食。以甘温辛淡，佐和血祛瘀调理，旬日胃纳渐增，起床行步，而胸中汩汩之声又来，脘痛又作，腑气又不通。乃从喻氏进退黄连汤加良姜、香附、蒌仁、元明粉，痛虽缓而腑仍不通，乃从气闭法，与半硫丸五分，两服。腑虽通，觉内热异常，小溲不畅，乃硫黄之过也。与黑铅一两，合车前子、陈大麦、柴煎汤服之，内热缓而小溲通。今虽暂平，其病根深固，恐将来必成关格重证。盖胃血干涸，胃必皱缩不宽，胃气必不顺降，食不能下，势所必然耳。余少年时在邵杏泉先生门下，亦曾见是病。先生谓为蓄血病，与温通祛瘀之方，后亦未复诊，未知效否。

咳血不可投清滋说

凡咳嗽痰血、咯血从外感来者，切不可与清滋柔润之

品，仍从外感，化风泄肺，佐以辛润化痰，有血者活血，和络降气，不可大剂寒凉。如与清滋，必延成虚劳，不可信古。今言咳嗽，乱用五味子，有一丝外感，即不可用。真肺肾两虚，全无外邪者，方可用之。予见误用为害者不少矣。

本经疏证

缪氏《本草经疏》旧本极少，今夏托庞稺云先生得之于金陵书肆，光绪年建德周学海新刻，甚精，然书已无有矣，不知板尚在否。其药性一宗《神农本经》、陶氏《别录》，注疏则从唐宋金元诸大家，兼参己意。其主治参互，采张长沙以下至金元，不及明人一言，取之精而择之简，计四百九十味，固一生精力在是也。然疏漏处尚不少，主治后附简误，一每甚好别本所无使用之者，知其利亦知其害，有益后学。始刻于天启五年，共三十卷，第一卷论三十则，如吐血咳血不宜凉血降火，及五更肾泄之所由，少年阳痿非肾阳衰，由于失志，能深入而显出。第二卷言每病宜用每每等药，未免拘泥。盖病多牵涉，古人每有在此而治在彼者，即如咳嗽、失血一证，若专治其肺，无有不败者，举此可以类推。

痰饮论

《灵》、《素》两经无痰病，亦无痰字，至《金匮》始有痰饮一门，然专论饮病，未及痰证。汉唐以来，论痰病

甚少。自宋至金元，乃详哉言之。然痰自何来，饮自何起，今病痰病饮者十人而九，夫痰即饮食精微所化，缘肺脾气弱，不克化其精微，精微之停顿于肺络胃络者，或为风所击，或为热所熏，或为寒所郁。风所击者，为风痰，其痰稠白，或白沫咳而所出；热所熏者，为浓痰，或黄厚胶黏，或咯或咳而出；寒所郁者，为寒痰，痰必稀，不爽。大抵六淫之邪所为，尚属轻浅易治。其甚者，下焦厥阳之火扇灼肺金，肺金之津液为火所炼，或从咳出或不从咳出，或走少阳之络而成马刀瘰疬，或咳嗽痰血而成虚劳，或热壅于肺而肺痈，或积于胁下，或结于胸背肢节而酸痛拘挛，或阻窒于胞络灵明，机窍窒塞，或阻于舌本为言语謇涩，其人气阴虚而为仆中。种种之病象相因而至，不外精微凝滞，为邪火所扇烁而起。更有情志不遂，五志郁结，挟痰而为癫狂痫病。古人为怪证，痰病为多，洵不虚也。若夫饮病与痰病不同，痰则浓厚，饮乃稀水，饮为痰之未炼浓者，痰乃饮之已炼浓者，痰病属火饮病，乃阳微而起，为津液停顿不化，而病情见证治法不同焉。有悬饮、支饮、溢饮、伏饮、深饮、饮癖之分，又饮邪凌心而为心悸，饮邪上干阳位，清阳被抑而为眩冒，饮寒留于脾胃，挟暑风而为疾，种种之病情，难以尽述。仲师治饮，总结之曰：必以温药和之。其为中焦阳微，概可见矣。然痰也饮也，既为饮食精微停顿不化，而未必使饮食之精微不至停顿，能化气化血解者，由中下两焦，溜入膀胱，化尿从小便而出，其道安在。古人谓肺为贮痰之器，脾为生痰之源，谓脾气运化精微，不致化痰，痰自不生，诚哉是言。然言其一端，未能概其全体也。即就脾胃运化而论，亦非一言可

尽。若夫参、术、苓、半等健脾消痰，乃药饵之一端耳。犹在平日摄养之功，饮食不宜过饱，亦不使过饥，不吃生冷无益之物，饭后宜缓步运动，多吸空气，或摩腹数百，转使脾胃之气松化，饮食不致停顿，津液自然化气化血。尤不宜过于劳心、劳力，劳心伤脾阴，劳力伤脾阳，天君泰然，血脉筋骨和畅，痰与饮何自而生？此运化脾胃，使脾不生痰一端而言也。若夫伤风寒、伤风热，咳嗽痰多，此非关脾胃之不运化，乃寒凝无津液，风击其肺，肺窍不能宣畅，咳窒痰多，乃肺中之津液为风邪所劫而出也。宣散其风，温化其寒，风寒散、肺窍利、咳止，痰亦无矣。风热宣散，佐以清降，使风去热化，痰亦不见。此外感不在消痰，而在化邪，痰为邪劫而来，犹化良民为盗贼，化其盗贼，仍为良民，理固然耳。若夫厥阳之火劫燥肺津，而生胶痰，此内伤虚证，为肺肾阴精亏损，肝胆之虚火内炽，阴不配阳，水不制火，脾胃为后天之本，固不可伤，犹非运脾化痰所能治。宜育阴养血，平降气火，育阴降火，不可专事清滋，苦寒恐伤中气也。吐血咳嗽，不宜专治肺家，不宜专事凉血，要使虚火不起，肺金自然宁静，咳平痰少，血自不妄逆矣。药饵外调养，功夫尤为至要，此等证所以十死七八者，药物不合病又不知调养，安得不死乎！瘰疬亦虚劳之一种，来源与咳嗽失血不大悬殊，乃少阳相火自窜其络，煽烁津液而结成痰核。日久微痛，溃脓难敛，亦水不制火或情志不遂而起，至痰走于胸背腰胯肢节，结成软核或硬块，乃肺气不清，脾气壅滞，津液之流行，不顺无轨道，旁流杂出，留顿日久而成。其人平素必有别项宿疾，痰阻胞络，灵明不清，痰滞舌本，言语謇强，大人

为中风病，小儿乃惊风症证候，非一变化甚多，大抵不外风与火劫烁而成。中风之人，必先气阴虚亏，古人谓以内风而感召外风，愚以谓全属内风者，多经谓膏粱之变，受如持虚，邪之所凑，其气必虚。虚体受邪，如持空器以受物，稍感外风或别恙触动，则陡然仆中，其蕴积之痰，随风火上冒，而见前证。其先种种原因，自不知觉也。惊风症有急有慢，急者多实，慢者多虚，急者治以豁痰开窍，降火熄风；慢者温脾益气，佐以化痰，大法然也。五志之火，郁结成癫痫，此最难治。病从情志而起，必遂其情志，斯可去病，其有情志必不能遂者尔，只付之其可如何而已。积痰老痰显怪症，必细究其原因，察其证象实者，不妨攻之泻之，虚者消之化之。若夫饮邪病名多端，虽属中焦，阳微起见而现症不同，有咳吐痰沫，倚息不得卧，冬剧春减者为支饮，大约从冷雨淋背，久卧冷板，寒伏肺俞；有胸脘胀痛，呕吐酸苦，时发时止者，为留饮，乃平日喜饮冷浆、冷食，寒伤其胃已不化，反挟木火而化酸苦也；有心口一点痛，难得举发，为伏饮；有流走皮肤，四肢浮肿者为流饮，此为饮邪挟外风，亦属肺脾气虚；有留于两胁，按之软而微痛，摇之汩汩有声，或走入经脉，窒塞膀胱，水道不利为悬饮。五饮不同，仲圣有五饮之方，宜引申触类，又有饮癖，如癖块结于两胁，年深不能去根，汩汩作响，妨碍饮食，呕吐酸苦，此留饮久而成癖也。许学士《本事方》言之最详彼病，此有年以神术丸治愈，饮邪凌心，乃水来克火，寒饮上干胞络，心气不能自持，故震荡耳。眼花头眩，饮邪上干阳位，清阳被其抑压，故眩冒作晕耳。至痰痫一症，或素有痰积，或宿积停滞而化痰浊，

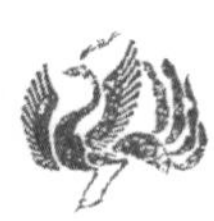

挟暑风湿热或山岚瘴气而病，必兼别证。乃痰为疟，根治疟须兼治痰乃效。又有老年肺脾肾三者交虚，肺失降、脾失运、肾失纳，痰多喘咳，所谓水泛为痰，亦痰饮之一，流入酒客，脾肺胃为酒所伤，喘咳痰多，穷必及肾，亦痰饮之一类，而夹湿热。如上所言，皆痰病饮病也，虽然治痰不可专事消痰降火，须寻其源而治之，或肺肾，或脾胃，或温或清，或补或吐，或降或升，或兼他病，或治彼即所以治此，治上即所以治下，治经络即所以治脏腑。古人程法，俱在所谓治病必求其本也，治饮亦然，不可一味温化。如谓痰浓属风属火，专在风火上着想；痰稀属寒属虚，当在温补上立方，误人多矣。要思痰从何来，饮从何生，咳从何来，喘从何起，或别脏累及，别症牵涉，与他病之轻重，治其重者，则肺咳平而脾气运，肾气纳，重者愈，轻者不治自去，所谓医贵三折肱也。

论曰：痰饮两端，皆属阴物，随气而行，气顺则顺，气逆则逆，得风火则猖狂，得湿则黏腻，得燥热则干着难出，为人身之大患。盖人身不能无津液，津液不顺不化则为痰为饮，挟痰为患，犹良民为盗贼也。前所论列，略具梗概，在学者多读古书，推求病情，自能得之，非一言可尽也。

咳嗽论

经曰十二经皆咳，非独肺也，皮毛者肺之合也，此言外感邪气或风寒燥热，外着皮毛，内合于肺，肺失清肃通顺降之令，咳嗽生焉。或有痰者，痰头痛鼻塞，寒热畏风，

或不头痛、寒热，宜散其外感其咳自已，所云十二经皆有。咳乃内伤，为多经文叙述，十二经咳状甚详，如肝咳者面青；肾咳面黑、气喘；胃咳而呕，甚则长虫出。长虫者，胃虫也；大肠咳，则失气。失气者，矢气也。不必尽叙，自有经文可查阅。然以愚所历，未尽合于经旨。今秋八月初，视一寒热吐泻病者，知医，自服一方，病稍减不定。延医视药后，表热虽退，吐亦减，泻则更甚，一夜廿余次，腹痛欲转痢象，乃延予视，曰："霍乱耳，无妨也。"索方，此方甚好，不外芳香微苦微辛，佐以淡渗，所以腹痛泻更甚者，焦栀子三钱耳。乃去山栀加川朴六分，白豆蔻一钱。病者曰：予有吐血症，素阴亏，朴、蔻不嫌燥乎？曰：子病湿甚于热，胃气虚寒，非此不能去病，轻之可矣。一服而愈，再服胃醒。按：山栀大苦大寒，气薄味厚，清上焦心肺、下焦二肠之热，其质黏滑，苦寒之性最伤中气。《伤寒论》谓病人便溏者不可与栀豉汤，盖以此也。

疟疾治验

九月中治一疟疾，其人粗笨，暑月贪凉太甚，且好酒，疟寒轻热重，渴饮无度，汗少夜发，苔白质红，脉弦大而浮，乃湿热俱重，邪欲达不达也。以柴胡、防风、豆豉疏表，黄芩、知母、清热，半夏、陈皮、象贝化湿痰，槟榔、蔻仁降气开中，佐以淡渗。欲写益元，嫌甘草之甜，改用滑石块。酒客恐其满中也，露一宿，服两服而疟止，故写方时不可不捡点。再按古方于前两证，有用芩连，不用山栀子者，以芩连苦寒而燥，亦栀子苦寒而滑也。

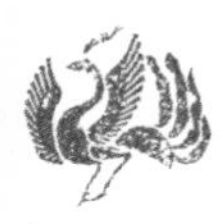

论五积

后贤论五积，谓心积曰伏梁，横于心下，按之其形如梁故名。而《内经》曰：病有少腹盛，或上下左右皆有根病，名曰伏梁，裹大脓血居肠胃之外云云。按此乃肠痈、胃脘痈之类也。又云此久病难治，不可治，夹裹脓血而成痈，非久病亦非不可治之证，不知究属何病。又云人有身体髀股胻皆肿病名伏梁，此风根也。气溢于大肠而着于肓，故环脐而痛不可动之，动之为水、溺涩之病。王注谓冲脉与少阴为病。愚按：此乃二经积有风寒之邪，营卫之行阻滞，如动之则膀胱之气亦涩，故碍于水溺，大抵七疝之一耳，然则伏梁有三矣。

庚申年燥金占验

庚申年天运阳金，少阳司天，厥阴在泉，燥金与风木相火合德，春病甚少，秋初疟亦少，痢绝无。霜降后疟病遍地，几无处无家不病。间日为多汗，不易得，纠缠时日，重者苔灰糙厚，胸痞，渴不多饮，与湿温同类。延至小雪后不定，药则小柴胡加姜连、川朴颇效。久延则非柴胡不可，大抵邪伏少阳阳明，脾土被克，须苦辛升发提之。年岁初甚好，八月初大风雨，秋热且雾，禾根生小虫，有全坵死者，因之收成大减，夏米价涨至十二元一石，十月中新米仍八元，乃从未见者。

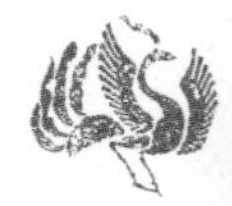

嗜烟酒人生子多夭

吸鸦片烟人犯病往往多吃，为可以抵制病魔，每二三钱者，加至三四钱，或加至七八钱，不知平日精气已为鸦片耗伤，无所生病，无有不虚者，又从而加剧之其败也必矣。且烟力既甚，药力无功，烟力胜药力十倍，余从未见鸦烟能愈病者。有之其初吸时颇有小效力，过则病如故，再吸再效殆，瘾上不效矣。此如小人之尤，切勿信之。

从来嗜酒嗜鸦片者，生子多夭殇，其故何也？盖鸦片耗精气，其精必薄，酒则精中有酒气不纯，故胎虽结儿体，必萎弱少寿。且嗜酒过甚，易犯类中喘咳；嗜烟过多，易犯烟劳烟痢，一则伤肺胃，一则伤肺肾也。

辛酉年占时病

民国十年辛酉，水运阳明燥金司天，少阴君火在泉。初春已暖，十三惊蛰至二十日奇暖，去尽皮衣，有着夹衣者。二十三四，北风大冷下雪，月底渐温。二月初又大冷，初六最冷，下雪。春温病不多，不燥渴不咳嗽，大抵夹湿而不夹风也。一春阴多晴少，菜麦蚕热皆不好，端节尚穿绵衣，秧不长，交夏至插秧甫毕，大雨即至，水深二尺余，低田尽淹。六月下旬，淹伤稍醒，又大雨盈尺，水涨如前，七月下旬至中秋，晴无几日，往往大雨二三昼。夜正吐秀时，不但低田没尽，高者亦伤，棉花全坏，霜降后晴燥，至小雪仅小雨两次，不及寸，低处仍水不去，夏秋湿温疟

疾颇多，痢疾少，皆湿甚于热，以夏秋雨水太多也。立冬后病少矣，于本年运气颇合。

医与儒说

医寄于儒，学医必先立品，品行既立，再加学识。两者既优，自然有仁心仁分，不致流入方术一门，为人贱视。张璐玉谓医师无方术气，塾师无板凳气，方是白描好手。诚哉斯言，儒书必须清通，然后读医书方能明了，经书不明，医书益不明，虽白首不精也。

外感内伤虚实说

愚尝谓外感六淫，实者多虚者少。实者宜凉、宜散、宜宣。内伤杂症，虚者多实者少，虚者宜温、宜补、宜和。外感受而即病，故实者多。内伤积渐而成，或成不速治，故虚者多，其势然也。世人每讥愚喜用温补，不知予所视，内伤病多，外感病少。盖内伤杂症每多气虚血虚，温能益气生血；或气滞血涩，温能行气凉血，便利多矣。虽然外感亦有虚者，或素体虚，或挟他病虚，须视其何虚何实，酌其轻重而治。如虚多者以治虚为本，稍参治外之剂；内伤亦有实者，即不治其虚，竟治本病；或有兼病即当兼治，宜从望闻问切中深求之，活泼泼地自少虚虚实实之害。夫六淫之邪，皆从火化，故多实。实者气实也，如春夏之令，当宣通而升发之；虚者气虚也，如秋冬之令，当培养而扶侍之。

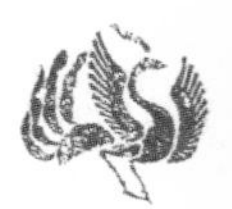

俞筱石因疟服金鸡霜变病危

辛酉夏南门大街俞筱石，素患咳嗽，体甚弱，六月底病疟不重，惟断不清楚，数伐后以金鸡纳截之。七月下旬，又发又截之。至中秋后尚淹淹不健，胃纳不馨，而旧恙咳嗽仍作，九月廿一日忽咳嗽顿止，夜即昏厥不省，药无效验。廿四午后召予诊视，神明昏蒙，稍有知觉，口常张开，糙厚带灰，脉弦数关大，左弦硬。予曰："据苔脉而论，乃所伏湿热痰滞，为金鸡纳遏抑，全然未化。肝家之风火上煽其痰，故见象如此。此月余未变动者，咳嗽吐痰，其邪尚有出路，及咳嗽定而痰不出，久伏之邪顿中宫 ，郁极而发。肝胆风火上逆肺金，为久咳所伤，无制木之权，痰火灼肺，延及胞络，故猝然昏陷，肢振风痉矣。若本体不大虚，与苦辛芳开治之或可挽救。此与温邪内陷不同，盖彼从温热化火化风，此从湿热化火化风，夹痰挟滞，则一其病来源各异也，证在不治。若论治法，本元虽虚，以目前痰火挟风，猖獗异常之时，用扶正劫邪，乃藉寇兵以资盗粮。"令亲杨君在旁曰："肺尚不乱，关部弦数有力，或可恃以无恐。"予曰："此证此脉顷刻可变，其能恃乎？"乃书摩羚羊、姜川连、陈半、胆星、蒌仁、枳实、菖蒲、郁金、川贝等，以鲜石菖、蒲姜汁各五匙，调化牛黄抱龙丸。服后，至天明，渐咳嗽吐出黏痰白沫一大罐，大便一次，此神清能言，呼肚饥，举家大喜。午前复诊，神情颇清，倦极，肝风震动不定，脉劲急难按。予谓断断靠不住，肝太强肺太弱，土脏之精津气竭矣。神虽清，风不能定，仍

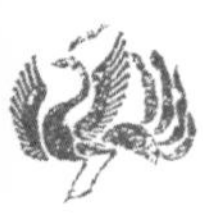

不治也。以昨方去郁金、菖蒲、橘红、茯苓，加钩钩、石决明、煨天麻、人参，别服珠黄散四分，以前汁调服。据云昨曾服马宝三分，予意此物真者绝少，然既有效，嘱其再吃三分亦可，果于半夜后喘脱而死。此证能于疟再发时，仍作伏邪未清以微苦微辛芳淡宣通法治之，必不至是。医见其咳嗽痰多，而投沙参、川贝、石斛等清润之剂，连服十数帖，抑遏湿热痰浊，漫无出路，津气久虚之体，肝胆之风火本旺，亢阳上逆，正元不支，能无溃乎。

吴坚夫服蛤蟆壳喘肿说

吴坚夫先生老年烟体，秋间患湿热泄泻，已愈矣，惟行步稍多则气喘足跗浮肿，上及小腹。近从渔家得一物，服之大效，三日浮肿即退，云是蛤蟆所脱之壳。此物受月华之精，生秽湿之地，治湿热浮肿，走肝脾气分，能消积解毒，脑名蟾酥。干蟾皮治小儿疳积腹膨，所脱壳乃精华所在。据云必在春夏向月而脱，脱即吞之，故难得也。服两月后即喘肿，依然不治，虚也。

说川石斛出产

金石斛生于深山涧中不见天日之处，故能专治肺胃津气亏损，养胃阴，清胃热。老人津气虚亏，类中、风痹等宜，少年病后津气虚耗、余热未清亦宜，之于湿热病，胸痞渴不多饮，大不相宜。今人动辄用之，留热恋湿，为害多矣。无论何种，其性大抵相近，鲜者滋液尤重，为温邪救液之用。

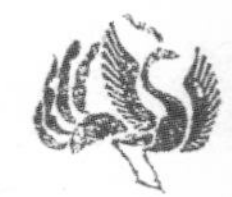

赵氏蝎梢饼子方

此方专治小儿急慢惊风，四肢不温、不乳，角弓反张，两目斜视，两手抽掣、搐捻，或作怪声，乃风痰阻塞关窍，肝肺金木两脏互相克贼，不救者多。方中蜈蚣为毒虫之阳，能飞升走窜入阳络；蝎尾为毒虫之阴，其力在尾，故专用尾以入阴络；白花蛇善驱风，亦升窜，其力较二虫为猛；僵蚕乃蚕之受风而僵者，同气相求之义，能化风化痰；煨南星燥烈，善开风痰；朱砂镇心辟邪，安神定惊；熏陆、麝香宣窍舒筋，无孔不入，为诸药之导引。愚意南星用黄牛胆制透者，以泻肝胆之火，更加天竺黄、明天麻各五钱，一以清化胆胃之痰火，一以定筋络之振动抽掣，更加明雄黄三钱，以开痰结而解邪毒，用陈酒和丸，捏作饼子如小钱大，约重五分，量儿大小加减。百日内者三分，期岁五分，四五岁酌加之，如此则丝丝入扣矣。此治急惊风，化痰驱风解结之方也。慢惊不可服，慢惊乃虚证，须审量之。

赤足金头蜈蚣一条，烘脆　蝎梢五钱，去咸味，烘脆　炙乳香五钱，别研　僵蚕五钱，生用，烘脆　白花蛇肉五钱，酒浸一夜，去皮骨，烘脆，取净肉　南星五钱，黄牛胆汁浸透，风干　原寸香三钱，别研　镜面朱砂五钱

愚意加：天竺黄五钱，略烘　煨明天麻五钱，烘　明雄黄三钱，别研，极细

上味择黄道吉日，净室中，如法修合，或人参汤或薄荷银花汤磨服。

胃阳虚舌不立苔

舌不起苔，亦不光剥，与无病时一样，其色或红或淡。初以谓胃气尚和，病可治。孰知胃中阳气不足，不能蒸其浊气，布之于舌面也。无论内伤外感，皆胃气虚。

说西法牛肉汁鸡露补品

西医无论何病，每教人吃牛肉汁、鹅鸡露，以为补剂，予不以为然。夫牛属坤土，能补脾血；鸡属巽木，能益肝阴。然其发病，动气动血之力甚大，服之不当，补益之功不见，助病之功先见。如愈后调养，未始不可，非药房瓶装者不可服，太温也，其中必有热药加入。

李墨卿湿温延成膈症危

大东门外李墨卿，年五十左右，自三月下旬起，外感寒热，不咳少汗，两候以外虽热退而胸膈仍痛闷，不思纳食，每欲泛呕，呕多酸苦涎。延某视，谓湿热未清，诊十余次，至五月下旬，经两月矣。延予诊之，其舌尚厚白，脉弦涩而弱，全不能纳，纳即呕，其形容枯瘦，大便两旬未通，旁人说此君好酒。予曰："胃已败坏，成关格病矣，难治也。"缘此苔脉，肺胃之气血耗伤已极，中焦之气升降无权，而下焦肝肾之火焚金灼土，不但金不制木，土不运水也。故口虽干而不欲饮，胸虽嘈而不能食，食即泛出。

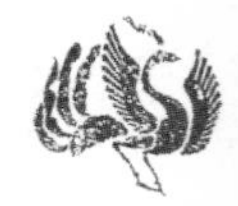

乃书喻氏进退黄连汤与之，药入口即吐，反觉胸中火灼，呕烦不堪，两日再邀诊，告其家辞以不可治。书五汁安中饮与之，嘱其吃嫩鸡子一二枚，兼吃洋牛乳，滚水冲服鸡子。须极嫩，甫凝即捞起，不吃子。更觅鹰毛团烧黑灰，研细，以陈酒调服，服似有效，已不吐，能吸小烟。然米食不能吃，日吃蔗浆二三杯，再邀诊，予再辞未出方，嘱其仍吃蔗浆、藕汁、鸡子，延两日而死。

嗜酒成膈症

同时有陈姓者年五十外，素所好酒，去冬以大醉三次后，遂食入胸脘窒碍旋增，泛恶白痰，每日一二碗，渐渐不能纳，四处求医无效。至西乡金某以为痰饮，与温降法，初有效，乃去温而加补，遂愈。窒塞吐痰又作，然其人尚能行动也。延予诊，予曰："酒格也，不可治。"与瓜蒌薤白汤，初亦有效，然谷气仍不欲，嘱其日吃酒酿鸡子两次，五六药后不效矣，气喘痰塞而死，后李四日也。按：此两症，起病不同，病之来源则同，同是伤于酒。同是酒伤其胃，盖好酒之人，终年穷日谷食少，胃中之酒不断，血肉之胃沉浸浓郁，安得不糟烂乎！胃坏则肺亦伤，肺胃之降令不行，饮食糟粕隔于胃中不下，胃中窒塞，肝胆之气不升达，上犯于胃，或作脘痛，或呕逆白沫，将胃中所有饮食之汁泛出，其渣滓结滞于二肠，大便不行，关格成矣。胃如时钟之发条，大件也，胃气不运行顺降，脏腑皆失其荫，安得不死乎！此系六腑病，腑病以通为治，不可补，补则滞矣。但使其上不泛恶，下则腑气频通。通腑不可苦

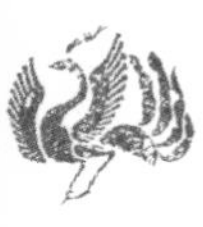

寒猛剂，如大黄之类，腑虽通而胃气更伤。止呕苦辛不效，宜清润如牛乳、蔗汁、安中饮之类。鸡子最好，缓缓而治，或者能痊此症。本在不治之例，若中年气血未衰，调理得宜，早治者可愈。再按：胃坏两字，非气血不运行流通，直胃府之气血瘀凝不行而死也。先李证在寒热退后胸痞恶酸，时与进退黄连法能有效，无奈吴君之方，莫名其妙。

庞曼谷夫人产后昏喘服温补愈附治验

庞曼谷夫人，年二十六，礻吉礻离[①]五年，已育四胎，今春又怀孕，三月后频频漏红，五月初八而产，未足月也。产下儿已死，产后数朝尚好，旋增发热气升眩晕。延某医进石药大剂，佐以养血降气，气益升热益甚，乃延予。见面色㿠白，神倦懒言，时时昏蒙，气升欲脱，危险可掬。六脉转空弦，舌苔淡白带腻。予曰："阴血空竭，下焦肝肾之奔迫上冲，虚脱之象已著，如非大剂温纳，不及事矣。"乃书人参、附子、熟地、酒当归、酒白芍、炙草、黑姜炭、续断、龟板、紫石英、紫胡桃，重其分量，益母草汤代水煎药一剂。昏蒙气升稍定，三剂大定，四剂饮食渐增，诸证大平矣。先两日请苏医沈某，今乃列进和平轻剂，服之甚稳，尚佳三日，以为可缓调无事矣，仍请前医视之。前后十日之间，病又大变，较前更甚，加风痉、肢振、戴眼诸恶款。仍延予，方较前加重，熟地八钱，制附五钱，黑姜一钱，石英、石决各一两，天麻三钱，加人参一钱，研

---

① 礻吉礻离：结婚。

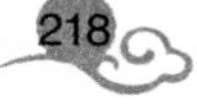

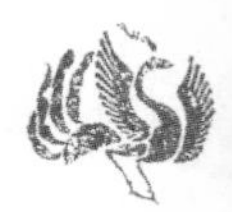

末调服，昼夜服三帖，使药力不断，以药力稍过，昏蒙气升肢振即束也。如是者，三日大势乃定，恶款自汗，昏蒙气升不作。又去请苏医，予乃不愿去。其母再三求之，乃为再诊，以苏医全无道理，不欲与之同诊，亦名心未净耳。有腰痛，去石英、石决、天麻，加黄芪、杜仲，三剂腰痛定，脉转缓涩弱矣。出入调补，谷食日增，两月甫能起床，尚不能行动，今八十日饮食照常。产后宜用姜附，始可稍稍行动，望痊愈矣。按：此症伤在频年产育，胎前漏红不断，产后气血一虚再虚，心脾肝所有之血，倾泻无余，阴血亏而阳气无所附丽。下焦之气奔迫逆冲而上，故见诸恶款。治之惟有亟滋养其血，兼益其气，然大剂四物、龟板等，未免滋腻呆滞，不得不佐姜、附温行，助其药力，流动其阴血，使胃无壅滞之患，药有易行之势，此古人深意良法也。昧者恐姜附伤阴而不敢用，徒与石药，无补益之力。欲降其气，安能降乎？不知有大剂阴药为主，需之姜、附，不过运行药力，安能为患。甘温能治大热，此等是也。且此症阴血愈虚，表热愈盛，甚有至发狂者，断不可用凉药，用之必死，其苔脉必与里热不同。朱丹溪谓：产后热愈甚，黑姜用之宜重。又云：产后以补为主，虽有别症，从末治之，此等是矣。

为名而诊病募捐

仆年老而名，心未净。前记曼谷夫人之病，在五月中旬，予已为之由险入夷，大势平定，而苏医来进笼统之方，尚无足怪，厥后又大危险，予又为诊，大势稍定，彼家又

去请苏医。予乃大为不平，明日辞不去，云即请苏医，无需予矣。其母王夫人乃登门来求必欲去，乃约曰：病虽险，予可担任，惟目前欲开中医学校，其款无着，夫人能捐百洋乎？许我，小姐之病在我，如有差池，愿罚百洋，代捐校。彼乃大声许诺，遂为之连日诊视，至饮食起居，日复而罢。盖苏医延请百金，留二三十，加五十，写此笼统之方，外人不知，则曰：某家产后险症，请苏州郎中治好，常熟者好郎中也。彼既获厚利又得好名，是以不平耳。噫真名，心未净也，一笑。

三附汤论治

古人有参附、芪附、术附三方，参附治肺脾阳虚，芪附治卫阳虚，术附治中阳虚，不及下焦肝肾之虚。予重用熟地，佐以附子，治下焦肝肾之虚，阴血不能涵摄阳气，孤阳上升，喘逆自汗，神昏乱语，六脉空大，或佐炙草、归身、龙牡，或佐五味、川断之类，每获奇效。盖熟地两佐附子，不独能阴中之阳，且使熟地不致腻滞碍膈，一举而两善备焉。

丹阳贺医治翻肠病

吴坚夫人病，请丹阳医贺某，在家求诊者络绎。闻治一翻肠病，大便从喉而出，嘱病者以布条扎紧手腕，方用牛转草合大半夏汤加减，降胃气之逆，闻有效。按：牛转草乃牛吃草后，不即咽下，存喉下翻出再嚼，以此意治耳。

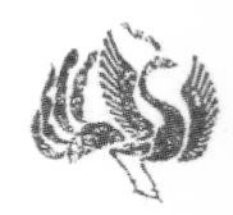

以布条扎手腕者，使大肠之气下降，不逆上也，此证余闻之而未见过。

裘维录痢疾误攻服温通验

童仁寿经理裘维录君年四十七八素喜酒，今夏每夜吃高粱一两而睡，中秋后与友出外，多饮，明日起噤口痛痢，日夜百余次，粒米不进，恶心干呕，延予已近两候，仍痢次不少减，里急后重，腹中疠痛不爽，不纳。予曰："病将两候，服药何以不少减乎？"索方视之，全无主脑，盖内热挟积滞，交结不解，更有寒湿之邪夹杂其间，如不祛其湿热积滞，痛痢安得轻松？乃写姜川连、姜黄芩以化热，枳实、大黄、槟榔以逐积，陈皮、术、香砂仁以化气，赤苓、车前以渗湿，用肉桂、当归、赤白芍以和肝温脾，佐以菖蒲，芳香宣气以开胃口之结，两剂痛痢皆减，然脉尚大而数，苔黄糙而厚。乃告其店友曰："噤口痢固恶证，如脉有和缓象犹可，今弦数更加硬大，苔黄且厚，更加灰黑，殊属危险。"其友曰："药后颇效，凭先生凉力可挽也。"乃减大黄、槟榔，加银花、石斛以清热养液，服之痛又甚，痢又不爽，再用军、槟，又两服，痛痢渐轻，见黄粪杂酱色，呕恶大定，可进陈米汤，不吐，减生军，仍用槟榔加扁豆，病人曰："日吃肉桂不愠温乎？"予曰："汝觉热否？非此不能和血通气，盖痛因不通，通则不痛，用之以缓痛也。"乃用生晒参、于术、扁豆、石斛、银花以养液调中，木香、枳壳、砂仁、陈皮以调气，黄芩、地榆以清气分血分之热，赤苓、益元以分泄湿热，仍用肉桂、归、芍以温

脾，服之甚安，谷食日增，痢次尚二十余，夜分能安寐，而舌黑满布，弦大之脉渐见缓象，证渐可靠。勿以舌黑满布，尚谓其内热仍甚也。凡灰苔下后，每舌黑转加，此中气为下所伤，下焦之热上熏，不宜再苦寒伤之，宜甘凉化热、和中调气养液之剂以俟之。痢日减只六七次，苔日收化，谷食加增，颇思荤鲜之味，勿忽。两日后腹又大痛，脉缓而弦，灰苔留中心，豆板大一块。余曰："此非积滞为痛，乃日服苦寒攻肝脾，虚寒矣。所谓内热未已，中寒泛起是也。"乃重与肉桂、黑姜、人参、于术、山药、扁豆、归、芍、石斛、炙草、砂仁、陈皮等，温中扶脾和肝，痛平胃醒而愈。

再论夏秋痢疾

论曰：夏秋痢疾，大抵湿热与积滞交结而成，其噤口不纳，呕哕不定为最重，乃湿热毒壅于胃脘之口，胃之降令失司。古法以姜、连、苏叶芳香苦辛以开之降之，亦有效有不效。如此证，若不用大黄、枳实通因通用之法，再延数日，正气不支，欲通不能，殆矣。且弦大之脉，例在不治，幸未呃逆、口糜，能任苦寒之药。至通后舌苔全黑，乃中气骤伤，下焦之热上蒸所致，非积滞与热尚盛，不可再与大苦寒，宜调中气，分泄湿热，通下宜缓，看正气能支否，亦不可养痈遗害，以笼统之方误事。洁古芍药汤有肉桂，乃温脾疏肝以止痛，非治寒之谓也，正所以为诸药之使令耳，用者审之。

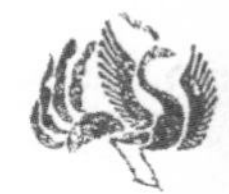

疟受风温医谓肺烂

紫金桥顾，六月病疟三数日，稍愈店中催去，工作劳碌，疟又作，归家小愈，又至店更受秋风，咳嗽痰黏，又归疟似作而轻咳，呕黏腻秽恶之苦水，某医以为肺烂坏矣，不可治，乃延予。其脉濡数而弦，表热似有若无，予曰："此疟邪未清，积饮为病，非肺烂也。"与小柴胡加豆豉、苏梗、枳壳、陈皮等以疏发之，三四服而愈，咳嗽亦平。

陆厥生为仙乩责

陆厥生君三十余岁，非狂非痴，自前年入仙坛为乩责备而起，遂言语无次，精神短少，所言皆谦逊自责，诸事迷乱，语频发频静，静则神清，发则烦躁起坐，多言不寐。此乃偏心病，谚所谓失心也，失心者非亡，失其心，乃心有偏着，与旧日不同之谓也。心阴虚肝血亏，胆汁不足，是以胆小易惊，大便艰难，如是则脾胃得饮食精微，少化气血，易化痰涎，肝热乘之，则病作矣。脉沉小弦带数，舌苔如平人。愚为先降化其痰热。佐宁心安神之剂，摩羚羊、生龙齿、石决明、丹皮、焦栀、朱茯神、生枣仁、郁金、朱丹参、川贝、杏仁，礞石滚痰丸三钱入煎，两帖神颇安能寐。再诊，滚痰丸易达痰丸，去羚羊、焦栀、杏仁，加石菖蒲、天麻、竹茹，又两帖，精神大清。不服药者旬日，自以兴致甚佳，饭后至石梅啜茗解闷，归家觉倦乏，夜则前证又发，明日再延予诊，为加生枳实、瓜蒌仁、萝卜汁一杯，去天麻、丹参三四帖而平定。然不能去根也，

盖此证之因乃痰热在胃，胆火上迫其胃府机窍，致神明不能自持。胃不和卧不安，仍心胞络病，如热迫胞络，神识全蒙矣，因不可补也，于平静时养其阴血，化其痰热，可兼补耳。所言乩仙责备其贪狠，乃平日心胆血液内亏，心阳不足，胆汁虚少，亦借因以发病耳。

石药火复盐水炒无效说

《本草》于石药云：火煅、盐水淬或醋淬用。愚以谓不可，盖石药体重多燥，经火烧炼，其性愈燥，其体变轻，失其本性矣。盖燥则伤阴，轻则沉降之性不足，蛤蜊壳、石决明之类，然盐水煮透可也。丸散中用，研极细，再研钵中，磨水和之。

附严家桥跌伤方

跌伤方　　治跌打损伤，手足遍身筋络酸痛，不能步履。

川芎五钱　川乌五钱　骨碎补三钱，去皮毛，切片　赤芍五钱　草乌五钱，姜汁炒　红花一钱　秦艽三钱　川断三钱　归尾三钱　桃仁三钱去皮尖打　落得打三钱　佛手干一钱

加十大功劳根皮五钱，陈酒一斤，用水煎浓，洗熨痛处。

陆友竹夫人素脘痛呕蛔又感寒邪致面浮肢肿

陆友竹夫人年近五旬，平素胃寒，发则脘胀泛涎作恶。

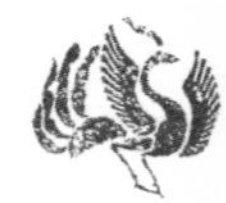

今秋病湿热蕴积中焦，中气素系虚寒，不能化邪，邪壅不化，而生蛔虫，遂呕蛔。气逆不得正卧，四肢面目浮肿，已延两旬，更感新寒，而增咳逆，痰黏气升苔厚，胃气不化，不饥不纳，日进米汤两瓯，更数医无效，意疾不可为矣。延予诊之，其脉右手细涩，左寸弦大，尺则弦细，彻夜不能安寐，予曰此脾胃肾阳气大伤，肺气不能宣化，中下之气逆奔而上。上焦之气，不能宣布水精，反随逆气流入络脉致喘逆，不能卧而遍身浮肿也。然正气已伤，湿热未化，姑一面撤邪一面养正，先使气平咳减，庶有把握。乃投半夏、干姜、五味子、杏仁、川朴、姜汁、炒川连、川椒、赤苓、桂枝、紫菀、冬瓜皮、冬瓜子、磨沉香汁两剂，咳减气平能寐，大腹之膨胀，得小溲畅通而松。然尚不能正卧，正卧则咳逆有加，两足踏地则痛，此中下阳气未伸，肺脾输降之气未顺也。前方加炒怀牛膝、桑白皮、泽泻肃化肺气而降。下焦湿热减，半夏、冬瓜皮子、姜川连嫌其苦寒伤胃，一意通阳化湿、温肺降逆，又两剂。咳逆痰黏，气促不能正卧，遍身浮肿皆退，胃气亦醒，惟足底及趺跗尚肿胀作痛不休，三阴之络脉湿热犹未清也。前方加川独活、宣木瓜通络化风，炒黄芩少许以清火热，减去杏仁、川朴、沉香，恐伤上中之气，又两剂。足趺跗胀，痛虽减未平，脉转两手弦大，肺气大虚，三阴下部之湿邪，因气虚而留逗，不能速化，加以小劳着冷，咳逆无痰有加，宜兼治之。立方：带叶苏梗、桂枝、炙黄芪、半夏、独活、汉防己、怀牛膝、木瓜、生苡仁、川椒目、冬瓜子皮、赤苓、姜皮，三剂诸恙皆平。两足步履尚不和睦，脉尚弦大少神，此肺脾气弱，三阴络脉之余邪犹未尽，乃轻小前方，

减去黄芪、苏叶子、椒目、木瓜，加于术、炙草、炒白芍、续断、生姜调其肝脾肺气血，化其湿热余邪，乃步履平复而愈。是症病家意其不起，令郎婚期在迩，因之停办，不意五更方十数剂药而收全功，志之以为病家庆也。

痰饮病感邪

素患痰饮咳喘，每交冬而发，喘咳痰沫，至春暖渐轻减。今春所发者，多挟冬令伏温，咳痰浓厚，或有微寒微热。大东门外汤义隆太太，年四十余亦患是症喘逆不卧，饮食不进，面赤戴阳，头汗淋漓不温，有喘脱之忧矣。为投大剂金匮肾气汤，一服减半，两服喘汗皆定。减进苓、桂、桑皮、苏子、款冬等味，转见微寒发热，乃于前方加生石膏四钱，生甘草四分，杏仁一钱半，两服热退痰少，调理而平。柳仁仁药铺一友，叶姓老年，亦患此症，咳痰浓厚如糊，彻夜喘逆，不能言语，口燥舌干红，苔厚，脉亦空大。余知痰饮挟冬温颇重，前医已投苓姜五味、人参蛤蚧等方，喘不减，口愈燥，遂不敢投八味肾气等温纳之方。为进桑、杏、贝、栀、翘、苏子、芦根、冬瓜子、苓、半，合肾气丸三钱入煎，服之无效，减进降逆清痰亦不应。观其老年精神脱疲，饮食旬日不进，不敢投石膏，辞之。后更他医，亦进杏仁、生石膏、芦根、冬瓜子等清降肺胃而愈。可见痰饮本宜温化，一挟外感，虚者转实，亦宜清降凉降，如生石膏、杏仁等，非栀、翘、黄芩可治也。然喘汗戴阳时，若投石膏，祸不旋踵。临症可不细审乎？余愧功夫未到也。

瘪罗痧说

痧疫一证，古书无此名目，起自近代，大抵因所病之形状而名。其名甚多，如今之瘪罗痧，其实即古之霍乱也。病则上吐下泻，肢冷脉伏，肉削音低，以清浊升降之气，挥霍淆乱于中，故名霍乱。张仲景方法，轻者治以五苓散，重者附子理中。原无致病之由，由辛苦劳碌，因暑热恣意餐凉，徒知取快一时，不知脾胃之阳气受折。当时不即发者，以天地之阳气上升方盛，其人之中气当足御之。及大火而凉，金风荐爽，凉气从天而降，人身之气翕然从阴而内敛，阳乏升腾之助，中气遂尔下陷。胃气降者，上逆而为呕。脾气升者，下陷而为泻。呕泻过多，阳气暴脱，四肢逆冷如冰，为肺气暴脱，音低脉伏；肝肾暴脱，目眶下陷，视不精明；脾气暴脱，大肉形削，削则指尖之肉亦去，其罗纹亦瘪陷，人遂名之曰瘪罗痧。

闻上海用田螺套指尖治之，断无此理也。按田螺乃阴寒之物，尽人皆知。瘪罗痧为中寒之症，不待明者而知其不合也。若论治法，其吐泻之轻者，用芳香辟秽，辛淡逐湿。重者四肢冷至肢节肘膝，口干欲饮凉水西瓜，欲坐卧凉地，心中懊烦难名。此非真有火热也，乃中下焦阳气暴脱，阴寒之气逼迫真火上浮，阳气不内守，欲亡脱之兆也。急进理中四逆等汤，癖瘟丹频频冷服，外以回生丹填脐中，以膏药封盖，用手心按摩。待阳回肢温脉出，更以和中芳淡药调理之。其更重者，吐泻数次，即目陷音低，六脉全无，身冷如石，汗出如浴，并不腹痛，所吐所泻之物秽气难近。急以前方大剂频频冷服，更服来复丹或金液丹，更

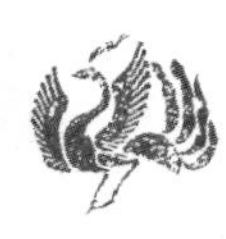

以药汤频熨摩手足，艾火灸脐中，或丹田穴，灸后仍以回生丹填封。须待泻止阳回，肢温脉出，方有生机。如果目陷音低，大肉形削，瞻视不明，神昏乱语，罗纹瘪陷，乃五藏之真阳俱绝，虽有良方亦无益矣。再论是症，多起于辛苦劳碌之人，缘劳倦则伤中气。所治中气者，乃中焦阳气也。再恣意餐凉，阳气一伤再伤，病伏于中，及秋凉，阴降阳伏，病如爆竹之得火线，一发莫制者，盖由此也。谨疾卫生者，炎暑时毋恣意餐凉，毋过分劳苦，必能免此险疾。幸勿以此言为河汉①，时岁在庚寅仲秋也。

五苓散出张仲景　四逆汤　理中汤　来复丹　金液丹《医方集解》出范文正

癖瘟丹

西黄八钱　降香四两　羚羊角三两　麝香一两半　斑蝥五钱　冰片一两　木香二两　蜈蚣七条　元精石二两　细辛一两　黄芩二两　巴豆霜一两　肉桂一两　牙皂二两　水安息一两　犀角一两　陈皮一两半　石菖蒲二两　辰砂二两，水飞　丹参一两　槟榔一两　制香附二两　雄黄一两五钱，水飞　蓬莪术一两　白芷一两　制川乌二两　姜半夏二两　川连一两　赤小豆四两　茜草四两　白芍一两　升麻一两　柴胡一两　黄柏二两　桑白皮一两　葶苈子一两　藿香二两　鬼箭四两　白胡桦一两　苏叶一两　淡干姜一两　大戟一两　千金霜一两　白茯苓二两　制朴一两　生大黄二两　茅术二两　山豆根一两　当归一两　川芎一两　天麻一两　郁金二两　甘遂一两　文蛤二两　苏合香二两　麻黄一两　飞雌黄一两

① 河汉：比喻浮夸而不可信的空话。语出《庄子·逍遥游》，“吾惊怖其言，犹河汉而无极也。”

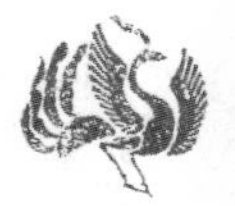

毛慈菇一两半　草河车一两　公丁香一两　桔梗一两　琥珀一两半　滑石二两　沉木香一两

上药生晒，各研极细净末，和匀一处，加黑肉枣四两，酒炙石龙子三条，金叶十张，加糯米粉打锭，凡修合须择黄道，天医良良虔礼大悲心咒一日，忌妇女鸡犬，须拣净室为是。

灸法：以食盐半盅，炒干，填满脐中，上以生姜一薄片盖之，以艾炷如黄豆大者，火于上徐徐灸之，过即再易。不论炷数多寡，加姜片焦灼亦可再易，须暖气入腹之中，觉热气难当，然后住火，待片时去姜片食盐，以回生丹填满膏药盖之。

灸丹田穴法：此穴在脐下七八分，以姜片或蒜片铺穴上用，艾炷灸至皮肤觉痛，腹中温暖而止。

回生丹方

硫黄一两　肉桂五钱　丁香一钱　吴萸一钱　当门子三分，共研末

温熨手足药汤方

川桂枝一钱　苏叶七钱　酒炒桑枝一两　生附子一两　宣木瓜五钱　全当归一两　辣蓼草一束　大酒糟四两

以凉水半大锅煎浓汤，频熨四肢冷处，如汤冷再温再熨，待阳回方止。

近闻患瘪罗痧者，止一二时而死，死后大肉削尽，其短小收缩，较生时只有其半，殆两脏精气脱竭而死乎？疫气之病，诚有不可理喻者矣。病经日者，当能救治，其一

二时者，方治虽多，总归无用。后余用羚羊、黄连、桂枝、吴萸、陈、半、槟、枳等分其阴阳，化其湿热，清肝而温脾，温凉并进，更佐苏合香丸，芳香逐秽，颇能应手。因思此症，中焦之气挥霍淆乱，虽系脾胃阳气不化，升降不灵，而病之由来，究系夏秋湿热。湿郁虽伤脾阳，热伏更伤肝阴。故吐泻之后，肝风随动，肝阴亦竭，但温回中焦之阳，不应多耳。

曾治王仓柳方姓一妇，患瘪罗痧五六日后，吐泻虽止，四肢不温，不食不语，仍目陷肉脱，脉伏不起，音低不能转侧，诸医束手。余诊视后，服药两帖即愈。斗级弄徐姓一儿，亦服此方而愈。然恨此法悟于瘪罗痧将定，一时不能悟于初起之际。从前患此者不救已多，可见余之学力浅陋，自恨亦自惭耳。其前段主温通之论，一出于仲景《伤寒》，一出于《和剂局方》，再出于张景岳。古人治霍乱，每用温通，近时王士雄治霍乱，始有以凉苦主治者。但一味凉苦，究竟亦未合理。可见古书不过示人规矩，临病之时，仍贵自出手眼，先想病之来络，与夫眼前脉证，再参古人议论，何处相合，何处不合。其合病者固有定，见其不合者尤须寻出缘故，然后下笔定方，庶无顾此失彼，治虚遗实之弊。若见一二症即执定，谓与古方某某相合，鲜有不误事者。

又方案说秋冬之交病最杂难治

秋冬之交，其病最杂，最难分别。盖夏秋之后，多有疟痢，湿热未清者；有伤深秋燥热，而为咳嗽寒热者；有

感时令风温，而发痧疹者。大抵湿热未清者，口虽干而不喜饮，转胸痞，舌苔满腻，热朝衰暮盛，或寒热类疟。伤秋冷燥热者，必咳嗽、胸胁痛、舌苔干白、脉浮弦数大；感时令风温者，形寒发热，畏风头痛，或面肿口干，咽痛脉浮，一一皆可分别治之。最难者，既伤秋燥，复束风邪。而从前所伏湿热亦未清尽，咳嗽痰黏，形寒发热，而胸中痞满，口干不欲饮，舌苔灰腻，大便不通。既不能燥，又不能清，淡渗耗肺液，苦泄伤中气，治之用药，实属费手。须轻清凉利，佐以辛淡疏通，庶几两病皆解。若孟浪从事，即变症蜂起。

产后中风服清热泻火熄风法

古人治产后病，以补虚为主，然多有不尽然者，不谬。冬初有滑石桥陈氏妇，分娩后身体甚健，三朝即出房操作，至七饮食减纳，小有不快，二更后忽身热如灼，口噤不语，面赤如妆，汗出如浴，两手颤振，两目上视。举家惶骇，即请某医视之，医以为肝风死证也，而进龙牡、龟、地等潜阳熄风，两进病不少减。来延余诊，其脉洪大搏指，揿其其舌尖绛，苔糙罩灰而干。问其瘀露有无，其母曰产时颇有，二三日后渐无矣。余曰：此产后中风证也。以脱血之后阴不配阳，早日劳动，心肝之火暴起，与外感时令温风相合，劫夺其阴，阴之气不能承守，阳气炽张，有升无降，九窍失其通和，百骸失其柔运，遂成此证。若进镇摄涩敛之药，譬入井而下石也，必无生理。为制羚羊角、石决明、鲜生地、栀子、连翘、黄芩、川贝、杏仁、当归、

钩藤，大清其热而降其火，更磨回生丹冲服，以化下焦瘀热。两帖后，振颤大汗始定，言语能出，舌本仍强。减去黄芩、回生丹，以鲜生地易大生地，又两帖，面赤变白，知饥思谷，能寐，而右手足偏废，不能举动。更进交加散，以生姜汁炒鲜生地渣，鲜地汁炒生姜渣，佐以芎、归、秦艽、菊花、石斛、川贝，三帖胃气渐醒，转见畏寒神倦。再易黄芪补血汤，以黄芪、桂枝、归身、川芎、秦艽、菊花、白术、陈皮等，十帖始手足便利，谷食充旺而愈。

产后中风服温补法

又南门坛前街王氏妇，亦患产后中风，舌强不语，左体偏废，心中明了，并无身热，诊脉弦芤无力，面白舌淡。予曰："此中风之虚证也，非大剂温补不办。"方用高丽参三钱，黄芪七钱，炮姜一钱，肉桂三分，佐以四物汤。值伊夫远出，伊姊见用参、芪，疑而问曰："闻产后忌人参，用之无妨乎？"予曰："此愚人误传，不足听也。古人用之，不知凡几，即如此证，若不用参，恐难望愈。"伊家以素信不疑，服三帖颇见转机，五帖语言能出，身体能动，计前后服参三两许而瘳。

夫同一中风，虚实不同，治法亦异。盖陈妇壮年暴病，脉证皆实，故以清热泻火为熄风，热退风平即进补气养营以善其后。由其标虽实，其本则虚，未可过剂。恐中寒复起，节外生枝也。王妇前年曾患臌病，经予治愈，元气未复，此产后去血太多，故所见脉证皆属虚象，故以甘温之药，益气养营为熄风，俾气血运行，始语言出而手足动。

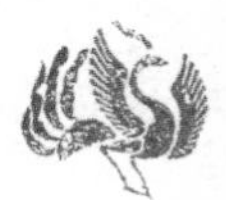

以古人言之，王即东垣之益气升阳、温营助卫，谓气虚而后召风，标本皆虚，故以补虚为治。陈即河间之清火泻热，谓将息失宜、心火暴起而后召风，标实本虚，故以泻火为治。要之中风之病，无论东垣言气，河间言火，丹溪言痰，皆从虚面而述标病，虽实寒病必虚，能察其虚面，方能治其实面，不但产后然也。惟不可执丹溪言，产后一以大补为治，虽有别证，从末治之，恐虚中有实者，受其殃咎，故志两证，以明虚实之不同。

产后吃新米饭脘腹大痛

又邻右李姓，产后四五朝颇健，值新谷登场，吃新米饭两碗，夜即脘腹大痛，继以大吐酸涎，身热不退。延女科治，其痛不减，来延予。予亟前，女科方出门，视其方，桂附与大黄同用，予骇而问，故病家以新米饭告。诊其脉弦大有力，舌红苔灰，脘腹痛不可当。予曰：此伤食而夹时令温邪也。与苏梗、牛蒡、杏仁、焦神曲、焦山楂、木香、枳壳、连翘、当归等，一帖痛减，两帖痛平，热退而愈。此等证最常，不足记，记此以征药贵合病，合则山楂、麦芽亦救命，不合则人参、黄芪亦伤生。世人多贵耳贱目，见方列人参、黄芪则易而重之，见山楂、麦芽即轻而易之，曾不问病之合与否，亦可慨也。

五种痰痫

痰痫一症，并非邪犯胞络，乃脾不化精，胃中之精微化为痰沫，为厥阳之火逼迫上逆，堵塞其通顺之窍耳，所

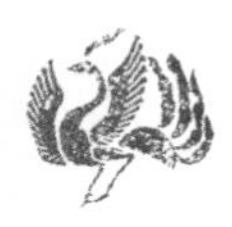

以痰沫一透，神即清明如无病矣。因于古方中加减一方，颇有效验。

人参三钱　远志三钱　半夏三钱　真针砂三钱，火煅，醋焠，另研细水飞　石菖蒲三钱　茯苓三钱　胆星三钱　肥甘遂三钱，甘草汤泡，研细末，不落水，猪心血拌蒸，晒干，再另研细末　辰砂五钱　白附子三钱，姜汁炒焦，切　羚羊角三钱，剉极细末　明矾三钱，入皂荚末熬枯　肥皂荚三钱，不蛀者去子另研，与白矾熬　炙乳香五钱　原麝香三分　或加巴豆霜三钱　锦纹军一两

上各味制炒，研好合一处。以鲜竹沥一两，生姜汁三钱打，和量加炼蜜，丸如鸡豆，磁瓶密封好。合时须择黄道吉日，勿令鸡犬孝服妇女见之。治五种风痫、痰涎上涌，不省人事，并治失心癫狂，以钩藤薄荷汤代下五丸，重者十丸，约一钱重，忌海鲜发物动风。

三疟论方

余于三疟，每为所穷。古方甚多，浅者效，深者多不效。信乎邪气内薄五脏，横连膜原，气深道远。“膜”字，余谓是脏腑外、肌肉里之膜壑；“原”乃六腑之穴，故经文有“横连”二字。而王旭高言：膜原前近肠胃，后附于脊，属卫脉，且言五脏六腑之膜为疟之本，风寒由背脊入于脏腑之输，为疟之标，其言信不谬。论“原”之说有二：一则出手四关，其穴皆在筋骨交接之处；一则在脐下，为人生命十二经之根本。王晋三云“原”为膈肓之原，亦卫脉也。按《灵枢经》云：肓之原出于膀胱上一穴，在脐下一寸半，则膜之原出于脐下无疑矣。邪气

横连膜原者，痰涎横于胸膈之膜，深连脐下之原也。故凡疟邪屡经解散，风寒既去而疟不休者，有根在也。根者，何水饮痰涎，是何截法，皆用常山劫痰行水以去病根，然亦施之阳经，浅者有效，深者即未必。王晋三补达原饮一方，治间疟以达膜原之邪，然于三疟亦不尽效。盖三疟久不愈，水饮痰涎在于原穴，用常山吐之，而不用利药，则胸腹募穴之痰水可去，脐下原穴之痰水不除，病仍不易愈。

今得一方，用常山、巴戟、黑丑各五钱，水酒各半煎之，煎药半熟时，入囫囵鸡子二枚，勿损壳，放药中煎熟，先服一半药，即服鸡子一枚，忍一时许，自然吐出黏痰，再将前药一半服之，再吃鸡子一枚，自然利下黄水，则疟不作矣，服药须在不发日，屡试必验。夫常山劫痰截疟，人皆知之；牵牛逐水消痰，达右肾命门，通下焦郁遏；巴戟温肾利水，兼强阴益精之力，以祛三疟痰水，人多不能悟及。盖脐下之原深连右肾命门，故必用走肾之命门之药，驱逐痰水乃效。虚弱者先服补脾肾、和营卫之药五六帖后，服此方无有不应。抄王旭高语。

暑温方

暑天疾病，较平时为多，然大抵不过两端，一病天之热，一病地之湿。炎熇逼人，烁石流金，多病饮不解渴，灼热无汗，甚则随饮、随渴、随尿，尿如清泉，昼夜数十遍，身热如炉，而无点汗，此天之热而伤人之天也。天为乾金，肺脏应之。肺主一身，清虚上悬如华盖。外属皮毛，

炎热过盛，不特外伤皮毛并呼吸，伤其气液。气液既耗，洒陈灌溉失职。肾为母子，更失所恃，生化之源既伤，蛰藏之机尽露，膀胱不约，水尿多焉。盖气肺虚，不能蒸腾于元腑[①]而作汗，水液直下胃窍，渗入膀胱而出耳。此皆伤天之热，而病于肺也，前人语焉未详，治法如生脉散、甘露饮、人参白虎、天水散之类。保肺清金泄热，而不伤元气，不必治其下焦，而渴自解，热自退，尿自少矣。不可以无汗而散之，内热而苦寒泻之，是为重虚。若夫当暑反凉，或阴雨不休，乍寒乍热，湿热蒸腾，多病胸痞、泄泻、霍乱转筋，或寒热有汗不解，渴不多饮，饮即沃泛，肠痛绞肠，此伤地之湿，而病人之地也。地为坤土，脾脏应之，脾主转运四维，升降上下，喜燥恶湿，外属肌肉，湿热蒸腾，从口吸入，留顿中宫，致转输失职，升降倒施，胃为夫妻，亦失顺下之常，轻则腹鸣泄泻，重则绞肠、吐泻交作。外束凉风，与内合邪而寒热交作。其渴者，热也；不欲饮者，湿也；呕吐者，湿热饮积于胃，胃不容而上泛也；泻者，脾不化而膀胱失司，其邪直走二肠也。凡此皆伤地之湿，而应于脾耳，治法如藿香正气、平胃、败毒、冷香饮之子、大顺散、达原饮、五苓、理中之类。运脾化湿，散寒化热，分利其中气，芳香淡渗，微苦辛宣之泄，泄通气病解。盖长夏肺脾之气液既伤，不可重与苦寒，更伤其中，尤不可清滋凉润，与湿树帜。若卒然昏冒，是为中暑，乃炎熇之热骤中心肺耳。小儿最多病此，是阴气未充，盛阳之体，不克此炎威，二窍灵机卒闭，最为危险。以出芳

① 元腑：即玄府。

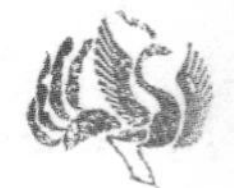

凉润开解方治之，不可大进寒凉，遏其郁蒸之热无出路耳。凡以上诸证，皆可以暑邪名之，盖湿热相合为暑。在医者，须明其是热是湿，独病兼病，孰轻孰重，胸中了了，自无错治，肺虚热伤气液者也。甘露饮治热伤肺脾而小便短赤，气液不甚虚者也，天水散亦然。人参、白虎治热伤肺胃，而有汗、脉洪者也。藿香正气治湿热秽浊弥满三焦之轻剂，平胃则寒湿泄泻，败毒则形寒发热，畏风冷。大顺霍乱吐泻，肢冷脉伏，躁烦莫名。理中，理中焦之阳。五苓逐下焦寒湿，膀胱不化。达原乃湿热秽浊，内外兼病，遏要在脾胃膜原，故名达原。丝丝入扣，神而明之，尤在日读书功夫。

说汪氏汤头书

汪韧庵《汤头歌诀》一卷，凡少年学医之子无不熟读，以其便于记汤、丸药味也。然此书表散门中，仍蹈金元以后故辙，都辛温发散、治伤寒表证之方，无一辛凉宣解治温热诸病自里发表者。大江南北温热多，而伤寒少。此书遍地通行，初学奉为圭臬。惟好学之士多读他书，总知去取。庸浅之辈一读汤头，便谓天下去得，但知发散，不问是否伤寒、温热，亦不辨表里虚实，即曰以伤寒之方，而治温热之病，贻害亦何穷哉。且选取门径，亦多未妥，如补剂四君子，后即凑入升阳益胃、黄芪鳖甲、补肺阿胶，升散、苦寒、清滋数方了事；以补中益气，归脾等方，转入理气、理血门中，夫补中益气，明明益气补中，并不理气，岂可与乌药顺气、苏子降气等同日而语。归脾汤补心

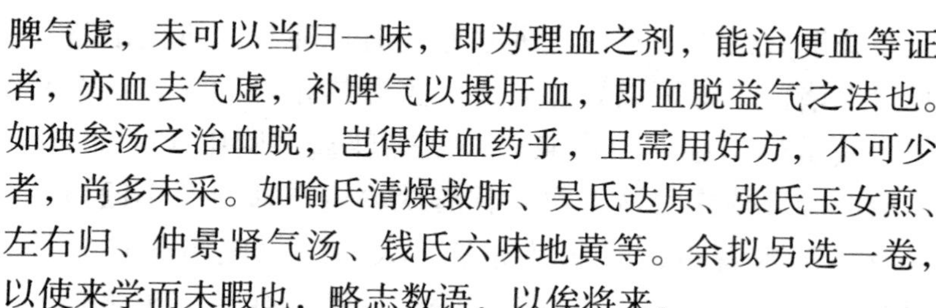
脾气虚，未可以当归一味，即为理血之剂，能治便血等证者，亦血去气虚，补脾气以摄肝血，即血脱益气之法也。如独参汤之治血脱，岂得使血药乎，且需用好方，不可少者，尚多未采。如喻氏清燥救肺、吴氏达原、张氏玉女煎、左右归、仲景肾气汤、钱氏六味地黄等。余拟另选一卷，以使来学而未暇也，略志数语，以俟将来。

辨续命汤

《内经》谓“风者百病之长，善行数变”，故历代著书家，都以中风门冠之首卷。治风之方，以小续命为冠，余每疑焉。按中风一证，来路甚多，见证不一，要必以内伤肺气肝血，腠理疏而营络空虚，邪贼之风得以直入无阻，故四十以前之人罕有之。《经》又谓“人年四十而阴气自半”，所谓阴气者，即五脏真元之气，津精血液，都包括在内，真气暗耗，不能捍御外邪，致邪风直中经络脏腑，较《伤寒论》之伤寒中风，岂可同年而语！而以麻黄、桂枝、川芎、防风等治伤寒中风表证之药治之，即有加减，亦不离宗。此外，如愈风汤、防风通圣、大秦艽汤之类，虽稍变换，皆风药居其大半。夫风药多燥，血虚者忌燥；风药多辛，气虚者忌辛。而欲治卒倒偏枯、㖞斜麻木之证，恐多不合。然昔贤之所以用续命汤，总治中风者，本之仲景先师。仲圣乃千古医祖，遵循不晦，何敢异议！能自出心裁者，不得不推刘守真、李东垣、朱丹溪。刘氏曰：风病多因热盛，若云风者言末，而忘其本也。良由将息失宜，心火暴甚，肾水虚衰，阴虚阳实，而热气怫郁，心神昏冒，筋骨不用，卒倒无知也。李氏云：人之气以天地之疾风名之，中风者非外来风邪，乃本气自病也。形盛气衰，多有是病。朱氏云：西北方风寒土燥，为风所中者，诚有之；东南气温地湿，有中风病者，皆湿生痰，痰生热，热生风也。以上所论，皆俱言风从内出，皆主内伤。然三子之论虽如此，而其书仍不免前人窠臼。能辟去前人窠臼者，尤推张景岳。景岳论非风一段，更出三子之上。若非三子发论于前，恐亦未能有此也。可见医学之难，庸浅者固多杀人，即博洽高明者亦难免不杀人。何则读书考古，恐古人亦多未是处耳。

代茶泡汤头误

余雅不喜人无故常服汤头。夫汤头二字，乃古方名目也。如四君子汤、四物汤等，皆名汤头。今人一二味药，代茶常服，谓之汤头，其讹固无论矣。即此一二味药，亦有性味偏胜。古人谓用药如用兵，兵可千日不用，不可一日不备，无故黩武，未有不伤国家元气者。药中岂独巴豆、砒霜可以殒命，即补如参术，投之不当，为害非小。今人踵此弊者不少，如陈皮、蔻、壳辛香破气，洋参、玉竹清滋碍胃，俱有偏胜，偏久则病生矣。本欲却病，而反致病。卫生者，幸勿为流伪所愚。总之，药以治病，无病不可服药，即有病亦当审慎以投之，盖草木皆有偏盛，以其偏而济病之偏，故能却病也。若投之不当以偏，不更重其病乎？

吃茶有益无损论

更有人谓茶叶最易生湿，故不服茶而服汤头，真无稽

之言。夫茶生山中，其质至洁，多得春露之气，《本草》谓能清利头目、咽喉，解渴醒睡，从古高明之士嗜之极多，且吾人卫生养身之物，惟茶饭二事，终身不厌。如果茶易生湿，前人早已弃之矣，要知茶之生湿致病乃嗜之过甚，与饮恶劣下品者耳。若少饮与饮上品茶叶者，不但无害，且益人不少，不可因噎废食。

肉桂治痞痛无伐木之说

方书每谓桂能伐木，木得桂而枯，以余验之，殊为不然。考肉桂性味辛甘大热，为阴中之阳，得春令温和之气，若肝木横逆胀痛，克侮脾土者，非肝木之有余，乃土不温和，致木失畅茂、条达之性，故抑塞横逆，痞胀作痛耳。得肉桂辛香以散肝郁，甘温以暖脾寒，则塞者通，寒者温，其痛自失。谁谓得春令之阳和，不云生木而反云伐木哉！质之高明，然乎否乎？寒水司天，湿土在泉之年，秋间之病伏暑之象，投败毒法效验。

庚辰年秋病投败毒散泻心法效验论

光绪庚辰，岁运属阳金，气为太阳寒水司天，太阴湿土在泉，金为母，水为子，以寒水司天而逢金运为子，居母上为逆，主人民多病。夏末秋初，熏风拂拂，并不炎热，人病甚少。至中秋后，多病似疟非疟，寒热不已。以常年伏暑法治之，多不效。若重进凉剂，热更甚。其证初则寒热起伏，朝轻暮重，苔白舌红，脉濡数，胸痞，渴不多饮，延二三候亦不变。以败毒散加减投之，辄效。若胸满呕恶甚者，半夏泻心加厚朴、蔻仁，合辛通苦降之法必愈。甚有呕吐不能服药者，少加荜澄茄数分，令其慢慢服之，痞开吐止，亦应手而瘳。盖常年暑湿交蒸，湿易化燥，一候外即见苔黄、渴饮，热陷昏谵，故宜清化。今年有湿无暑，所受者寒湿耳，即或化热，亦胜湿于热，终不化火，故药宜辛通不宜凉降，凉降为湿邪树帜，胃气益伤，太阴更困，少阳之气愈抑，故往来之热愈甚，而无止期。用羌、独、柴、前以伸太少两阳之郁陷，用干姜、半夏之辛以醒脾阳而开湿，用芩连之苦以降胃逆而泄热，气通呕止，寒热自已。医者每见热久不退，投以苦寒凉降不效，用硝黄攻下，胃气重伤，变证蜂起，多至不救。不知脾胃为湿邪所困，即有热邪亦是湿中夹热，治热必兼治湿，热邪虽宜凉苦，湿邪必需辛散。若但治其热，不但其热不去，中气愈陷，湿邪愈困，而大脾闭结，亦脾不化而胃不降，与伤寒阳明燥屎，可进三承气者大异，但可辛润以降阳明，不宜硝黄攻伐也。

用泻心汤法

今人用泻心汤，必减人参、干姜，不知其意何居。夫泻心汤，仲景为阴邪误下成痞，无形之气阻隔中脘，而设取一辛一苦相需成功。胃为苦寒所伤，阴邪乘胃之虚而踞之，非干姜之辛温不足以醒之、散之。其佐芩连者，恐参、姜、甘、半守而不走，用以降热彻邪也。若去参、姜，而仗半夏一味之辛润，无论不敌芩、连之苦寒，且与承气相去不远，安望其痞开热化？仲景通天手眼，后人点金成铁，

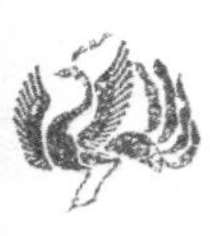

殊属可笑。若去人参当可取效，去干姜则不成方矣。

医理与儒理说

医理与儒理一致。儒以六经为根底，诸子百家为枝叶；医之《内》、《难》犹六经也，《伤寒》、《金匮》犹《语》、《孟》也，刘、张、朱、李诸大家犹诸子百家也。不根六经、《语》、《孟》，其学泛；不览诸子百家书，其学粗。泛与粗俱非良医，须将《内》、《难》、仲景之书用过功夫，再博览旁通，去其糟粕，取其精华，从名师临症指教，自然业精务神矣。然犹须先明儒理，盖儒先格致，医亦以格致为功，否则执古方疗今病，无益有害。从古有不知医理之名儒，无不知儒理之名医也。读医书难于读儒书，《内经》、《难经》、《伤寒》、《金匮》文辞古奥，多意义难明处，以其代远年湮，必有缺误。遇不明之处，不可强作解事，存之或质高明，或俟异日可也。余观古人强解者不少，我辈天资学力不逮古人，若再强解，不但贻害，恐终身无进境矣。

医寄于儒，古者上士为之，原非易事。故出则乘车，食则兼味，病家奉之若神明，敬之如上宾，即读书做官亦不过如此，当不进思尽忠，退思补过，吾不知其何等肺肠。或谓医者究居官，何忠可尽，何过可补？余谓，临病不敢怠忽，一切利害禁忌，委曲开导，即遇前难治疗之证，亦须尽力救援，此即尽忠也；退而静思，今日所看何症，所开何方，有无率意错谬处，与平日用功读书，揣摩古人方论，以供临时之用，此即补过也。若浪得虚名，便为学问已高，临病糊涂了事，草菅人命，平日懒惰不肯读书，此

王法虽不诛，天谴必及之矣。

辨肉桂真伪

余向闻肉桂以交趾为上，摇桂次之，安南又次，不知安南国之清化镇出者，即是交桂。盖安南又名越南，即古交趾地也。药客入山采桂，例光纳税银五百两，然后给票听入。即入，惟恐不能偿所费，凡遇桂之至小，亦砍伐无遗，故至今交桂绝无。安南入贡，内地人多向买，贡使先向浔州买归，炙而曲之，使作交桂状，不知者聊为所遇无实。浔桂亦自是可用，但其枝大皮厚肉松，如有沙状便佳，尤必新硕者，润而有油，枯则气味失矣。

阅赵云崧《檐曝杂记》，其述如此，云崧官广西镇安知府，与安南接壤，见闻必确，乾嘉时已难得如此。

鸡血藤膏、山羊血治效

云南府出鸡血藤膏，治妇女血枯经闭有效，其藤生大箐[1]中，不见天日，年深月久，故专能补益阴血，广西镇安亦出。又有山羊血，治刀斧伤，止血最灵，以常食三七故也。其形似羊，而大如驴，生取其血，较可信，否则多赝者。又有石羊，身较小，其胆在蹄中，山岩陡绝处，能直奔而上，力乏则曲蹄于口恬之，力即完复再奔，故其胆可以止喘。

---

① 箐：qìng，山间大竹林，泛指树木丛生的山谷。

说蛤蚧碎蛇

蛤蚧以能叫十三声者乃佳，此物每年多一声，十三声则年久而有力，能润肺、补气、壮阳、定喘，口咬物则至死不释。捕者辄以小竹片，嬲[①]之使咬，即携以归来。虽入石缝中，亦可乘其咬，而掣出之。遇其雌雄相接时取之，则有用房中术，然不易遇耳。其力在尾，头足有毒，用者必尾全，而去其头足。孟良边外有碎蛇，每日必上楼，跌而下至地则散如粉，俄又合成一蛇蜿蜒而去。盖其生气郁勃，必散以泄之也，为接骨治伤之胜药。又有淫鸟，其精可助房中术。有得于石者，以铜裹之如铃，谓之缅铃，皆出缅甸国。

论阳有余阴不足

余幼年读丹溪“阳常有余，阴常不足”论，服其识见高明，后读张介宾《类经》注，辟丹溪之言甚力，始知丹溪之非。及读《景岳全书》中有阳不足，再辨以“阳常不足，阴常有余”立论，与丹溪我矛子盾各持一说。盖恐后人再蹈前辙，其救世之苦心，尽且至矣，而余则又有说焉。窃谓丹溪“阳常有余”之见，原未尝错。盖一则见其体，一则论其用耳。阳有余，其体也。阳不足，其用也。丹溪但见有余之体，未思不足之用，不知人之得以保其百年者，正赖此阳有余耳。以天地观之，天包地外，阳有余也。以

---

① 嬲：niǎo，方言词，意为挑逗。

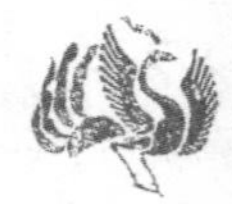

人事验之，夫尊于妻，阳胜阴也。设天与地等，则天气不能包举，地球沦陷矣；妻与夫等，则牝鸡可晨，家道维索矣。人身亦然，惟阳气能胜阴血，始气能帅血，血自依气而行，是为平人。丹溪不知阳有余乃天人自然之体，而为此一偏之说。景岳非之，诚不为过。然景岳一以补阳为主，其亦未始不偏。后人读丹溪者，固不可为其所误，擅用知柏补阴；读景岳者，亦不可矫枉过正，专用附桂助阳。须活泼泼地，果系阳虚，则温补之，果系阴虚，则凉补之。不为前人一偏之说所囿，而于读书乃有所益矣。

中风厥逆辨

景岳于中风门中，特立非风一门，其见超越等伦。后附厥逆一门，意为前人之所谓中风，即《内经》之所谓厥逆也。中间所述经文，虽不尽似中风，而似中风者不少，盖恐后学与中风混看，再蹈前辙，故另立厥逆一门大书特书，赘于非风之后，欲人因中风而辨厥逆，不至于中风之方而治厥逆之病，振聩发聋，可属至矣。此景岳之胜人处，即读书之得力处，勿草草阅过。

补阳易补阴难论

昔人每谓“补阳易补阴难”，然但闻其说，未明其所以难之故也。余于读书之暇，尝静思之。以为天地之道，阴阳而已，阳胜则阴虚，阴胜则阳虚，以凉苦助阴，以辛温补阳，人皆知之。至于阴中有阳，阳中有阴，人虽知之，

而于治病用药时，此理多忽而不讲。盖阳虚者，阴未必有余，设但知补阳而不顾其阴，阳未受益，阴先损矣。阴虚者，阳未必有余，设但知补阴而不顾其阳，阴未受益，阳先损矣。在明理者，故不以辛温补阳，苦寒补阴，自必以甘温甘凉，以免救此伤彼之弊。然而阳虚者，得甘温之助，元气日见起色；阴虚者，进甘凉之剂，即元气尚可支持，亦终于委顿不起。其故何也？诚以甘凉虽云补阴，不甚伤阳，究乏生生之气，与胃气不宜，且阳为气，阴为质，万物必先气至而后质生，所谓阳生阴长，当此之时，阴精既伤，阳气必亢，欲补其气，犹恐助阳，欲补其阴，终必伤胃，胃气日损，后天生气竭绝，必至水穷山尽不已，此所以补阳之为难也。

说阿胶补肝二泉补肺

阿胶真者难得，女子肝病，因以阿胶为佳。若男子肺病咳血，惠山泉所煎者，亦宜。盖阿井为济水，伏流以至阴而出阳。肝为阴中之阳，宜升不宜降。肝虚者以阿胶补之，取益阴血而又寓升阳之意也。惠泉为山下出泉，以至阳而流入至阴。肺为阳中之阴，宜降不宜升。肺虚者以惠泉胶补之，取益阴而又寓降逆之意也。且惠泉易得，与其假阿胶，不若真惠泉胶之为得力也。

论痧子泄泻

景岳书载：罗田万氏麻疹看法一段，极为美善。惟景

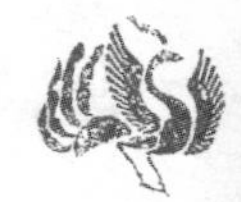

岳以痧子之泄泻亦属脾肾虚，未免偏见。夫杂病泄泻，因脾肾虚寒者多，若痧子乃时令风温壅于肺胃，肺主皮毛，胃主肌肉，故寒热一二日即见，一二日即回，其邪即在表而泄，易发易回，肺胃之热下传二肠故泄泻，胃热上乘即恶心，与脾肾虚寒大相径庭。只清泄肺胃，使痧子透发，热清毒化，其呕泻可不治自止。虽间有脾肾虚而泄泻者，反不得一二要，非痧子门中应有之证也。若此等证而用温补药，即是景岳之偏见处。

说刘河间书

癸未季春至仲夏，读刘河间《六书》、《原病式》，因宗《素问》"病机十九条"治燥热者多，治寒虚者少，即《宣明方论》亦凉泻偏多，温补甚少。要知此乃六淫之邪病，夫六淫皆从火化，非此不足以祛邪复正。今世内伤多于外感，外感每兼内伤，所以河间之书不甚大行。然其立论处方多发古人之所未发，亦一家之言，未可不读也。若《伤寒医鉴》、《伤寒直格》诸集，宗法仲景而变通之，其改大小承气为三一承气，混淆无分，浅深不辨，不如仲圣远矣。辨四逆、真武等谓非伤寒之证，颇有见地。

说华陀中藏经

华佗《中藏经》治分五脏、五行、五邪为病，虽窃取《内经》之旨，并无深意。但华佗得罪被逮时，悉火其书，此殆后人假托其名欤？若《扁鹊心书》则矜奇眩异，妄语

荒唐，更不足观耳。

四大家犹圣贤

古人如刘、张、朱、李，各有所得。亦各有所偏，犹圣门之琴，张曾皙为狂为怀，未得中行，皆圣门高第。惟其不得中行，所以圣自为圣，贤自为贤。吾谓仲景之于后贤，亦犹是耳。或主温补，或主凉泻，或补中升阳，而擅治内伤；或泻火滋阴，而专理阴虚，皆从《内经》、仲景而出。得其一偏，未得其全体。人各独树一帜，不肯寄人篱下，其可疵者在此，可取者亦在此。后人欲臻圣域，先弃贤关，犹涉东海而不问渔师，上泰山而不问樵子，吾知其枉道必矣。

说医自汉迄今等书

医自仲景之书残缺，自汉迄唐，著述甚少，且目为方技，儒者不甚浏览，几成绝学。迨宋仁宗命林亿、孙兆等将《灵枢》、《素问》书重为补订，于是黄岐之道，始再昌行于世。然有宋一代《局方》大行，一以辛热为剂，故河间承之而著《原病式》以治六淫；东垣因之而著《脾胃论》，以治内伤；丹溪因之立大补阴等方，以治阴虚火动。此非三子偏，乃欲救当世之偏，而不知后世有此流弊也。孟子曰：诵其书，知其世，而后论其人。诚哉斯言！本朝自开国以来，徐灵胎以天分胜人，多事凉泻，不喜温补，于唐宗以后之书概不取录，未免故意矜高。叶天士则轻清

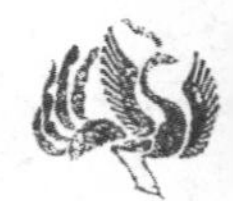

流利，不失古人模范，开四时温热病法门，与吾吴地卑质薄者最宜，在吴中首屈一指。然至今吴医相率，而惟芩惟梗者未始，非踵其流弊也。能深入仲景堂奥，不为一家之言所惑，惟西昌喻氏，其《寓意草》一编，学者不可不读，发人智慧不少。至《陈修园八种》及《沈氏尊生》、《张氏医通》等书，俱摭诸家之绪，而会华成书，犹时文家之类书，可供案头翻阅，若于此中求学问，则失之远矣。

丹溪心法

癸未秋，读《丹溪心法》五卷，计一百门，只论杂症，不及伤寒温病。其论证处方，虽诸法俱备，而于治痰、治火尤为擅长，诚长沙、洁古、河间诸公之所未备也。言小儿变蒸，乃发散胎毒；论弦坚之脉，虽是有积，亦带阴处，脉无水不软之意；脉紧抟者，其气大虚。论痘疮独详，论吐法甚细，皆是出手眼，洁古、河间、东垣诸公未有如此详尽也。且所著诸方，如阿魏丸、左金丸、温六丸、小胃丹、束胎丸、达生散、补阴、虎潜等方，适于时用，诚一代名家，未可以其用知柏补阴而每生訾毁也。盖读书去取，原在胸有主时，苟其成竹在心，虽是非倒置，断不为其混淆，苟胸无识见，又何论乎。

辨产后温补

丹溪惟论产后一段，谓必以大补为主，虽有别证，从末治之。此言虽是，未可泥也。夫产后固以温补为大法，然有

气体壮实者，平素多火者，感受温热者，新受表邪者，诸如此类，未可以一补概之。如壮实之妇，本不大虚，无藉乎补。多火之人，一投温补，阳火更炽，阴血更伤。温热在里，补之则热更甚，而邪不去。新邪在表，补之则汗不透，而邪不达，亦须见证治证，活泼泼地，但不可犯虚虚之戒。

读医书难

甚矣！读书之难也，而读医书为尤难。余自幼即博览医书，见门户繁多，言人人殊，心窃厌之，未有以得其宗也。迨后得黄元御所著医书八种，祖述黄岐，宪章仲圣，其言大含，细入其旨，博洽详明，以为黄岐仲圣之道，道在是矣。而心窃有疑者，自汉迄今千五百年，贤哲拯生方书充栋，竟无一人具黄氏之见者。而黄氏一概抵毁之，何识之宏而量之溢也。乙酉冬，再读其书，洗心研究三越月，始得其底理焉。其注伤寒、金匮也，是是非非犹人之言也，而谬误甚多，其长沙药解，则逐味详明，反失本方配合佐使之妙，《玉楸药解》则语，习后人重温而轻凉，言之不无过激。略素灵微蕴、四圣、悬枢伤寒说意。《四圣心源》一以水寒、土湿、木郁、金枯为论，虽其间多所发明，而未免一偏之见。殆韩昌黎所谓择其未精、语其未详者乎？然而未可议也。盖医自仲圣而后，即贤者不能无偏，要其偏之所在，即其长之所在也。学者师其长而识其短，已有余师。而吾所议者，独怪夫黄氏之言，曰医自仲景而后，千数百年无一人，具一知半解者。极口谩骂，惟交倩程氏有萤火之光，外如刘、张、朱、李、景岳、嘉言辈，骂不胜

骂，何其言大而夸，论刚而激，一至此乎。昔人所言，言之可听，用之不灵，其误多在荐绅，先生以自命为读书明理，其议论纵横，足以夺人心目也。而医书之弊，子矛我盾，自昔已然，非黄氏开之也，而黄氏为尤甚，吾故曰：甚矣，读书之难也，而读医书为尤难。黄氏之最可笑者，以仲景方改易数味，造为天魂地魄，金鼎玉兔等汤，其人矜奇怪，即此一斑可见。

《伤寒论》黄元御诋无定期传变

余读长沙《伤寒论》注释不下数十家，是是非非，人各一说。郊倩程氏曰：伤寒之传经无定期，解亦无定日，仲景之言一日太阳，二日阳明，三日少阳者，乃其大概耳，未可泥也，此言颇是。而黄元御痛诋程氏，以谓传经有一定之期，惟传腑传脏无定耳。诚如黄氏之说，传经即有定期，何以传腑、脏又无定期乎？且二三日不见，鼻干、不眠、胁痛、口苦诸证，即可投葛根、柴胡乎？一二日即见耳聋、脉弦等证，乃投麻黄、桂枝乎？于理未见圆通，强欲翻前人程案，逞自己聪明，说来诸多窒碍。夫伤寒传经之说，乃前圣示人规矩，如见何证、名何经、进何药，使后学有所遵循。故一日太阳，二日阳明，不过言其大概，并不谓其必然也。且人身经络腑脏，一气相通，即如太阳传阳明，非即传阳明，太阳无病耳。阳明传少阳者，即传少阳，阳明无病耳。不过既类阳明证象，乃阳明之邪重于太阳，故以阳明为主治耳，即如传经，亦非定太阳传阳明，有循经传，有越经传，有表里

传，有隔度传。所传无定，所传之期亦无定，此何故欤？以脏腑有虚实，经络亦有虚实，虚处受邪，实则不受，所谓“邪之所凑，其气必虚”。须见证治证，不可握定日子，庶几无弊。

《傅青主女科》偏论带下症

乙酉春夏之交，读《傅青主女科》四卷，大抵取法丹溪，方论纯正之中未免偏论。五色带下，谓肝肾郁火，脾经湿邪，与前世诸方，别开生面，虽未尽治带之法，而精思详审，颇能夺过前人，足以启后学智慧，亦不可不读之书也。

费氏《医醇剩义》关格论

光绪庚辰夏，阅费伯雄《医醇剩义》四卷，其全书虽称纯正，而并无出色处。其关格一论，肤浅不足法。尝读喻嘉言，握枢而运，以渐透于上下之论，极为佩服。而费氏则以为所重者尤在于上焦，诚未明关格之起于何因，而病于何部也。故其方论，皆影响之谈，百无一效，未足深论。但喻氏之进退黄连汤，谓调和营卫无涉，黄连汤之治关格乃调和胃气，胃气醒自为敷布，则升降利，而关格通矣。原先关格之病，多起于郁怒忧思，郁怒伤肝，则厥阴之火上逆，忧思伤脾，则阳明转运之机不灵，升降渐渐失常，始而脘痛呕吐，渐渐得食辄呕，木愈郁而愈横，厥阳之火更炽，脾愈伤而愈陷，

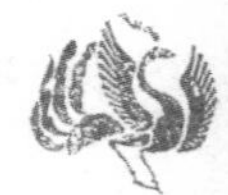

清阳之气日陷。胃失顺下之常，有升无降，土不胜木，反齐其化稼穑之味，甘者亦变酸涎而出，大小肠无津液灌溉，大便秘而小便涩，润极成矣。起病非胃，受病则胃为最重。设投调养营卫、理气平肝，固属稳当，而百无一效。用硝黄劫夺，取快一时，更速危亡。余每师喻氏意而不泥其方，仿治中阳，以开中焦之格，仿五汁安中饮以润二肠之燥，兼清厥阳之火，辛通与凉润并施，缓缓服之，屡致全功。诚以浊阴凝结于中，胃气不降，非辛通不足以变胃降逆；郁火耗营灼液，克土焚金，非甘凉濡润不足以致液润肠也。苟中焦通化，液回肠润，二便通调，饮食能进，则关者开而格者利矣。

辨营卫与气血

再论进退黄连汤，其桂枝固和营卫之药，而干姜、黄连、半夏开乃痞降逆之物也。桂枝得此三物，其辛温之功，亦转助姜连开痞。故余以谓并非调和营卫之方，喻氏未究营卫与气血，因地易名，当袭前人之误故耳。后学勿再袭之。前言营卫与气血混称，此非嘉言一人之误，自古迄今，未有人辨而别之者，原无所由，皆因误解经文。营出于中焦，卫出于下焦，二语遂恐为。营卫即气血之别名，气血乃营卫之正号，不知经文所云，乃营卫之所，自出非此处，即名为营卫也。读张仲景《伤寒论》寒伤营、风伤卫两条，其营与气血，易地异名，可恍然大悟。再思二字之义，益可晓然。若营卫即名气血，气血即是营卫，古人何必既名气血复曰营卫？是必有道焉。

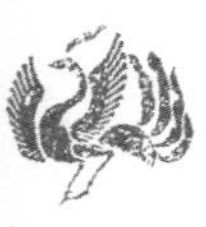

《赤水玄珠》说红铅

向闻《赤水玄珠》极其博洽，每思购之，以坊书所无，旧本绝少，久未得也。偶阅《冷庐杂识》、《啸亭杂录》，谓其书他皆纯正，惟红铅一段，殊属怪诞荒谬，但不知红铅为何物。今夏有书贾携来旧本，急为翻阅，见其书为明万历年婺源人孙东宿所撰，门类与他书略同，后附医案几卷，引据颇能详博，惟文理不甚雅驯。红铅乃室女初次天癸也，天癸中有成粒成块者，谓之梅子，更称上品，其取法详载于下。谓接补真元无有过于此者，大抵此公究心医学，于儒理不甚精通，故有此不经之说。所以医贵通儒，不然必至流入方士一类，为有识者所轻也。书计三十本，乃杂凑成部者，索价甚昂，未及遍阅，而急急取去。今又得抄本，与前书贾携来者，卷本相同，惟纸张字尽不甚佳，价当不贵，以六金易之，尚未读也。

《医林改错》与中医不同说

丙戌秋，在赵惠甫先生家诊病，偶谈及西国医法，尚实萃不尚臆说，论形质不论理气。遇疑难不治之病，死后病家情愿送与医院剖看，故其所著《全体新书》，多有可采处。至今滨海之省，其道颇行，然治外面有形实证则长于中国。若于伤寒、温热、杂证、内虚诸病，不但不及中医，竟为门外汉矣。大抵风土、体禀不同，不论理气故也。

后谈及王清任《医林改错》，乃是《全体新书》之影子，

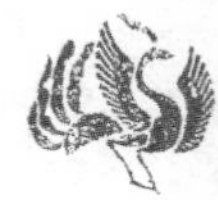

不知嘉道年间西国医书不深入中国否焉。据清任自叙，从滦州稻地镇，观验百十死儿之脏腑，谓与古人所绘《内景》绝不相同，故其书名之曰《改错》。上卷《内景》图记，辨论精详，见识超卓，其方论皆另出手眼，不袭前人窠臼；下卷论中风非风，全是气虚，次论痘非胎毒，乃胞胎内血中之浊气，遇天行之瘟疫，触动而发。不论如何逆痘，只以一方治之，麝香用至三钱，绢包入煎，诚可怪矣！中风以黄芪为主，用至四两、八两，佐活血通瘀之红花等，不过数分。其全书大抵言血不言气，惟中风则书言气而稍血药。余初读之不禁拍案称快，以为奇书。越数日，再读之，转疑团满腹，三读之，始心中释然。客有询于余曰：子之读书何始终不同？如此亦有道乎？余曰：有。何以言之？夫医书自晋唐以下，类皆远宗《灵》、《素》，近接长沙，即有各鸣，已得大概，不越范围，此书能别开生面，不涉轩岐、长沙旧迹，展卷时心目豁然，人有天外惊鸣之想，此一快也。内景脏腑图，数千年来以误传误，从未有一人敢议其非，此公乃亲见诸目，而后笔之于书，决非臆说，将数十年医障一扫而空，此二快也。虚劳、中风、逆痘皆难治之证，此公剖悉详明，言之凿凿，向所谓不治者，今无不治矣，此三快也。得此三快，能不拍案惊奇乎？及再读之，见其所立之方皆血药，所论之病皆血病，不论因情，不言脉理，数十病而只一方，一疑也。仲景为医门之圣，自汉而后人皆宗之，此公虽亦佩服，而谓其方效经错。夫方既效矣，经安得错？此二疑也。中风、逆痘，前人之方诚鲜效验，而何以中风只言气虚。夫气虚固是，其间挟痰、挟火、挟寒、挟外风者，每多见证可查，逆痘只治血闭，夫血闭不过逆痘中之一证也，其因别证

甚多，亦非一致，此三疑也。三读而何以释然者，见其卷首先列《内景》，知其生平得力处，在亲见脏腑形状，遂谓古人于脏腑形状、位置尚且错误，其于治病用药，安得无错？故有方效经错之说。遂专用药，血以治有形，不知古人于脏腑形状位置不能视，未免以误传误，数经络则经穴可征，恐难安造，其分经用药，按证立方，论因情脉理，辨虚实、寒热、表里、阴阳病证，千态万状，方法千变万化，所以必言十二经、五脏六腑者，亦犹射者示人以的，使后学有所道循耳。若一方而可以治数十病，一病而只有一方，不必论因情脉理，虚实寒热，医事岂不大易乎？恐天下古今，无此情理也。客曰：然则此书不可读乎？余曰：否，不然。读书以扩识见，何书不可读，要在读者自会耳。即如此书而论，虽则师心改古，正有可取处，如改绘《内景》图像，既得之目见，谅非臆说，谓痰饮津涎不从肺出，从气管而出，颇亦有理。谓人气亏至五成方病偏废，似有理而实凿。夫中风偏废之病，本属气虚而来，若谓人身五成之气，各得二成半，则不病偏，逮二成半之气并于一边，故半身不遂。不知即就五成而论，二成半既并一边，而何以不病之半身，不见气力倍加乎！未免硬装捏造。且此症多半挟六淫，乘间而发，一味蛮补，安得为求全之策？且所言大致已见于景岳书中，其圆活用到不及也。谓痘非胎毒，乃胞中浊气，夫浊气即毒气，胞中即胎中，总是先天带来，不过换其字面耳。夫时行瘟疫，前人已曾说过，至其驳议古人处，正以古人亦未能有瑜无瑕，正可藉之以增识见。总之，此人因前人内景图象差错，遂欲尽脱古人窠臼而著一书，犹未知医学之深，立说之不易也。读其书者，存之于胸，以备一说可耳。若欲求诸实

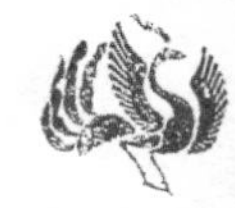

用，恐有学医费人之诮。

说参术

《本草》自神农以下，作者代出，药品渐添，从三百六十五味至千八百余味，所言性味、功用与新产地方，互有不同，此以时代变易，其土宜物性亦因之变迁，理有固然者。如人参古以上党为佳，至明代则以辽东百济为上，本朝则以长白山吉林所出者为上；白术古出汉中南郑，并不分苍白，至陶隐居始分二种，至明代则以于潜为上，苍术以茅山为上。今则于潜绝无，白术惟以亳州黄山者为佳，已难得，而茅山仍出苍术。即以参术而论，其出处之变迁不同，此且真伪难辨。此外品味甚多，地道不一，药肆中但知利已，不顾害人。故今医治病，不如古人，非徒技术不如，亦药料不及古时精粹耳。

本草药性

读《本草》先要辨气味形色，再明其功用，其云神仙延年大半虚诞，能明形色气味，则阴阳升降，补泻寒热，任我驱使，不为古人所拘。庶免头痛医头之诮，如按味而寻，不知佐使，不论标本，所谓按图索骥，弋获鲜矣。

叶氏转女为男说

古人有转女为男之说，屡见方书，然效者绝少。尝读《客窗闲话》载叶天士治一富翁女，及笄病笃，医皆束手。

叶携归置密室，选美婢伴之一月后，体壮病去，竟变男子，此医书所无者。且谓医书所载，有五不男，名曰天、捷、妬、变、半。冲任不盛，宗经不成曰天。值男即女，值女即男曰捷。男根不满，似有似无曰妬。半月能男，半月能女曰变。虽有男根不能交媾曰半。余谓五不男中，其天字即《内经》之天宦，岐伯谓：冲任不盛，宗筋不成，不能御女，外四种诸书罕见，虽形状不同，要皆冲任宗筋不盛，不成之中各有所偏，而较天宦为逊，故天士因其发轫之时，以药石扶助之，以婢女引导之，得以转女为男，亦因无有此根基耳。如中无有，虽士之能，亦何措手。余愧读书少，然耳无所闻，虽不尽如五种之奇要，亦形体异，不敢以未曾目睹，断为必无之事也。

咳血不可作劳症进清滋

《素问·脉解》篇云，少阴所谓，咳则有血者，阳脉伤也。阳气未盛于上，而脉满，满则咳，故血见于鼻也。张景岳谓：阳气未盛于上而脉满，则所满者皆寒邪也。肾脉上贯肝膈入肺中，故咳则血见于口，衄则血见于鼻也。今世咳血证甚多，医者悉认为虚劳，以滋阴降火治之，殆者多而愈者少。其实，古之所谓虚劳并不如是。考《素问·咳论》，岐伯谓："十二经皆有咳，非独肺也。皮毛者，肺之合也。皮毛先受邪气，邪气以从其合也。"此乃肺家本脏之咳，即今之伤风咳嗽也。此外十二经中，惟少阴经咳最重，病则喘呼不得卧，甚则吐血盈盆。盖肾为阴阳之窟宅，肺为呼吸之门户，精气伤而窟宅惫，肾气逆冲而上，胃受

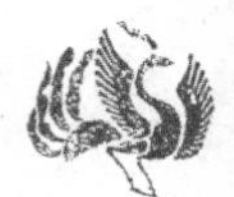

寒水之凌，不得下降，肺气受其奔迫，惟有咳嗽喘呼，咯血随逆气而上，咳愈甚而血愈多。如见血而进鲜生地、藕汁、阿胶、童便，见咳而进沙参、麦冬、川贝、杏仁等，愈进愈剧，以少阴得寒凉之助，冲逆愈甚也。惟用干姜、五味、熟地、炙草、归身炭、茯苓、半夏之属，甚或加人参、肉桂、石英等，以招纳浮阳，应手辄效。甚妙在五味助干姜能收肺气入于肾中，然后熟地、炙草能益肾而补耗散之气，半夏、茯苓收肾家虚泛之痰，归身引血归经，使肾气纳而肺气降，斯不治血而血自止。余治效多人，非谬说也。《内经》虽有肾咳之条，未及深论，遂至后贤不敢以温补之法治咳血，实缺典也，故记之以备一法。

再此等证候，脉必浮、洪、芤、大，或弦数，以下焦之气奔迫于上，肺气实而肾气虚，且脱血之后，阳气失阴血依附，必浮荡无归，肺脏喘呼急促，无脉安得不浮数芤大乎，切勿谓阳火有余而见此脉象也。

人参大黄用法

人参与大黄同是救危良药，然服人参不当，尚可挽救，服大黄不当，鲜有不危殆者。亦由于戈之与玉帛，玉帛不当其祸迟，干戈不当无祸速。一则养痈成害，一则丧尽黎元，无有不覆国者，以予所见，不可枚举。盖大黄攻阳明有形热滞，尤须其人元气可当。故仲圣《伤寒论》中当下不当下，可下而仍不宜下，最为详审。如下之不当，不但邪势不服，胃气先为败坏。百病以胃气为本，胃气既损，阳药入胃，胃伤不能散布。虽有良方，恐石田虽植不生，冷灶不能自熟

也。故下法须审之又审，古人谓伤寒下不嫌迟，良以此耳。

读《温热经纬》

道咸年间，海宁王士雄，号孟英，名盛一时，著作等身，余闻已久，恨未读其书。前年徐文青太守自江南西归，送孟英所著《温热经纬》一部，计五卷，仿吴鞠通《温病条辨》，以《内经》、仲景论伏气温热为经，以叶天士《温热论》、陈平伯《风温论》、薛生白《湿热论》、余师愚《疫论》① 为纬，附以诸家注释，参以己见，述而不作，汇四时温热病为一书，诚有便于学者。今夏复从友人处借读医案八卷，名《仁术志》、《回春录》，其治温热居八九，大抵以犀角、羚、石膏、大黄得效者多，乃友人周光远、张柳吟等所辑，誉词太过，转觉失实。附《霍乱论》二卷，上卷论治法，下卷古今治案、并方，引经据典，颇称详博。第观其全书之旨，谓属热者多，属寒者少。力诋薛立斋、张景岳主温之非，然二公之主温非无因也。观仲景所言霍乱以五苓、理中为主治，即伤寒三阴论中，一涉吐利无不以四逆、理中等为主方。以余所见，亦寒者多而热者少，或气运之变迁，与方宜之不同，未可知也。要之孟英之学精于温热，疏于杂病，读其书盖可窥其胸臆矣。

分膜原说

吴又可治疫立达原饮，谓治膜原之邪，人多不识膜原

---

① 《疫论》：即《疫疹一得》。

二字作何解，究系何物。《内经》但言“邪气内薄五脏，横连膜原”，又言“邪气客于肠胃之间、膜原之下”，未尝探其原委。王晋三谓膜为膈间之膜，原为膈肓之原，亦冲脉也。自王太仆而下，至张景岳注经者，皆混淆言之。以愚所见，膜乃脏腑外、肌肉内裹层脂膜也，原乃十二经络之原也。极言湿热之邪弥满充斥，不特薄五脏，且横连经络肌肉之间。如据晋三所云，乃邪在心肺之下，于横连二字无着，且说不到内薄五脏。然经文既言薄五脏连膜原，而又可之达原饮何以只芳香快脾，苦辛开中，已能治膜原之邪。要知湿邪犯脾，热邪伤胃，转运无权，浸淫于所主之肌肉而达膜原，升降失司，故有痞满、呕逆、便泄等兼证。苟中焦脾胃之邪扩清，中土运，而四维供职、升降有常，则肌肉经络之邪无有不去，又何有乎膜原之邪耶？否则《本草》既无专治膜原之药，从何处下手？

种牛痘说

世愈变而医愈巧，医愈巧而病愈多。古无出痘之病，自马援征交趾，军士带回此病，名曰虏疮，后则尽人皆须出痘一次，鲜有免者。金元后始有种痘之法，避重就轻，法已善矣。今则更有种牛痘者，自同治以迄光绪，江浙两省日行日盛，旧法几废而不行矣。盖种痘者，以痘痂和脑麝塞鼻孔，由肺之呼吸以达五脏，无所不到，故其毒发也深而重，间有殒命者。牛痘则略损手膊皮肤，以浆由手三焦传布，不动五脏，其毒发也浅而轻，人皆乐就之。奚考牛痘之法，自欧罗巴传至京都两广，大约始于明末，盛于

嘉道。道光初，广东顺德邱某，著有《种牛痘书》四卷，一卷图说，三卷诸显宦题赠诗文。今则官为设局，遍地皆是矣。

瓜蒌枳实作下法辨

古人治外感有四法，曰汗、吐、下、和。今人只有两法半，以吐法久废，下法仅剩其半。非法之剩半也，由医者不读古书，不得其法，即遇当下之证，妄以他药下之，腑气不通，病留不去，转辗变生，至于无法可治也。观仲圣三承气，立法森严，皆有一定章程。盖因下法不可稍错，错则胃气受伤，邪气不但不服，且变生他证，多致不救，故特为甚重也。今人一见下证，每以瓜蒌、枳实下之，徒知硝、黄不可轻用，不知蒌、枳乃上中焦药也。仲景陷胸汤用之，以开上中之痰热，若治中下热滞，有断然不应者。不知何人作俑，吴中相率行之，前人已曾论及。若腑秘不通之证，因固多端，法非一致，固不可动辄硝黄，须知清升而后浊降，其机关全在脾胃之转输。脾为太阴，体阴而用阳，地气上升化为雨露，肠胃得其沛泽，不通自通。胃为阳明，体阳而用阴，天气下降，得肺令之清肃，不降自降。论治法则脾属太阴，为湿土，阴性凝滞，非辛通温化，阳气无由蒸腾，所谓阴体而用阳也。胃属阳明燥土，阳性燥烈，非清凉滋润，浊阴无由顺降，所谓阳体而用阴也。因脾阳不化，湿土凝滞，致胃气不降，大便不通者，半夏、干姜能通之，古方半硫丸即是此意。因阳土燥结，脾阴劫夺，致胃气不顺，大便不通者，三承气之

类能通之。然举世但知阳土燥结，不知阴土凝滞，仍以咸苦，即或通行，中宫愈窒，胃气败坏，此不辨虚实寒热之误耳。

论霍乱症

霍乱一证予曾立论，大抵重者以温甘守中，轻者以芳香分泄为主。然形似霍乱而实非者，其亦上吐下泻，四肢逆，渴饮冷饮，而究不能饮，与霍乱无异者。霍乱之脉沉小，或沉伏全无，此则沉小细伏之中，六部内必见。一部沉数，实者所吐酸涎苦水，所泻红黄黑积如鱼脑，乃暑湿伤中，中气不化，二肠有积滞，胃家有宿饮，抑遏肝胆升达之路，一朝发作，亦上吐下泄，此不可以霍乱温中法治之，宜苦辛芳解，淡渗分疏三焦，以开湿热，导二肠滞积以化气机。一守、一通、一寒、一热，大相径庭，其四肢逆冷者，所谓热深厥亦深也。其渴欲思冷者，胃里积饮，胆有蕴热，阻清气上升，气不化津，津不干也。但厥回肢温后，必转身热，或肠澼下痢，非如寒霍乱厥回后，四肢不发热亦不转痢耳。

暑天小儿多饮多尿

盛暑之时，多一种小儿渴饮泄多证，小便甚清，自朝至暮，口渴引饮百十次，小便亦百十次，身微热，并不灼热，脉濡数并不弦数，舌薄白或无苔。人以谓暑湿之盛，或膀胱之虚，百治不效。其实乃暑热伤气，肺虚而气不化

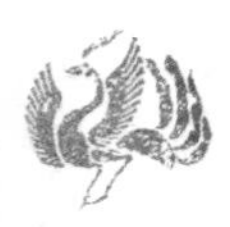

津也，与西洋参、麦冬、黄芪皮、生甘草等。无表邪者，少加五味子，一剂至三剂愈矣。

肝无补法辨

世俗每谓肝无补法，其实非无补法也，补肾补脾皆补肝也。盖木无土栽则根露，无水滋则干枯。土厚矣，水润矣，更鼓以和风，煦以丽日，始欣欣向荣，而成参天之干。若土气寒裂，水气冰凝，仍不能生长，此《内经》之旨也。然衡量两者之间，尤以培土治土为先务。一以土主四维，土气足则五脏皆足；一以脾主升清，地气上升，阴津亦随而上，天方降而为雨露，始木无枯槁之患；一以胃主降浊，地气下降，水中秽浊皆流灌江河，归及至阴，始木无湿郁之患。夫是木居不燥、不湿、不寒、不暖之乡，苟无斧斤伐之，安有不蔽日干霄者乎？东垣《脾胃论》乃治肝之要法也，更以五行之理论水火，可添益之。土可加厚，金可熔并，惟木不可一时添益加并也。盖四者藉外来之气，以为生气，故可每随时补益，木则生气中涵，未可顷刻长成，故未能顷刻补益，故世俗遂曰：治肝无补法。

小儿同烟体惊跳论

薛立斋谓小儿睡中惊跳，由心肾不足也。如今吸洋烟之人，每有此证，亦心肾不足也。然小儿不足由先天，吸烟不足由后天，盖心主血与神，肾主精与髓。小儿因于惊恐，惊

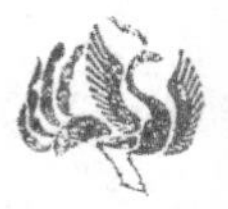

则心无所依，神无所归，故睡中魂魄为之不安。吸烟之人伤其气液，气耗则神虚，液伤则精虚，神虚则心不宁，而血不足，肝无所藏，魂易妄动，精虚则神气空，而五液皆耗。不但魂魄不安，且筋脉为之抽掣，因不同而证则同也。但小儿多实，以阳体多热也；烟体多虚，耗伤太过也。

《幼科指南》服五苓成臌

《幼科指南》谓小儿水泻，服五苓散遂腹胀不利，此先伤水，利药益伤其水，故有此证。用黄豆炒熟煎汤服之立愈，盖豆煎则凉，炒则热，下水蛊肿胀之神品也，简易之中有此妙品，故识之。

论盗汗

盗汗一证，伤寒责之邪在半表，杂证责之阴虚。前人用当归六黄汤，以营分有热，表气已虚也。然多不效者，余每疑之，更进益气固卫法，如玉屏风、桂枝黄芪合甘麦大枣等汤，治同阳虚，自汗颇能见效。意此症固有阴虚，亦由肺脾气虚，待卫气入阴之时，表气不守，营中虚热，内蒸津液从元府而出者。不知前人何以只谓阴虚，不见卫虚，重于阴虚乎？且六黄汤一派苦寒，胃气强者可暂用，弱者难用，而盗汗证，胃虚者十八九。若《幼科指南》治小儿盗汗，用炒棉子仁煎汤，每晨服一碗，三日止。又方用白术四两，分四份，一份用牡蛎三钱，同炒；一份同丁香一钱炒；一份同米泔浸苍术五钱；一分用浮小麦一撮炒，

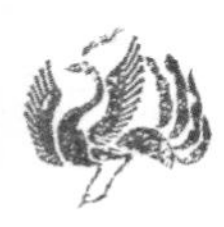

各去同炒之物，以术研末，每服一钱五分，洋糖一匙，开水调服，全从补中温胃，因表立法，实先得我心。

产后惊风用坑砖法

粪坑中陈年砖治产后惊风，见《便易经验集》，云神效。真法以坑砖流水洗净，真陈酒五斤，放在钵内，用栗炭将砖烧透，浸在酒内，提出，复烧如此三次，其酒不过二斤，候温，即令产母服一二杯，半日其肿即消，恶露频频即通。饮酒陆续经二三日，酒完肿退，病愈。据俞鲁堂云，产后惊风皆系误投补剂及多食油腻，以致发热恶露不行，粪砖得清气，能通经络，行之以酒，恶露通而气行肿消。

愚按：此乃产后之实证也，在误补多食油腻而来，粪砖得秽浊中清气，行之以酒，亦以浊攻浊之意也。

秋冬病最难

秋冬之交，其病最杂，最难分别。盖夏秋之后，有疟痢湿热未清者，有伤深秋燥热而为咳嗽寒热者，有感时令风温而发痧疹者。大抵湿热未清者，口虽干而不喜饮，胸痞，舌苔浊腻，热朝轻暮盛，或寒热类疟；伤秋令燥热者，必咳嗽、胸胁痛、舌苔干白、脉弦数大；或时令风温者，形寒发热，畏风头痛，或面肿口干，咽痛脉浮，一一皆可分辨治之。最难者既伤秋燥，复束风邪，而从前所伏湿热亦未清爽，咳嗽痰黏，形寒形热，胸中痞满，口干不能饮，舌苔灰腻，大便不通，既不能燥，又不能清，淡渗耗肺液，苦泄伤

中气，实难着手。须轻清凉利佐以辛淡，疏通气机，庶脾肺两病皆解。若孟浪从事，即变症蜂起。

说老年治法

予谓治老年人六淫之病，投剂宜速，为其苟延时日，正气即不可支，譬如无粮之师，利在速战，苟一战而胜，即有虚波，旋即进补，当无青黄不接之虑，若畏虚不攻，久顿坚城之下，师老粮尽，其败可必。

譬人为一小天地

夫人身一小天地也，心气和乐则阳气升、阴精顺，令四体和泰，百病不生。犹时行春夏，阳和布令，勾萌甲坼，万物畅茂也。若忧愁郁抑，则阴气用事，升者陷而为灾，顺者逆而成害。春夏变为秋冬，萌坼化为摧朽，病有不可胜言者矣。医者化呼谓邪火邪气，除六淫以外，大抵皆化良民为盗贼，宜顺其情而化之，未可徒事攻伐为也。

噎膈证论

噎膈一证，昔张鸡峰谓神思间病，以忧思伤脾，脾阳不化，致中焦阳气不能通降也。然以余所见，从痰饮而成者颇多。所谓痰饮者，始起脘中作痛，泛呕酸苦痰涎，俗名曰心痛，愈发无常，久而久之，中焦之气败坏，胃气失降，脾气不升，升降倒施，大便不通，粪如羊矢，得食辄吐，胃脘上口无阳气运化变为狭窄，食不能下，下即隐痛，

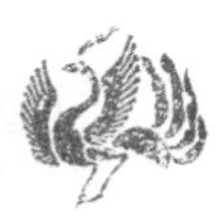

噎膈成矣。原其初病，不过中焦阳微，不能运化饮食精微耳。阳气一振，病即霍然。其既也，或忧思郁结，阳气愈陷，或中年以后，阳更衰微，饮食愈不运化，呕吐日甚。然阳衰而成噎膈，何以舌津干涸，心中烦躁，大便结而不通乎？曰：由中焦阳气不能升化，肝木郁而不达，厥阳之火不能上出九天为生化之气，常郁陷地中，横深逆入，灼液焚金，致舌干矢燥也。此古人所谓关格者也。阴自为阴，阳自为阳，格不相通，非阳虚无阳之谓也。若论治法，云岐之九方，擅用硝黄通下，不顾中气消亡，此为下乘。如喻氏进退黄连汤，颇有道理。如五汁安中饮，亦为合法。诚非辛通，不能望胃气之转运，非凉润不能平厥相之亢焚，其要在中焦转运，使升降灵动。庶关格可开，非精思覃审不能定方，定亦无益耳。

孙思邈《千金方》不同说

余于古人书读之甚少，兵后家藏散尽，坊间旧书昂甚，无钱置买故也。壬辰冬借读孙思邈《备急千金方》九十三卷，为宋太常卿林亿等奉勅校刊，明嘉靖年耀州乔世宁重刻本。细阅一遍，知古方之不坠于今者，思邈之功也。惟惜其论少方多，不细辨寒热虚实一证，而数方数十方但言某方治某病，不论证状，使学者漫不敢用。因逐注释，以便将来。注二卷旋，闻老友刘子石香云：《千金方》已有张璐玉《衍义》注，其解晓畅处夺过《医通》。遂于友人处借观，果不谬，遂为搁笔。惟张为国初人，所注乃三十卷之旧。乔为嘉靖人，转变为九十三卷，不知何故。据《皕宋楼藏书志》云，思邈《千金方》有两种：《千金方》与

《备急千金要方》各十三卷，药味分量互有不同，又有《千金翼方》三十卷，而《四库全书》目中已云九十三卷为《翼方》，即在九十三卷中，混不可分。未知何时混淆，不可考矣。

治跌伤手足

跌仆伤手足，十指不能屈伸，或发肿，乘热以两手入羊胃中，移时痛止。《舟车所至》载：查昇随驾避暑热河坠马，手痛十指不能屈伸，复发肿。上传谕，令剖一羊，乘热以两手入羊胃，移时指挥如意。又余于同治初年，无名指患一疔，其痛澈心，三昼夜不寐。一邻老教敷虾蟆肝即愈，移时药到，其痛如失。单方之效如此，记之亦方便之一助也。

本草纲目未载新出品

李时珍《本草纲目》载药一千八百余味，搜索弥遗，自神农以来，未有多于此者。世递迁而药递变，今有其名而无其药者，已十二三，而《纲目》所未载，近世新出者，亦不少矣。如猴枣、金果榄、吕宋果、娑罗子、胖大海等，其海外西国之药，不预焉。按猴枣，乃猴伤于猎，自采药草治愈而成疤，以后再为人获，疤中有物如石子，圆润光结，名曰猴枣，能清凉解毒，亦犹牛黄、狗宝难得。娑罗子和脾疏肝，开郁结之气。胖大海味辛微苦温，散肺风而治咳嗽。吕宋果产吕宋国，性味功用未详俟考。

叶天士云四时有湿害人最广

叶天士云，吾吴湿邪害人最广。四时之中，惟冬末春初挟湿者殆少。如初冬之时，多有夏秋余湿未尽，冬温而尚有夹湿者；春末气暖，地湿已动，春温而多夹湿矣；夏令暑必兼湿；秋令湿热郁遏，为伏暑，为疟痢，未有不兼湿者。热蒸其湿，湿化为痰，遂堵塞神明，昏蒙呓语；热燥其湿，湿不胜热，遂劫液伤津，风痉抽搐；湿遏其热，热逼其湿，遂胸痞胀，呕恶酸苦；湿陷其热，并于二肠，遂下痢脓血，里急后重；湿热伏于膜原、肌肉之里，往来寒热而成疟；郁陷太阴，太阴不能运，化而成瘕。种种病情变态，未有不兼湿者。且独湿易治，独热易治，惟湿热相合则难治。以热为阳邪，湿乃阴邪，治热宜凉，治湿宜燥，凉则助湿，燥则助热，一有不当，为害滋甚。且阳性速，阴性迟，速者为易，迟者牵连，至速者亦迟。古人治此，辛开其湿，苦泄其热，芳香悦脾，宣畅气分，淡渗胸肺，下化膀胱，使湿热分开，或汗或尿，从气化而解。正气不至大伤，斯为善治。若化火伤阴，入营陷变，即能挽回，不焦头烂额乎？

癸巳年三时旱热如伏，伏天如秋，贪凉食果致病

光绪癸巳岁，三时旱热如伏，三伏反阴而如秋，无知之辈仍纳凉露卧，西瓜大贱，复多啖瓜果。秋后又大热，

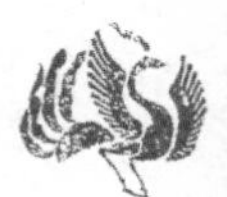

八九月间病类疟者，沿门阖户，寒热或断或不断，热重寒轻，胸痞泛呕，渴不多饮，多饮则倾囊呕出，脉濡数，苔灰腻且干，两三候不愈。医者见灰干之苔，与鲜沙参辈，凉腻之药，湿邪内蕴，热不得泄，蒸湿成痰，即昏蒙谵语。表汗泄热，热不为汗解，改进芳淡苦泄，佐以辛通，邪从气分而解，仍转疟疾，尚多纠缠反复。大抵足太阴脾久为湿困，足阳明胃久为热郁，正气受伤，不能化邪外达也。盖初夏受热，长夏受湿，湿上再加以热，湿处中间，热处两头。暑天汗不多出，邪留中宫，秋后金风荐爽，肺气敛而元府闭，脾胃为湿热久困，正气不能送邪。服药屡汗，而邪不去，由热与湿互相为患。热为天之阳邪，湿乃地之阴邪，阳速邪阴迟，阳欲化燥，阴湿遏之不得化，湿欲化寒，阳热蒸之不得用。药偏凉则阴湿甚，而痞满苔厚，寒重热轻；偏温则阳热炽，而燥渴神昏，但热不寒。古人所谓热处湿中，湿遏热外者也。惟视湿热两途，孰为轻重先后与其人偏虚偏实，而调济分化之，庶不为困，否则未有不危殆者。

辨证用柴胡汤论

余看昔人论疟，每谓邪在半表半里少阳之界，多用柴胡汤加减。而湿热之疾，虽属半表半里，并非少阳胆甲为病，乃邪居膜原肌肉之间，太阴阳明脾胃为主，柴胡汤多不合效。盖脾为湿土，湿邪最易困之，胃为阳土，热邪亦易犯之，同气相求之理也。湿邪久困中宫，脾气既失输布，胃气亦失顺降，湿热相遏，横连膜原，热重则寒热起伏，

朝衰暮盛，而为伏暑。湿重则寒热往来，间日而作为疟疾，汗之不愈者，邪不在肌腠也。如热虚之症，而用柴胡是愈劫其肝阴，而提升阳火矣。惟秋后久发不已，寒重热轻，脉弦苔白，乃为针对。以秋金旺而甲木郁陷，湿土困而乙木不达，需柴胡以升达之。苔白寒重，可桂枝生姜以温化之。

读《证治汇补》

乙酉夏读《证治汇补》八卷，系康熙丁卯李星庵所著，其书列为十事，首先引经据典以明大意，次病因，次外候，次条目，次辨证，次辨脉象，次治法，次劫，次用药，读以附证，终以方剂，卷帙不多，详征博引，欲能明备，言平易近情，无自命大家之态，洵可触发心思。

辨有孕脉断

脉理精微，古人但言其常，未能尽其变，以未可一理论也。而诸脉之中，尤以初妊之脉最难识别。诸书言：其常者、显者，其隐者、变者，未之及也。夫常者、显者，不难立断。所难识者，本体有病，经期本通涩不调，脉则似是而非，妊妇自先遑惑不信，是妊全凭医者一言，此时三指之下，关系非轻，若有错误，祸福立判，全在心领神会。要之有孕之脉，即不滑、疾、数、实、浮、沉正等，断无弦、迟、紧、涩，如虚细者有之，软弱者有之，结代不调者有之，何以言之？盖弦、迟、紧、涩乃纯阴之象，

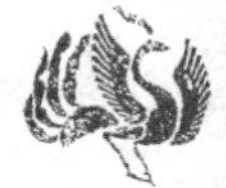

虚、细、软、弱、结代乃阴中藏阳，当诊候之际，须问从前经事如何，目前停否，有无癖块、腹痛，别项宿疾，如本无此等，只觉从前经不甚调，或乳子后，经本未到，或已到即停，眼前经断不来，腹虽不痛，亦不甚和，或腹和无他，但恶食贪酸，沉闷泛哕，喜啖新异之物，脉虽不见滑、疾、数、大，此即可以妊断，亦以本体有病，或血气不足，不能充贯脉道，或气滞血阻，脉道不能流利，待病去而脉自显耳。然亦有终十月不显者，亦有体本六阴，不过较平时稍流动者，再论虚细软弱，本为病脉。如怀孕见此，其六部中，细按必有一部流利，与别部不同，尺部沉实，犹为有微，盖下焦乃胞宫之地，身中有身，阴中藏阳，必有见乎指端。若结代二脉，尤宜细求，代脉虽为气衰之象，亦有阴阳更代，气血未定之象；结则可阴可阳，亦主血凝气滞，怀孕有之，停经亦有之，合其见证，方可决断。惟弦涩、细涩、迟涩、弦迟、迟紧，此皆经阻之象，以涩主血少气滞，紧主沉寒痼冷，有孕必不见涩也。

痰饮大便不通

病痰饮之人，大便每多不通。良由痰饮之积其中脘，阳气必微，饮食不化精微而化痰饮，病必痞满，或泛呕酸苦，或心脘掣痛，或寒热往来，阳明畅顺失职，大便结而不通。其治，须温其中阳，化其积饮，大便不通自通。仲圣云：痰饮必以温药和之。意者病饮之人，无论五饮中何饮，中焦阳气必微，故治法如是也。

妇人心痛论

今时妇人，心痛病最多，俗名肝气，其实皆积饮病也，发则心脘作痛，或呕酸，或痞胀。医者治以芳香酸苦，胃病而治肝，尚无大害，惟重者多不效。不知苦辛开中化饮之故也，日久即变关格，亦不可不早图之耳。

治小儿断乳法

读《赤水无珠》治小儿断乳法，以焦栀、雌黄、辰砂各少许，研末，入轻粉少许，麻油调，候儿睡浓，涂其两眉上，醒来自然不吃乳矣，未效再涂。方名画眉膏，甚奇，未知效否。

倚云轩医论

五种伤寒辨

《难经》谓：伤寒有五，乃中风、伤寒、湿温、热病、温病五种，兹小变其说以叙。一岁之外感焉，谓伤寒、冬温、风温、湿温、伏暑也。五者初皆形寒发热，昔人概以伤寒名之，其实感邪不同，病情亦异，治法悬殊矣。三百年前，五者之病概以伤寒法治之，误人多矣，自喻嘉言始辨别温病与伤寒不同，叶天士畅发之，淮阴吴鞠通著《温病条辨》，后人方知温病与伤寒异治。

夫伤寒者，犯冬令触寒之邪而即病也，故起则形寒发热，骨节疼痛，无汗，须得汗而解，然即有伤寒中风之别。自汉张长沙立《伤寒论》辨别六经形证，始太阳，次阳明，次少阳为三阳经证，邪尚在表须以汗解。自少阳而传太阴已谓入里，由太阴而少阴而厥阴，谓传经已尽，邪既入里，不得再以汗解。观其病在何经见何证，按法治之。有《伤寒论》在，不必再述。然即《伤寒论》一书，自汉迄今，注释不下百余家，是是非非，人各一说，其间弊窦百出，余所疑者，何以邪在三阳多热证，一传三阴即多寒证，且六日六经传遍，明日再传太阳？此绝无之事，其不接不实

者，不可枚举。

余生长南方，从未见真伤寒之病，即触寒之令，大抵皆冬温为病，若暴感触寒，形寒发热，只葱、豉、香苏之类可一汗而散，从未用过麻黄汤，不敢议论《伤寒论》之是非。若冬温病亦伤寒之类，也大抵因其人辛苦劳碌，素有伏热或冬令有非时之温感之，而病初起亦形寒，一二日后，即但热不寒，口渴燥，喜凉饮，舌苔糙厚或黄，唇红舌质绛，脉浮数或弦数，或有汗或无汗，烦燥不眠，邪热已壅阳明矣。或有滞或无滞，宜按胸腹，验舌苔之堆厚，胸腹间胀者，夹滞也。在初起形寒时，亦可与表散，如葱、豉、香苏之类一二帖。若但热不寒，口干烦躁，即不可投表散矣，以表药多辛温，恐劫液伤阴，其热愈炽，虽得汗，其热仍不化，以邪热不在表也。夫温病以存阴救液为主，苟阴液不消亡必不至危殆。伤寒以六经为主，温病论三焦，上焦以肺胃为主，中焦以脾胃为主，下焦以肝肾二肠膀胱为主。温病与伤寒不同，伤寒之邪由表传里，温热之邪由里出表，忌用发表，始而亦形寒，稍投表散者，以有外感新邪，引动内伏之温热也。迨外感去而形寒罢，即但热不寒，夜不安寐或烦躁，口燥喜凉，已是阳明化燥、化火，种种温热发现矣。若咳嗽痰黏者，夹风也，病在肺胃，泄肺清胃，治在上中焦，药宜轻清，如豆豉、牛蒡、桑叶、杏仁、贝母、栀、翘、茅芦根之属。热甚有汗者，知母、石膏可加，如不咳嗽，但烦躁、发热、喜凉、不眠、唇红、舌干、热在阳明胃也，清胃救阴。若有食滞，兼凉膈以通化之。唇舌质红，苔白或带黄，口渴喜凉，邪尚在气分也，勿与血腻之药。舌黄而带灰，时或呓语，邪由气分欲入营

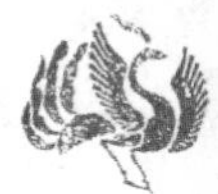

分矣，清气中佐清血分热一二味，防入营分耳。时或呓语，呼之尚清，此非邪入胞络，乃邪热夹痰滞，堵其胃府机窍，窍失宣通灵明易于昏糊，或佐降逆通府，痰热下行，神明即清，未可径投犀角、地黄之类。惟叶氏牛黄丸颇可调入，以其轻灵芳香而不重浊也。若燥热甚而有汗脉大，白虎汤可服，兼血分地黄汤可同用。邪热夹滞结于阳明，阳明胃与大肠也，腹拒按，苔焦黄或沉香色，脉沉按有力，宜通下之，三承气选用。不任猛下者，或凉膈散，津液亏涸者，增液承气。若以蒌仁作下药，此非法也。蒌仁乃中焦滑痰之剂，非下焦热滞相宜，今时手①颇有用之者无论不灵，即腑气或通，邪亦不服。古人谓温邪下之宜急，以邪滞留一日，即正阴伤一日，所谓急下以存阴者。然亦不可妄下，下则胃气大伤，邪不化而变症百出，须审之的确，可放胆下之，一下而病愈矣。若内陷神昏，呼之不了，乃热邪入胞络，须芳香凉解以开之。肝风痉厥乃邪入厥少，大剂救其阴液、宣其机窍或可挽救。故大抵素体阴亏，或夹痰滞，邪热灼其阴液，所谓液涸则风动耳。夫液为血液，阴为精津，两者干涸，温热愈炽而灼筋脉，安得不抽掣乎？此冬温之大略也，宜细读吴鞠通《温病条辨》。然冬温较春温大势必轻，治亦较易，以其感而即发耳。有咳嗽者，邪经肺达有出路，更较稳当。

若春温病，乃冬令感寒伏藏于内，不即发，至来春温暖，其寒邪皆从火化，盖天令已阳而寒变为温，从里而发于外，始亦有恶寒发热之状，亦由新感引动而发也。既即但热

① 时手：指当下的时医。

不寒，口渴，烦躁或腰胁掣痛者，其邪必重，以腰为肾府，胁为肝胆经脉游行之地，邪从肝肾而出故两处掣痛耳，与冬温大略相似，总以保救阴津为第一义。若发热胸痛，咳窒痰黏者为风温，乃感春令之温风而病，春以风为主，风为阳邪，以阳从阳，故先犯肺胃，其症咳窒、痰黏不易出，但热不寒，有汗不解，大便或泻或闭，便泄日二三次，不可遽止之，亦邪之出路也。盖上焦之邪，从咳嗽、吐痰而泄，下焦之邪，从大便而泄，大肠与肺表里，若是者，邪热更易化。小儿尤多此证，或发风痧丹痧，亦肺胃风温为病，治以豆豉、牛蒡、桑、杏、连、栀、荷、贝、元参、桔梗、茅芦根之属。热甚口燥舌干绛者，知母、石膏、黄芩、鲜地之类可加，便闭者凉膈散参入。咳甚痰多者，瓜蒌、枳壳、蛤壳。虚人烟证，温邪初起，津液先涸，银翘散最合，先宜顾其津气，发表药一味不可用。常人初起有恶寒状者，牛蒡豆豉汤中加荆、防一二帖，恶寒去即不用。若热甚，肺胃阴津消涸求救于肝肾，始热炽极而唇焦黑垢，舌绛苔黄渐灰，肠胃无痰滞者，尚不昏糊，若有痰滞，即见昏糊、谵语，宜鲜地、鲜石斛、黄芩、枳壳、元参、人中黄之类，与前参用。有汗脉大者，最要辨虚实，实者石膏、知母同用。有痰滞便闭者，凉膈、蒌仁、牛胆星、郁金、石菖蒲、枳实与前药参用。若燥实，苔黄，脉沉实，按之有力，承气参用。虚者乃津气消亡，复脉、六味、大补阴、左归之类，脉必空搏而大，神昏者夹痰也，不可芳开。发白疹，在气分，只桑、贝、杏、桔、栀、翘等可矣。红疹在营分，前法佐赤芍、银花或细地。红白二疹，邪在肌表，营气而未犹涉也，每见二疹频发，其身热渴饮仍然不止，或更烦躁，可知二疹但能泄

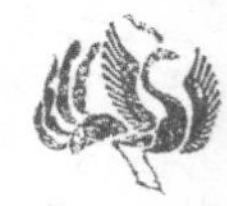

肌表之邪，且耗津与脏腑无涉。发疹色为枯骨无精光者不治，津气竭也。今医一见发热，即恐骇病家要发疹，病家闻之即厚其衣被，闭其窗户，惟恐疹之不发，发而冒风寒凉，天气尚可耐，炎夏之令致病人更加燥闷，轻病加重。余曾见炎暑熇熇亦云发疹，而闭户厚被几至闷死，殊属可笑。其实病之退与不退，不在疹之发与不发，如药之得当，不发疹亦愈，不当，虽属疹不愈。所谓疹泄肌表之邪，若里热不化，疹发而热燥更甚，伤其肺胃津液，里热不更炽乎？惟发斑证必重，以阳明胃家热极也。斑色红而鲜者，可治犀角、大青之类，宜兼解毒；有汗，脉大，合白虎或玉女煎加减；若胃实有滞合凉膈。紫黑者难治，紫黑而精气未脱，脉有根、神者，或可投，若神气萧索，胃烂矣，不治也。又有发红斑，或似斑似疹，色不红显，乃夹阴症，脉无力、神虚者，急与温补或可救，然温补亦非一法，非老手高明者，此证恐难挽回，然发斑证，已不多见，阴斑更罕有也。余学医四十余年，曾一见发红阴斑，两见黑斑，皆不治。小儿痧子犹大人之风温也，身热、咳嗽、痰黏或亦形寒，一二日即出者轻，三四日发出者较重，点粒不大，色不深红。易出者名风痧，轻者不药亦愈，重者须药达化，宜豆豉、牛蒡、杏、贝、荷、桔、连翘、山栀、银花、茅芦根之类，辛凉宣解。无汗者，加荆、防或薄荷叶；口燥、咽痛，元参、甘草、中黄、鲜地、石膏之类，佐以吹喉之药。重者名丹痧，点粒实大，色深红，疏密不一，其邪内壅肺胃，外从营卫而达肌肤，灼热、口燥、舌红、咳窒汗者，易化易透，无汗者难化难透。风痰丹痧皆宜得汗，邪乃易透，不可与辛温发表，只宜辛凉宣解，始起有形寒者，辛凉剂中加荆芥一味足矣。有痧子已

透，更冒新风而缩陷者，最为重险，须再宣解，若咳窒，灼热无汗，烦躁异常，舌红渴饮，汗闭全无，可与三拗汤、麻黄、杏仁、生石膏、生甘草，或佐连翘、银花、薄荷、芦根之属，不失辛凉透解之法。断不可因其舌红，燥渴，脉大弦数，而与苦寒凉降，或鲜斛、生地等血腻凉润之药，使风温不得达，汗不出，痧子不再透则危矣。更重者，名烂喉丹痧，咽喉红肿作痛或腐烂，与温毒无异。七八年前，小儿犯此症死者无数，乃温毒极重，不但肺胃，下及肝肾，且挟先天胎毒益发，故如此险重。何以言之？二十年前小儿亦有痧子症，未见如此险重矣。烂喉者，自西法牛痘盛行，烂喉丹痧亦接踵而起，余谓牛痘之毒，不从肝肾而达，故其毒不清，遇时行温毒挟之而发，致如此险重也。更可慨者，彼时小儿患此，适某宦自京师传来白喉风方遍行，遂以为此症只须养阴，其论有无形寒发热表症，一概生地、麦冬、天冬、白芍、沙参之类，即薄荷、桑叶、牛蒡之属亦在属禁，枉杀小儿不少。此证与温疫毒属相类，初起桑、薄、牛蒡、杏、贝、连翘之类不可少，兼化毒逐邪，如犀角、元参、大青、中黄、金汁、石膏之类。便闭者，大黄亦可用。惜当时医家，皆未经历此病，或不敢用大剂，即有用之者，病家误执白喉之说，亦不敢与服，良可叹也。

至立夏后，有发热得汗不解，头疼，身痛，苔糙白腻，渴不多饮，此湿温也。夏令主温主湿，湿与温合，故名湿温。兼咳嗽者，乃风温夹湿，春末夏初风邪未静，湿热已蒸，见胸脘痞闷，渴不多饮而烦窒，痰黏，脉濡数。兼风者，浮数而软，宜两者兼治，治湿温与风温、春温不同，风温宜辛凉清润，湿温宜苦辛芳淡，须较量热重湿重而治

之，湿胜属太阴为多，苦辛芳淡以开之渗之；热重者阳明为甚，凉苦兼清，淡以化之。苦辛如茅术、厚朴、陈、半、桔、枳、芩、杏，辛淡如苓、滑、蔻、郁、苡仁、泽泻，芳香如苏、藿、佩兰、豆豉之类，凉苦如栀、翘、芩、连、知、柏之属，热盛化燥者，鲜地、石膏、茅芦根可用，与温邪仿佛矣。然湿虽化燥，终属阴邪，用苦寒亦不可遏，如芩、连、栀、柏不可同用，盖三黄治各有专，上焦宜芩，中焦宜连，下焦宜柏。古人三黄汤，毫无法度，不可从也。若舌苔灰糙黄腻，齿垢唇焦者，此热胜也，看似里热已甚，若渴不多饮，多即胸痞，仍是湿郁热伏，姜汁炒川连最合，与黄芩、滑石之类仍佐陈、半、连翘、枳、桔之属，若投鲜斛、生地等凉腻清滋，其热必愈甚，且谵语矣，以清滋抑遏其气机，转与湿邪树帜，故邪不化而热益甚耳。盖湿热合邪，清其热须兼化其湿，若专清其热，湿不化而热亦不化，专化湿，热不化湿亦不化也。热胜者，宜以清热为主，化湿佐之。惟不以清滋助湿之品治热耳。湿重者，苔白腻，口泛甜味或不思饮，饮亦不多，唇齿不焦，色少红绛，则以治湿为主，清热佐之。芩连苦寒清热兼能燥湿，与地、斛等清热不同。温邪灰苔劫津，胸必不痞，灰苔化而津回舌润，其苔或剥去再生白苔，湿温灰苔化仍转白腻且罩灰者，多全灰而劫津者，少即中心干燥、边尖或不燥，可见其虽化燥化火中，仍有湿也，若边尖、唇齿皆燥无津，此真劫阴矣，当清润救津，在津亏虚体或烟客老年等有之。若寒热起伏类疟者，以湿热蒸作苦涎黄水伏于膜原不化也，宜豆豉、苏、藿、陈、半、枳、桔、栀、翘、生姜、蔻、郁、苓、泽之属。热重者加黄芩；便溏者山栀不用；苔白

腻、胸痞湿胜者，厚朴、槟榔、温胆、左金、生姜之类参用；苔黄糙或罩灰，渴饮，热胜者，姜连、黄芩、滑石、知母、石膏、荷叶之类与前参用。此类疟与湿温同类，若竟作正疟，寒热有汗退清，或日作，或间日，亦湿热疟也，以前法参治之，不可擅用柴胡汤，以邪不在少阳，柴胡徒升肝阳劫肝阴，多滋变耳。

交夏至立秋节谓暑邪，若从形寒发热而起，仍是湿温耳，以胸痞，渴不多饮，汗出不解，舌苔初白腻渐黄糙罩灰，与前证无异也。若真中暑症，或行役道途，或力作田间辛苦，其津气为炎熇之热所伤，名曰中暑，古名中暍病。或卒倒昏昧，或神倦，烦闷，口中燥渴，烦躁，或有汗，或无汗，身反不热，卒倒昏迷者，以芳香清化开之，扶置静处避风调之。神倦、烦闷者，暑热耗其肺气、肺阴也。虚者有汗，生脉散加减。即实者，身热无汗，亦不可表散，宜辛凉清润之剂调之。口燥者，救肺津。更有因避暑热而袭寒邪，或当风取快，露卧新浴，乘风闭其汗孔为无汗，身热畏风，名曰伤暑，其实因暑天感寒耳，治宜香薷饮，以香薷乃辛温发表，夏日之散剂也。若发热有汗不解，胸痞，渴不多饮，苔白腻或黄糙，六七日不解，虽发于暑天，仍属湿温耳。夏秋之病最多，前虽以杂气多而所感感不一。有中痧秽腹中绞痛，或霍乱吐泻，或下痢赤白，或兼寒热，种种不一，当分别论之。

至立秋后名伏暑，谓夏令感暑邪，交秋而发。夫暑乃湿热合邪，当炎暑之时，天之热气下，地之湿气上，交蒸互郁，人在气交之中，无处可避，外舍于肌肉，内伏于膜原。气体实者，当时不即发，立秋后凉风荐爽，炎熇顿收，

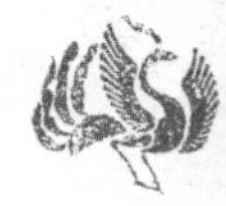

稍感新凉引动内伏之暑邪，或形寒发热类疟，或有汗不解，朝衰暮盛，或但热不寒，渴不多饮，舌苔或黄或白腻或罩灰，大抵与湿温相类，但内伏之湿热，外为秋凉所束缚。多有伏于膜原者其化迟，其解退难，非一二身汗可解，若有宿垢亦非解两三次可清，治法与湿温大同小异。初起形寒无汗，宜苏、藿、豆豉、豆卷、防风之类，佐宣化湿热之品。得汗后，表散不用，如起伏类疟，无须看湿热孰轻孰重，以渐渐得汗，胸痞渐开，小便渐清，表热渐退为愈。苔灰黄有滞者，缓缓通其大便，如槟榔、枳实、木香、大黄轻用，或枳实导滞丸，腹痛者木香槟榔丸入煎剂中缓通之，始溏后结，苔化腹和而愈。古人所谓湿温之下宜缓者，以湿热滞，少结粪，其邪散漫黏腻，非一下所能尽也，或邪松而转疟，仍量其轻重，以前法治之。或邪深而内陷，神昏谵语，燥药宜轻，苦泄凉解合芳香宣窍，如牛黄丸、至宝丹之类调入。若竟作正疟者，或日作，或间日作，《内经》所谓"夏伤于暑，秋为痎疟"，亦谓风疟，因炎暑贪凉，汗出不彻，或露卧当风得之，亦伏暑类也。病势较伏暑轻，所伏之邪较伏暑深，且纠缠难愈，治亦以疏化湿热为主，无汗者使有汗，败毒加减法；多汗者使少汗，佐桂枝汤；热重者，桂枝不合，凉苦兼辛淡；湿重者，辛淡兼苦燥。三阴疟当别论，不可与青蒿，青蒿乃血分药，古人六淫病无用之者。苔厚腻、胸痞甚者，厚朴、常山、草果、槟榔仿达原饮法。久疟正虚，宜扶正祛邪，扶正如四君、何人饮之类。久疟脉弦汗少者，方可用柴胡，亦不宜多服，恐耗肝阴也。夜发或涉妇女经行前后，柴胡宜鳖血拌炒，稍佐和血药一二味，如归、桃之类。经常少通或腹痛闷胀，

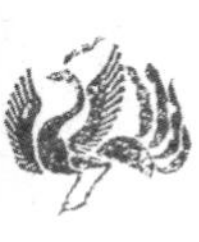

延胡、香附、楂肉可加，更有挟痰挟食，各从其类治之。若瘴疟在南方山多滨海之区有之，北地罕见。至若霍乱吐泻后肠痧秽、赤白下痢等，头绪繁多，变端百出，非一言可参，需另立论。

就前五种而言，实证不难治，正虚邪实为难治；病归一例不难治，外感而兼内伤、旧病且兼新病为难治；虚不甚大虚、实不至大实，尚不难治，虚则甚虚、实则甚实为最难治；外感不重、内伤旧病亦不重，此尚易治。外感重、内伤旧病亦重，最不易治。然此数者在本元正气可支者，尚可设法治之。医者须细审量，孰轻孰重，孰缓孰急，重者宜先治急治，轻者当后治缓治，或于先治急治中兼治之，兼多兼少各有分寸。正元虚甚者顾正为急，佐以祛邪；邪势炽极者祛邪为急，佐以养正。盖养正即为祛邪之法，祛邪亦即救正之方，法虽殊而理则一，犹除寇即为养民，养民所以御盗也。在平日读书临症功夫纯熟，望闻问切缺一不可，勿听无稽之言。谓一按脉而诸病皆知，自欺欺人，枉杀生命，谁之咎乎？若脉证不合，或阳证阴脉，阴证阳脉，或见绝脉绝证，当明告病家，亟宜辞去，庶免怨尤，或能于死里求生，明告后为之，极力挽救即不能救，亦可免谤，不失为仁人之用心耳。

温病误汗亡阴论

《伤寒论》云，误服大青龙汤，汗随漏不止，其人头眩心悸振振欲擗地者真武汤救之，此大汗亡血中之阳气，所谓汗出亡阳也。而余谓误汗亡阳者少，亡阴者比比皆是，

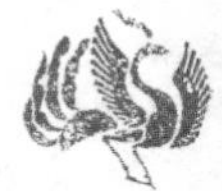

特人多不察耳。但仲圣未言，似属创论，殊不知此中各有理焉。盖过汗亡阳，由其人表气素虚，大汗后，营血中之温气亦随之俱出，一发无余，遂致一身阳气顿空，故显少阴证象，而用姜、附、术、芍以救其逆。若温邪自里达表，发汗本在禁例，谓不当而汗之，肺胃之阴液顿亡，热邪遂尔化火，火逼心胞神明内乱，谵语厥逆，火窜经络风动搐搐。苟非误汗而亡，其阴虽有温热，阴津尚足御之，不敢如此猖獗也。今春唐姓一儿患春温，误服麻黄，大汗后遂厥逆不省，风痉搐搐两日不宁，举家惶措，余进生地、麦冬、花粉等获愈。又徐姓患湿温亦误服麻黄，汗出后沾衣，即变神昏谵语，舌苔灰干，昼夜烦扰，进鲜石斛、沙参、羚羊、石膏等而安。诸如此类，皆由误汗亡其肺胃阴津，遂至入胃、入营，燎原之势不可当尔。盖夺血无汗，夺汗无血，血阴也，汗亦阴也。汗出阴亡，温邪无所顾忌，独风助火势，烈焰更张矣。《伤寒论》云，太阳病，若汗，若下，若利，未使胃中干燥，因转属阳明大便难，此缘误汗而亡其阴液，转入阳明以后，安保不化火昏狂痉厥等证，仲圣虽未明言，在所不免，此可作误汗亡阴之一征，况温热证保阴甚难，亡阴甚易，即小便尚可亦不可妄利，当汗不当汗之间，可不详审乎哉？

瘪罗痧说

痧疫一证，古书无此名目，起自近代，大抵因所病之形状而名之，其名甚多，如今之瘪罗痧，其实即古之霍乱症也。病则上吐下泻，肢冷脉伏，肉削音低，以清浊升降

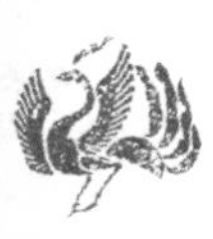

之气挥霍淆乱于中故名霍乱，治法已详《霍乱论》中。其致病之由，多因暑热恣意餐凉，脾胃阳气受抑，当时不发后者，以天地之阳气上升方盛，其人之中气尚足御之，及大火西流、金风荐爽，凉气从天而降，人身之气翕然从阴而内敛，阳乏升腾之助，中气遂尔下陷。脾胃之气倒行逆施为吐为泻；吐浊过盛，阳气暴脱，四肢逆冷如冰；若肺气暴脱，音低脉伏；肝肾暴脱，目眶下陷，视不精明；脾气暴脱，大肉顿削之，则指尖之肉亦去，罗纹猝然瘪陷，人遂名之曰瘪罗痧。闻上海用田螺套指尖治之，恐无是理。按田螺乃阴寒之物，瘪罗痧为中寒之病，不待明者知其不合。当时治此证者，进芳香解秽辛淡逐湿，病轻者都效，其四肢冷过肘膝，自汗如浆，心中烦懊难名，渴喜凉水西瓜，音低脉伏，诸恶款毕集，虽进理中、四逆、解瘟丹内外交治，十人只救二三，更有两三时即死不及治者，其能延至周时者，如法治之都生。此证与常年霍乱异而重，不腹痛而吐泻秽臭之气不可近。身冷如石沿用温通摩浴、艾灸药治，阳终不回，大抵未发时，脾胃之元阳先脱故大泻不腹痛，秽臭异常，二肠之秽浊先已不化矣。若非天行瘟疫，安得门阖户多如此重证哉。然多起于中气不足或劳倦之人，劳倦则中气受伤，所谓中气者乃中焦阳气也，再恣意餐凉阳气一伤再伤，疫邪中之，如持虚器而受物，如爆竹之得火线，一发莫制者矣。谨疾卫生者，炎暑时毋顺意贪凉食冷、分外劳碌，必能免此险疾。幸勿以此言为迂阔，时光绪庚寅仲秋月也。

后闻患瘪罗痧者，一二时即死，死后，大肉削尽，其尸短小收缩较生时只有其半，迨五脏精气脱竭而死乎？疫

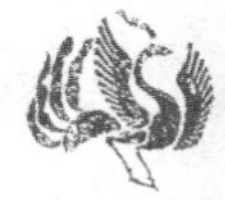

气之病诚有不可理喻者，以后余以前药不效，用羚羊、黄连、桂枝、吴萸、陈、半、槟、枳、苓、泽、朴、蔻等分其阴阳，化其湿热，清肝而温脾，更佐苏合香丸芳香逐秽，颇能应手。思此症，虽脾胃阳气不化，升降逆行，而究从夏秋湿热而来，湿郁虽伤脾阳，热伏更伤肝阴，故吐泻之后肝风随动、肝阴随竭，但温回中下焦之阳顾此失彼，多不应耳。曾治王仓桥、方姓妇、斗级弄徐姓儿俱转危就安，所恨悟于疫气将定之时，从前不救已多，实余之学力浅陋，亦自惭耳（论主温通，一出仲景伤寒，一出《和剂局方》，再出于张景）。

按：古人治霍乱都用温通，近时王士雄治霍乱始有以凉苦主治者，但一味凉苦究恐未必尽合，可见古法不过示人规矩，临病仍贵自出手眼，若执定古人议论或有误事者矣。

光绪丁未湿土司天，寒水在泉，阴木主运，春雨绵绵，三伏风凉，近秋乃热，热亦不酷，处暑前后瘪罗痧复大行，较庚寅仿佛，死者不及庚寅之多，重者亦两三时即死，不及治之亦不效，能延六七时及周时者治之都活，吐泻初定即转烦躁渴饮苔黄脉大，予投子和甘露饮、五苓、三石合苍术白虎、黄连、干姜、槟、枳。腹痛有滞者，加生军、芒硝，胸痞加厚朴，颇效，以其渴饮、烦躁等见证相合也。可见此证寒热错杂且夹食滞，其阴邪一时相厄，若其人阳气可支，阴退舍而阳内复，即露如上诸证，想见王士雄以凉苦治霍乱，其人阳气内伏必有燥渴、苔黄等可据，非漫然投黄连、石膏，以人命为尝试也。当此症盛时，沪上传来一方，用硫黄制附子、肉桂、火硝、丁香、甘草、白胡椒、牙皂、太乙丹各一钱，麝香一分，共研末，每服八分，

姜汤送，云神效。予谓麝香可加二分，太乙丹加倍，宜加生军二钱，巴霜五分，一以逐热积，一以逐寒积；加雄黄五分，朱砂五分，开结辟邪。每服一钱五分，阴阳水调送，较为得力，然轻者效，重者同不效耳。

霍乱转筋论

霍乱者何？中焦之气挥霍紊乱也。胃气本属下降，忽上逆而为吐；脾气本属上升，忽下陷而为泻。原夫致病之由，半由天气之冷热失序，当热反凉，当凉反热，弱者易于受邪，致沿门阖户而成疫。半由将息失宜，炎暑之时，贪凉嗜冷，徒知取快，当时不顾贻患后日。盖脾胃之气本属温和，得冷冰之物犹阳春之令骤遇冰雪，土中之阳气被抑，肝木郁其条达，脾土失其温升，当时不即发者，以汗出腠开，少阳胆甲之气犹未全郁，肺金布化肃降尚行也。迨凉风荐爽肌腠闭而金气失宣，木气愈郁，郁极必发，脾胃阳气既已被戕，水谷精微不既得化，安能御逆冲之肝木？于是克脾则脾气陷而为泻，侮胃则胃气逆而为吐，吐泻过盛中焦之津液阳气荡然，肺金失母气之资生，卫外不守为汗出肢冷脉伏。肝木失水土之栽培为经络抽掣拘急，脾胃本气不支为肌肉麻木，治法惟急温土中阳气，使寒谷春回则肝木发荣滋长，自然经络舒而抽掣拘急平矣，脾胃输化顺利自然吐泻定而麻木和矣，肺金调元赞化自然汗敛肢温津回脉出矣，所以仲圣治霍乱用五苓、四逆、理中等方，有见乎此也。其尤重者，浑身冰冷，胸中烦躁难名，渴不能饮，而思冷水、西瓜，此名阴躁，非真热也，乃中焦阴

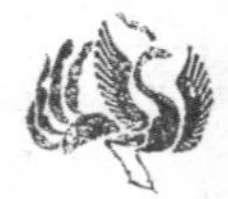

寒之气逼其无根之火上泛欲脱也，断不可投以凉药及冷水瓜果之类，须热药冷服，如附子理中、四逆汤、大顺散之类，煎好待冰冷服之，所谓以假治假，下咽之后冷气既消，热性便发情，且不违而致大益者也。如极重之证，返阴丹、来复丹、黑锡丹亦可服，外以辣蓼草煎汤熨四肢，再灸关元穴数十壮，若至呃忒音低、目陷肉削、面色青黑，不可治矣，盖因胃气败而肺肾之真气竭绝也。

理中汤方

人参一钱　白术二钱　干姜一钱　炙甘草一钱

加制附子一钱名附子理中汤，如遇重证须倍其分量，以流水一大碗，煎极浓去渣，待冷缓缓服。

四逆汤方

炙甘草一钱　制附子一钱　干姜一钱

前方去甘草加茯苓、白术、芍药名真武汤，亦回阳救逆之妙方也，嫌甘草满中者去之亦宜。

大顺散方

大杏仁白砂炒，一钱　干姜白砂炒，一钱　肉桂去粗皮，五分　甘草白砂炒，一钱

四味研末，开水调服。

洗熨方，灸关元穴法

治痧疫肢冷脉伏。

以辣蓼草两大把、流水一锅煎滚，盛汤桶中，以净布

三尺二块，入汤中，取起绞干趁热更换，熨四肢冷处。

关元穴在脐下一寸，以葱白合生姜捣绞去汁铺如大钱样，用艾绒拈熟如大豆，燃火灸之，不拘壮数，须患人腹中觉热，不可当然后止火。如回生丹之贴脐，辟瘟丹之调服，皆可用症。正气六和汤等只可治寻常吐泻，不能治转筋霍乱也。用方者审。

辟瘟丹方

犀牛黄八钱　降香四两　羚羊角三两　麝香一两五钱　斑蝥一钱五分　元精石三两　冰片一两　广木香三两　蜈蚣七条　水安息一两　玳瑁三两　巴豆霜一两　石菖蒲二两　细辛一两　黄芩三两　肉桂二两　制香附三两　牙皂三两　犀角一两　蓬莪术一两　橘皮一两五钱　朱砂水飞，三两　丹参二两　槟榔一两　雄黄一两五钱　制半夏三两　白芷二两　小川连三两　赤小豆四两　茜草三两　白芍一两　升麻二两　柴胡二两　黄柏三两　紫菀八钱　制川乌三两　胡桃霜一两　桑白皮一两　葶苈子一两　鬼箭羽四两　广藿香三两　白胡椒一两　苏叶二两　淡干姜二两　大戟一两　千金霜一两　朴硝二两　茯苓三两　制川朴一两　生大黄三两　茅术三两　金银花三两　山豆根一两　当归一两　檀香二两　禹余粮煅，一两　川芎二两　天麻二两　郁金三两　甘遂一两　蒲黄一两五钱　芫花五钱　文蛤去皮，三两　苏合香三两　麻黄二两　雌黄水飞，一两　毛慈菇一两　草河车二两　公丁香一两　桔梗二两　血珀屑一两五钱　滑石三两

上七十二味，生晒，各研极细末和匀，一处加酒炙石龙子三条，研细，以黑枣肉四钱，糯米浆糊，石臼中打万杵，极和做成锭子约重一钱，金箔一千张为衣，修合须择

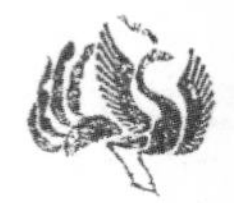

黄道天医吉日，虔礼大悲心咒一日于净室中，忌妇人鸡犬所见。此方苏合、牛黄、玉枢如意丹等诸方凑成新药，味多而且杂，似非名家手定，惟今药肆所合用之有效。此方看似杂乱无法，细寻绎之，诸法俱备。盖芳香通窍有麝香、冰片、犀黄、安息、苏合、琥珀、玳瑁、檀降诸香；分疏三焦湿热，谓三黄、朴、术、陈、半、苓、滑；消痰逐渍则硝、黄、遂、戟、千金、芫花、巴霜、蓬、槟之猛厉；清热降火则犀角、羚羊、元精、葶苈合三黄；温中回阳，则丁香、胡椒、川乌、肉桂、干姜；开腠解表，则麻黄、升、柴、芎、芷、细辛；以斑蝥、蜈蚣、石龙子之以毒攻毒而开结，以牙皂、巴霜、雌雄黄之斩关夺门，其余陈、半、桑皮、银花、茯苓、天麻、紫菀等皆泄肺降逆，化三焦气分之佐使；芎、归、芍、茜、赤豆、丹参、香附、蒲黄、滑石等为三焦血分之佐使；桔梗为舟楫之剂，宣肺载药力逐邪外达；捣以枣肉、米浆欲其留于中宫，且保中焦津气也。其中以消痰逐积通利为君，以芳香解毒祛疫为臣，头头是道，得《千金》、《外台》制方之意怪，其有效也亦宜。

小儿惊风论

小儿惊风一证，前辈如方中行、喻嘉言已极诋论之，无如积习日久，读书明理之医少，粗俗庸浅之人多，虽登高而呼犹聋聩不闻也。夫幼儿一科始于宋翰林医学钱乙，而乙能以幼科著名者，谓得力于《颅囟经》。夷考《颅囟经》一书，已专言小儿惊痫辄用牛黄、脑麝之类。然则今之儿医动辄惊风牛黄、脑麝者，盖有所本，未可厚非也。

殊不知《颅囟经》已多凿空妄谈，不足深信，此所以遗祸至今欤！要知小儿非无惊风，但须将惊风二字拆开而论。夫惊者，幼儿魂魄未坚，睟见异言异服，或跌仆颠簸，骤然致病，可以宁神镇惊药治之，初不必牛黄、脑麝也。若夫风者乃热病也，小儿肌体脆弱，阳有余而阴未充，最易招风受寒、伤食停滞，一受风寒，挟本体之阳最易化热，挟肠胃之滞最易化痰，痰热相并关窍即为阻塞。故甫见寒热即有痉厥、搐搦、角弓反张等证，甚有先痉厥而寒热者，但须泄热、化痰、化滞，少佐宣窍之味足矣，不必发汗开窍也。今儿科一见痉厥，不问是风是寒是痰是热，非芳香开窍即金石重镇，不知芳香之药多燥，燥与热遇犹负薪救火；金石之药多镇，镇与邪敌，犹入井覆石，覆辙相循，全不知悟。尤可恨者，小儿一病寒热，病家先自张惶，以为惊风，刺之推之，两者不愈，继进丸散，非开即荡，及至沉重，虽有能者已不可为。在庸妄者不足深责，有等明理之家亦踵此弊，吁可怪矣。诚能知小儿惊风乃风热痰滞、燥液阻窍所致，与大人之瘛痉无异，须按其虚实投以对证之药，切不可辄与芳香金石之剂，则赤子所活多矣。

再论小儿多外感伤食之疾，其七情六欲之病难看而易治，所以难看者，不能言语明以告之也，所以易治者，病邪一去，正气易复也。然阳禀之质，大抵热病多而寒病少，实证多而虚证少。非无寒病也，即受寒邪，随气禀之阳容易化热也。非无虚证也，气体即虚，有实热痰食以阻之，虚者亦实也，惟投药错谬，病证久延，斯寒热虚实互见矣。在医者，神而明之，尤不可执一也，按钱乙虽云得力于《颅囟经》，而其所遗方论皆言脏腑、五行相胜、相克之理，

虚补实泻，未必专以金石芳开为治，或后人拟议之辞。小儿闻雷即昏，此气怯也，以人参、当归、麦冬各一两，五味子五钱煎浓膏，每服三匙，尽一斤自愈，载《本草纲目》，云出扬起《简便方》。又有闻雷则惧怕若痴，此乃痰热壅伏、闻雷则动使然，宜用豁痰、清火、通窍之药治之，予女幼得此病治愈。

有人卧则身外有身一样，无别，但不语，盖人卧则魂归于肝，此由肝虚邪袭，魂不归舍，名曰离魂。用人参、龙齿、赤茯苓各一钱，水一盏，煎半盏，调和朱砂末一钱，睡时服，一夜一服，三夜后，真者气爽、假者即化矣，出夏子益《奇方》。

瘛痉辨

淮阴吴鞠通先生，仿仲圣《伤寒论》著《温病条辨》一书，直接叶氏而大畅其旨，厥功甚伟。后附痉因质疑，谓《素问》“诸痉项强皆属于湿”，湿字乃风字之误，独具只眼，一洗从来注经者随文强解之习。盖痉者，筋病也。筋以肝为主而属木，其在天为风，木无水养始燥而风生，为筋络抽掣，无血濡亦燥而风生，为筋络抽掣，若谓痉病属湿，不但理之所无，亦目所未见。即或从湿而起，至病痉时，其已尽化为燥火矣。惟无水无血均能为痉，其治法不同，来路亦异。大抵从温热病而来者，乃燥火伤液，液亦水也，液涸风动以致痉也，治宜甘凉濡润以救津液。从产后或亡血家而来者，乃血舍空虚，虚阳浮冒，筋络失养以致痉也，治宜甘温益气，佐以养血。近来，嗜好鸦片过深之体，一病外感即易

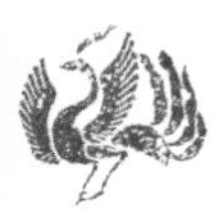

致痉，此津气内亏，与亡血家相近，最为难治。然液涸风动血虚，风动古时名曰瘛疭，益不名痉。惟寒痰热痰挟本身之逆气，堵塞隧道，壅蔽神明，为角弓反张，四肢强直，或戴眼直视，戛齿吐沫，其在小儿后世妄名之曰惊风，大人名之曰中风，此则古之所谓痉也，其实皆风痰为之也。其挟热挟寒挟外感六淫，初无一定，看其所挟何邪以法治之，前贤程法具在。若总而论之，痉病骤而瘛病缓，痉多实而瘛多虚，痉则反张强直，瘛则抽掣搐搦，若两证同见，痉瘛齐病，实中夹虚矣。更有大人之气厥，小儿慢脾风，亦与痉瘛相近，一则逆气闭塞，一则土虚木乘，逆气宜芳香宣通，土虚宜温中疏肝，以上所论虽前人道过，惟多混瘛为痉，未能明晰。鞠通虽分两证，以痉为水，以瘛为火，尚非确论。至论经文“湿”字为“风”字之误，诚属有理，然风不挟痰未必致痉，近读全经无痰字，其间水字湿字，须当作痰字解者甚多，谨敢辩论以质高明。

虚损与虚劳不同论

虚劳一证，来路甚多，治法不一，《内经》言“劳者温之”，谓从劳倦而起，中虚生内热，仲景立小建中、黄芪五物等法即《经》意也。然《内经》所谓虚劳，乃过于劳碌，脾胃之气受伤，而变见诸病，故用甘温以补益之，东垣之《脾胃论》亦从之化出。今之所为虚劳，多咳嗽、吐血、寒热、骨蒸、盗汗，昔人有从肺及肾，从肾及肺，至脾胃败坏不可收拾之论，皆以劳名之，此乃精血受损，虚损证也，与古之虚劳不同，治法亦异。朱丹溪立补阴论，

用知、柏、冬、地，后人訾议颇多，谓阴未能补，中气先伤。余按此证，少年之辈多起于意淫梦想，相火不宁，阴精不固，伤损过甚，木燥土虚，龙雷上灼肺金，清肃之气失职，咳嗽不已，热逼血府，血从上溢，随咳而出。亦有不咳而吐者，其血较咳更多，其证较咳稍轻，盖肺气尚未大耗，肺液尚未劫伤也。数发后旋增咳嗽，肺液日枯，肺气日耗，卫外之气虚而不固，热迫营阴，遂生盗汗、失音、气促，脉弦芤数大，或弦细涩数，皆精血被夺，浮阳无阴精以摄敛之，升逆无归，病从有形伤及无形，宜从精血上求之。景岳云精伤而及气者，宜补精以生气，气伤而及精者，宜益气以生精，勿徒进滋阴凉血，苦寒伤胃，恐仓廪再伤，后天资生之本竭绝，益难措手耳。若病未大虚，气火盛而吐血不止，不妨暂为清之降之，标病既平，即当求本。善治血者治其气，气降血自降，气顺血自不逆，尤宜顾虑中州，古人谓血证必以胃药救功，若青蒿、鳖甲、沙参、麦冬之类虽云补肺，热犹中人之乡，原似无大害，最为坏事，切不可以以无害而多服之。更有感受风温风寒不即治愈，咳久伤其络脉，痰中带血，脏气耗伤，亦成损证，谚谓伤风不好便成劳是也。此非精血受损，不宜求之于精血，乃中气络脉伤残，或多服耗散肺气之药，肺气不能肃降，肝火上扰，击伤血络，痰中带血丝点。此血不从血府而出，宜和络养血，不宜再治其肺，肺药非耗散即泄降，恐娇脏愈理愈虚，宜甘平调中顺气。脾气调则痰自化，胃气顺则肺自降，若有伏风、伏热未清，仍于风热上求之。古人谓咯血有五脏之分，入水试之，浮者肺也，沉者肝肾，半浮半沉者心脾，此似是而非之言。凡大口咯血，盈碗之

多，皆从血府而来，血府在膈膜之下，正在中焦，病有伤肾及肺，伤肺及肾，或伤胃气，而所吐之血皆出于血腑。盖五脏不可损伤，伤即死，不延日月也。从肾起者不咳嗽而先吐血，龙火直冲清道也。从肺起者先咳嗽而后吐血，肺液被耗，木无所制，相火上燔，击伤血府也。更有无故吐血成盆盈碗之多，古人以此属阳明，阳明乃盛阳之区，多血多气故也，亦似是而非之言。盖阳明虽属盛阳，胃中全无一点血丝，其盈盆之血亦从血府而出，乃少阴之热上燔，阳明之热亦盛，同并于阳明，逼迫血府之血妄行上溢耳。治以少阴为本，阳明为标，如景岳玉女煎或犀角地黄之类，清降少阴、阳明，血自不妄逆耳。血止后，慎调起居饮食，不使复发乃佳。若数发之后，屡加咳嗽，由肾及肺，为难治矣。当大吐之时，不可即进补剂，恐瘀阻中宫，络脉凝滞，致胸闷胁痛，恶心不食，对证方中宜佐祛瘀生新一二味，如果瘀血阻，须通瘀和络为主，如三物旋覆①、桃仁、红花之类，甚则韭汁炒大黄通而降之。总之，吐血而不咳嗽者易治，吐血而咳嗽者难治，吐血而脉不弦芤数大数涩者易治，咳血而脉弦芤数涩者难治。盖吐血虽精血受损，不咳嗽其肺金肃降之令尚行，肝肾生化之源未绝，药力尚易救治。若咯血而又咳嗽，不特通降不行，金水两伤，其肝肺络脉为咳嗽振动，漫无宁宇，愈咳愈吐，愈吐愈伤，不至金枯水涸不已也。更有一种烟劳，吸烟过多，精气两耗，血液枯萎，症见咳嗽痰多，津干气促，或痰声漉漉，肉脱色夭，恍惚乱语，摸空振颤，呼之即清，顷之又

---

① 三物旋覆：即《金匮要略》之旋覆花汤，由旋覆花、茜草、葱管组成，主治肝着胁痛。

昏，此六极之证，全由精气空虚，神不守舍，痰随气逆，蒙其神明，乃脱亡之象也，非峻补不为功，稍佐化痰，与温邪热盛神昏者大异。然有偏阴偏阳之别，阴津多虚者，甘平佐以凉润，如复脉去桂、姜加人参、石斛之类；阳气多虚者，复脉全方，或景岳右归之类加参、附；阴阳两虚者，甘平甘温壮水运土；挟痰者佐以化痰，热甚者略佐清热，以虚为本，痰热为标，治其本而标病自退矣。

又有小儿童劳，都在发身之际，阳气盛长，阴气不能配驭，每咳嗽、蒸热、盗汗、肉削，钱仲阳减仲景肾气汤为六味地黄汤，治小儿阴不足阳有余之证，颇有意思，未可专理肺经。再有痧子后成劳，乃余热留肺，肺胃津液耗伤，肺气受损，与肺痿相类，多难治。曹仁伯有四物泻白加苏叶一方，颇有巧思。又有室女少妇干血劳证，从肝郁脾虚而来，古方有大黄䗪虫丸、抵当、代抵当之类，未可轻用，须看元气阴血如何，若未大伤，下焦果有瘀阻，少腹作痛结块，饮食尚未大减，前方不妨暂用。如经水虽闭，亦不腹痛结块，反见寒热、骨蒸、咳嗽、肉削、脉数等，则养营化热、顺肺理胃不暇，何敢再通瘀乎？夫经闭之由，非一有气滞瘀凝，有血少营枯，有肝郁脾虚，有冲任受伤，或病后失调，须寻其源而治，未可一以通瘀为事也，凡此皆名为劳，实皆损极之病，与《内经》劳倦之劳不同，治法亦异，未可概言之也。

两感温病论

《素问》、仲景皆言两感伤寒，谓一日太阳与少阴同病，二日阳明与太阴同病，三日少阳与厥阴同病，三日六经传

遍，恶款皆见，再延三日而死，必不能免。东南地处卑下，温邪犯病俱多，伤寒绝少，先辈王旭高谓温病亦有两感，以《素问》、仲景未及详论，人多不察耳，予深然其说。夫温病之两感，虽类伤寒，其六经形证，非如伤寒之凿凿是必本元之真气先溃于内，温热之邪早已郁伏，脏气大伤，迨一感外邪甫见太阳表证，形寒发热已神识昏昏。犯手少阴、厥阴，脉或弦大数搏指，此阴精内匮，邪火独炽，阴不济阳也。或沉细数，模糊不应指，乃痰浊内阻上焦，清阳之气不克布化，抑遏其脉道也。两日即胸痛谵语，或抽掣搐搦，昏昏多睡，呼之不清，口或渴或不渴，三日或唇焦、鼻煤干燥、卷舌，苔或厚黄或灰垢，或白厚腻，已六经传遍，阴精告竭，昏蒙之甚者三日即死，稍有知觉者，再延三四日死。亦有不待动风劫津者，盖温属阳邪，先犯上中两焦，手经先病，足经后病，故一二日神识已昏，或妄笑妄言，即叶氏所谓逆传心包耳，阳邪疾速传变更快，故有不待六七日者。所以然之，总由脏气先竭于内，温热之邪蓄伏于中，精气不能守御，一感外邪里应外合，有御之不及御者。若神明不昏，呼之清楚，或有咳窒痰黏者，犹或可治，以其君主尚未受邪，邪得从肺手太阴泄化，有出路耳。治法从手太阴足少阴为主，观其邪重于何经何脏，扶其正而化其邪，大抵以救阴泻热甘凉为是，泻热不宜重用苦寒，一恐伤胃，二恐化燥也。或开痰清火，清神宣窍，神不蒙者，不可用芳香开窍，以芳开最泄真气耳。此等证始终不可投表散，吴氏之桑菊银翘加减，辛凉宣解即可作开手之方，若一二日神即昏者，断不能治。今世嗜鸦片烟瘾深者颇多，此证以津精气液先索于内，更多痰浊，一感

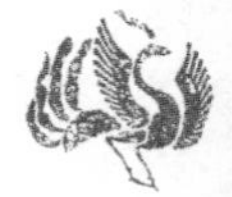

温邪，最易里应外合，挟痰最易蒙闭，多措手不及，此温病之两感也。刘河间论温热以三焦为主，不论六经，若两感温邪，邪先伏于少阴，下元之精气先溃，一现上焦表证，其中下焦之邪即应，亦无暇分三焦治之，总为精气神不能御邪，邪遂漫无顾忌，一决不可治耳，安得不为温邪之两感乎？

药有连类宜辨论

古人制方用药皆有法度，一味有一味之功用，以某药入某脏某腑，以何味为君为臣，何味为佐使，非漫然凑合者。今人见古人连类用之，开方时漫不加察，即连类书之，此大不可也。何谓连类？如附子与肉桂同是温药，大黄与元明粉同是泻药，人参黄芪同补，山栀丹皮同清，知母黄柏同寒，猪茯苓通草车前同利小水之类是也。以二味功用彷佛，其实不同，不可不辨耳。夫附子温肾家气分而燥，亦温脾燥湿；肉桂温肝经血分而润，亦化肾与膀胱气分而通阳。大黄泻中焦实满而去有形，元明粉咸润下降泻下焦有形。若但欲泻中焦可不用元明粉，佐厚朴、枳实则开中焦湿热痞满，若欲三焦兼清泻，从无形而及有形，硝、黄、朴实佐杏仁、桔梗，或大黄酒炒酒浸，大黄之寒苦下降合以佐使，尚可使之上升，若芒硝但有下降之力，断不能使之上升。人参甘平微苦气香，补肺中元气而悦脾；黄芪甘温，亦补肺中元气。然气虚之甚者，人参服之和平，黄芪服之即胸中满闷，以人参之性和平，黄芪之力专霸且微升耳，其实表固卫之功，亦从专霸而得。丹皮清肝胆血分之

热，其气辛香亦走气分；山栀清心肺小肠之火，炒黑轻虚入气分亦入血分，性能滑肠，便溏者勿与。黄柏苦寒坚肾益阴，泻肝肾膀胱邪火易伤胃；知母味甘微苦辛色白，泻肺火而助肾阴，功在肺得清肃则肾有母荫，故名知母，其性微滑，阴虚便泻者勿多服。茯苓甘淡而渗，通心气利水道；猪苓味淡而渗，亦利水道。然茯苓味甘有补益之功，故补剂往往用之；猪苓无甘味，但有渗利之功，无补益之力。通草色白体轻味淡入肺，通气，下利水道，其利水也，从宣肺气而下走膀胱，所谓水出高源耳；车前则利小肠而清血分之热，血淋最妙，亦通水窍秘精窍。如上诸品，补泻温凉似同而实异，各有分别，不可不体察焉。可留用即不妨用，此不宜彼者可用其一，不用其二。如此类者，正不可枚举，未可顺笔而连类书之也。

天地为先天一大五行说

人知天地为一大阴阳，而不知天地乃一大五行，为先天之五行。若地上之五行乃小五行，后天之五行耳。夫天为金精，日为火精，地球为土精，四海为水精，然但有其四，缺木精矣，不知地上之风气，直通乎天，风即木之精也。何以言风即木精？盖风属巽卦，属东方木位，人知之矣，不知风具生发鼓荡之性，举凡天地之生气，非风不能生发，天地之所以灵活变化不测者，藉风之鼓动耳。若无风之鼓荡，安能上通下达，安能生发长养，安能摧枯凋落，是天地亦成为死物矣。惟是先天之五行，不得言生克，但可言气化，若以生克言，日耀于天，金不为火熔乎？土浮

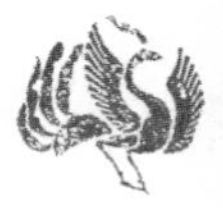

于水，水不为土涸乎？盖天为乾，金禀刚健之德，一气浑成，日为阳精，禀温煦光明之性，天藉日以明，地藉日以温，天若无日则暗而不明，日若无天则潜而不升不运，两者相需相成，谚所谓真金不怕火者也。若地之水土，犹一而二、二而一者，水能载土，土浮于水，水中有土，土中有水，似分而实合，其所以生生化化无穷者，藉水土中之阳气升发鼓荡于其间。阳气即风气，风气最灵，应时而变，为春夏，为秋冬，为人物草木，为生长老死，皆赖先天五行之生生化化耳。故但见其气化，不见其生克，然不言生克，生克即寓乎其中。其生克也，以升降见之，升即是生，降即是克，如冬至后万物向生，夏至后万物向死，不得以金克木、木克土等小五行范围之耳。若以小五行范围，则天地之局量褊浅，不见天地生化之功矣。人身亦然，心肺居上犹天日也，脾肾居下犹水土也，肝居于中犹风气之动荡于中也。心能生血，藉肺气转运施化，故由白而变赤，得阳火之精运转一身，无所不到。肾能生精，赖脾气之凝炼膏汁，故由黄而变青黑，得阴水之精，藏蓄不露，精足则化气，血足则生神，为一身之至宝。亦不可以五行言，当以气化言之。然精血之有余不足，在未生以前赖父母之精血，既生以后藉水谷之精华，而天地不饮食无所赖藉，不将竭绝乎？不知前物死后因归于地，大地得之生发愈为有力，亦犹人之饮食耳。前物入土而化，皆在土之上层，下层阴凝之土，收敛物之膏汁，得黄泉温暖之气，熏蒸上腾，化为阳气，即生发之气，即先天五行之木气也。在人五脏名谓厥阴之气，为阴极阳生之脏，阴阳转化之枢纽耳。由是言之，水谷之化皆在胃之阳土，若脾之阴土，但收敛

其膏汁输之于肾，化精以藏蓄之耳。前人闻声则动，谓胃消磨饮食之说似属不然，但阳土之化终藉阴土温暖之蒸腾，无此暖气亦不化也。人身即是肾中之阳气转之，非肝上蒸于脾，脾得之而消磨水谷，所谓火生土者也。升化有力则上焦肺气足，而心之生血亦足，生血足则下焦之膏汁充沛，而肾之藏蓄亦足，即是肺中之阴气，下降输布水精，以灌百骸，肾得其精华，藏而不露，即谓土生金，金生水者也。五脏上下相生相成，若一脏有亏，则生化之功或有不足，即病矣。若地上之小五行，其实只有水土耳，其金也，木也，火也，皆水土之余气凝结变化，备人之运用以见造化之功能耳。

伤寒疟疾半表半里不同论

仲师《伤寒论》云：往来寒热为少阳经病，少阳属胆，无出入之路，为清净之府，在半表半里之间，治以小柴胡汤。后贤以疟疾，亦往来寒热，亦称半表半里，以小柴胡加减治之。自宋至今多持其说，以柴胡为主方，误人多矣。不知伤寒乃感犯严寒之邪化热以后易于传经，自表入里，邪入少阳，少阳属胆，胆寄于肝，与脏最近，进即入三阴，退即出二阳，为表里之分界。往来寒热者，欲入三阴而未入也，未入犹为在表，故治之以柴胡苦辛升发泄少阳之郁陷，黄芩清胆胃之热，半夏化痰通阴阳，甘草缓柴胡之升和黄芩之苦寒，姜、枣辛甘和胃，辛可佐柴胡之不足，甘可缓黄芩之苦降，中气不足更助以人参，恐胆木抑郁横克中土也。方中惟柴胡一味，升发表散，与黄芩为对待，芩

即为清里而设，余皆辛甘和中之品，故称和解表里之半方也。若夏秋疟疾虽亦往来寒热，来路不同，病情各异。夏秋暑湿用事，大抵因贪凉乘风，湿热寒邪遏于脾胃不化，至秋凉风束其肌表，肺气被抑，玄府秘不得泄，其邪外藏于营卫，内遏于膜原、脾胃之间，饮食精微滞而化痰浊，外感凉风则疟作矣。邪乘于卫则恶寒，乘于营则发热，分争久之，正气来胜，汗出而解。故肌腠易泄汗多者易愈，汗少与无汗者难愈。所以纠缠不清者，湿热两邪互相牵制也，湿为阴邪，欲化寒而为热蒸之，热为阳邪，欲化燥而为湿遏之。无论偏寒偏热，每有胸痞恶心，渴不喜饮等证，所以久不变者，以阴湿黏腻不易化火，且邪留营卫膜原，脏气未大伤，不能传变耳。若热势接连，即是湿温伏暑病，来路正同耳，后人以往来寒热亦派其为少阳病，以柴胡治之，不思伤寒乃寒郁化热，疟疾乃暑湿郁伏，或挟痰风，因情大不相同，岂可以一往来寒热硬派同是少阳，同以柴胡治之乎？即同属少阳，病情不同，亦不得概以柴胡。然邪在膜原，亦可称半表半里。此脾胃之半表里与胆腑之半表里不同，夫脾主四肢，胃主肌肉，肌肉四肢为表，脾胃为里，膜原者肌肉之内、脾胃之外，即肌肉内之膜壑也。吴又可谓：内不在脏腑，外不在经络，舍于伏脊之内，去表不远，附胃亦近，乃表里之分界，是谓半表半里。即《疟论》横连膜原是也，为脾胃所主，故亦可称半表半里焉。脾胃为黏腻之湿热郁蒸则顺降输化失权，经文故有横连膜原之说，亦有少阳胆腑被郁，胃中津液酿成酸苦痰水而呕吐酸苦，此由脾胃失化累少阳升达之路，病仍在脾胃也。欲化其邪需疏通中脘，以辛淡开湿，以苦寒泄热，佐

芳香宣利气机，中焦气分通，湿热始不留，亦湿热化而气机通也。外则疏解其营卫，不用正发汗，使腠理松、营卫和而汗自得矣，岂柴胡所能治哉？或者谓，脾胃病而少阳升达之机失利，柴胡能升达少阳之郁陷，何不合乎？曰：柴胡能升达少阳，不能化脾胃膜原之湿热，徒有升阳耗阴之弊，而无祛邪之功。昔叶天士谓“柴胡劫肝阴、葛根耗胃汁”乃见道之言。余始亦信柴胡为治疟要药，屡用不效且见咎焉，后见疟病脾胃见证颇多，因思经文膜原之说不诬。古人又云无痰不作疟，夫痰从何来，何以疟必有痰，乃知脾胃为湿热郁蒸，运化失司，致饮食精微化为痰涎，外为凉风束缚而引动之，欲出不得出，欲化不得化，故寒热往来不休焉。疟久由脾及肝，则为臌为癖为黄，皆脾胃不化之征也。且东南地处卑下，阳气多升少降，湿热之邪四季不去，夏令为湿热用事，脾土最恶之，东南人禀肌腠疏、脏腑嫩，升泄之药不合者多，尤宜察之。

瘟疫论

读吴又可《温疫论》反复详尽，多自出心裁，发前人所未发，诚不磨之作也。然细观其病情治法，似湿温病之夹食化燥者，亦见此等证象，用此等治法，未必瘟疫始有此也。考明季崇祯末年，兵荒之后，疫气流行，大抵人民流离奔走，寒暖饥饱失节而感湿热之熏蒸，兼道路尸秽之气，郁伏于膜原脏腑之间，当时不即发，殆奔走稍定得以休息，所伏之邪从内而出，致沿门阖户，谓之瘟疫。其实仍是天地之常气常邪，不过太平之世无此沿户皆然耳。起

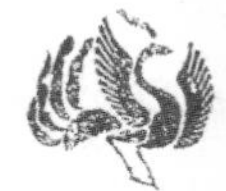

初亦形寒发热，乃腠理外感之新邪也。新邪去而所伏乃出见，蒸热口燥，苔厚便秘，脉或郁伏不扬，或弦大搏指，故每以承气汤从事，欲急逐其邪，不使劫尽阴液，致不可救药。考达原饮方法，厚朴苦温开中燥湿破气；草果辛香雄烈，燥湿开中，逐中宫秽浊之痰；槟榔苦涩沉降，性如铁石，合三味而逐秽开中，化痰消湿之力猛锐，无气不开，无坚不破矣。其病情治法，湿温之重者亦有，惟无此重实且多耳。若真疫病，逐年变换，有不可以理论者。忆同治二年，发逆[①]初平，人民奔走流离，自二月初至五月终乱稍定，疫气流行，无家不染其证，上吐下泻，两三时即目陷、音低、肉削，半日即死，无处觅药，即有药者，乡医与六和正气套方，如水投石，死者载道。余年甫弱冠，昏然无知，后至吴门邵杏泉师处，谈及此证，云用硫黄、附子、良姜、荜茇、胡椒等一派辛烈之药有效。至光绪辛卯，无端疫气又大行，名曰瘪罗痧，上吐下泻，指末罗纹猝瘪，五六时即死，能延一两日者治之可活，死者亦载道。后三四年，每夏皆有，惟不多耳。治法或凉，或温，或寒温并进，有效，有不效，大抵温凉并进者多效。以寒热错杂，结于中脘，格绝不通，水药入口即吐耳。今戊申夏秋，又见此证，罗纹虽不瘪，证象相类。呕恶酸苦，或干呕无物，泻利秽水臭不可近，胸痞不通，四肢厥逆，自汗不温，脉或隐伏，或见一两部，亦有弦转滑数者。较轻治以姜连、半夏、枳实、槟榔、厚朴、石膏、苍术、吴萸、黄芩、滑石、通草、苏、藿之属，转筋则羚羊、木瓜，芳开则行军

① 发逆：指太平天国运动，时在咸丰元年至同治三年之间。

散、紫金锭、辟瘟丹有效。吐泻稍定，转干哕便秘腹痛，乃秽水去、渣滓留滞二肠为患，前清佐生军以逐之，逐去秽积，其痛始平，或再转身热无汗如湿温伏暑，按法治之。大抵苦泄辛通佐芳淡，开其中宫闭结，宣利三焦湿热，表热则豆豉、栀子、苏、藿芳香兼疏表气。今重阳节已过，此症尚未平也。按今夏阴雨绵绵，当暑反凉，夏秋则燥热无雨，热遏其湿之不得泄，交蒸互郁，而有此症，虽非沿门阖户，而各处皆有闻。金陵镇江尤多，人皆以疫名之，然仍是天地之常气，但寒暖不时，反其常则为灾病耳。更忆咸丰六年，余尚童稚，自五月初至七月不雨，燥热亢旱，赤地千里，东西两湖干而见底，六月中霍乱大作，死者接踵，亦云瘟疫，未知作何证状。六十年来，所有瘟疫大抵如此，据方书云，尚有瓜瓤瘟者，胸高胁胀呕血如汁，治以生犀饮。大头瘟者，憎寒壮热，体重，头面肿大，目不能开，多汗，气蒸口干，舌燥，治以普济消毒饮。捻颈瘟者，喉痹失音，头大腹胀，宜荆防败毒加清肺开肺化毒之品。杨梅瘟者，遍身紫块，忽然发出，霉疮清热解毒汤下人中黄丸，刺块出血。疙瘩瘟者，发块如瘤，遍身流走，且旦发夕死，三棱针刺委中三分出血，服人中黄散。绞肠瘟者，肠鸣腹痛，干呕，水泄不通，急探吐之，宜双解散。软脚瘟者，便泄清白，足肿难移，乃湿温流火之类，与苍术白虎之属。以上数种，惟大头瘟、软脚瘟、绞肠瘟常年有之。大头瘟乃温毒内蕴，再感风邪上犯清阳之位耳。投以轻凉宣解上焦，佐以解毒逐邪，便秘者，硝黄通之，所以逐邪解毒也。软脚瘟乃湿热下走三阴，脾气失运所致。绞肠瘟即干霍乱，俗名绞肠痧，淡盐汤一碗呷下，随手探吐之，或藿香正气探吐之，刺少商、委

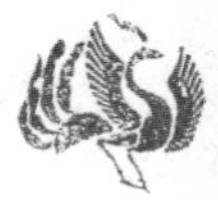

中、舌根、中脘等穴。此外数种，余所未见。夫疫者，役也，为国家徭役之意，无家可免，不知所感何邪，所名何病，无可名之，乃名为疫。医者须细思其本年之天时冷晴寒暖，何时不正，邪从何来，再合本年运气之生克，庶稍有把握。至兵荒之后必有大疫，乃数百年偶逢，难以预料。若喻嘉言之分上中下三焦而治，以逐邪解毒为重，乃提纲挈领之言，尤当谨佩。本年疫证七八月最多，至九月发者延一候，旬日亦有不治，其脉伏不回，或回而再伏，四肢或温或冷，胸痞不开，泻利不止，或呃忒不安，似噤口非噤口，似湿温非湿温，其烦躁难名，则用诸药不效，所谓不可以理喻者。总之，胃气败坏中焦不能分化使然，大抵发之愈迟，伏之愈深，中气愈伤耳。九月三十日后霜降，始不闻此症矣。

丹痧今昔不同论

予初行医时出痧子之病不多，惟冬春小儿有之，得汗后，痧子畅布，两三日即回，无事矣。间有痧子初布而为外风所束，暂出即缩陷，颇属危险，须麻黄、石膏、杏仁等透发之，使其再布，乃无事。近十余年中，不但冬春四时皆有，不但小儿、成人、老人亦有之。其发较前难，其毒较前重，烂喉者颇多，且回后咳嗽身热不已，其故何也，天时之不同欤？人秉之有异欤？予谓天气稍异，人秉则同。忆童时，冬令多严寒坚冰遍地，每年见大雪一二次，今则冬令如春者，多间有冰，薄而不坚，绝少大雪，而夏令之热较胜于昔。《内经》谓温则春气常在，地气不藏，即温毒之气不敛，致痧子之病多，其故一也。更有人事焉，今泰西种牛痘之法

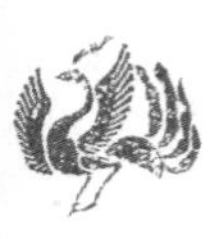

遍行于中国，法虽稳便，而胎毒究系不清，其毒不从痘发，从丹痧而发。故丹痧兼胎毒，更挟时令之温毒不重亦重，难发难回，烂喉者比之。盖其毒由肾及肺，从少阴而出，多致危险，其故二也。观乡间此病较城中少而轻，一则风日之气轻清，所吸温毒之气较少，二则种牛痘少，种苗痘多，胎毒有以发泄，故烂喉痧子甚少耳。更有茶食点心之类，染红绿洋色，其毒尤甚，有保赤之心者，留意焉此说，明眼人静观自能悟会。惟近今乡间亦种牛痘，年盛一年，是可忧耳。

前论牛痘何以胎毒不清。夫牛痘不过稍损手膊皮肤，以传浆大约手三焦之太渊穴，所种不过六粒，多则八粒，或全灌浆得其半，即明年补种不浆者多，肌肉经络之毒可泄，若脏腑之毒断不能泄。苗痘从鼻管而入，直达脑户，传脏腑。少则数十粒，多或数千粒不等，间有逆而险者，故其毒尽泄，牛痘从无险逆之症，其毒必不清，故借丹痧以发之。予三儿亦以牛痘之毒未清，后发烂喉痧，几殆从此，身虚不复虚劳而故，历验多儿，理不诬也。予谓牛痘之后，明年再种苗痘，庶几毒清而苗痘亦不至逆而险矣。

求嗣说

求嗣之说，古人言之详矣，似无容再赘，然择地布种两者有言之未尽。若男要节欲，女重调经，人皆知之，而节欲非一端，薄滋味、省精神，须随处检点，不但色欲已也。若嗜酒则精中有酒湿，嗜鸦片烟则精薄而少，过于劳力、过用心思皆耗精耗气，精少而薄，射之无力，难以成胎。调经犹非一言可尽，有妇人素体血少精薄者，有血虽

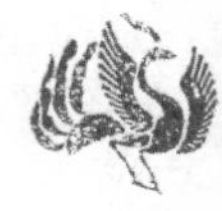

盛而气滞窒塞不如期者，有宿疾频发，或块或痛，移前落后，须详审其病源而药之，非一味养血通瘀已也。若男子精薄少无力亦须药之，不可专责女子也。至妇人之形体、声容、笑貌亦宜讲究，声宜和顺，不宜尖大；容宜端正，不宜过嫩；言笑有节，生子必美好；形体宜瘦不宜肥，宜短不宜长，如过于瘦短亦不相宜；世有容色肥健，经候无差而不育者，大抵因肥脂遮塞子宫，精射不入之故，且多湿痰带浊之病，每不受胎；形体臀凸者多子，两乳胖大者多子，过肥者少子，两乳平而不高者无子；经过少或无者无子。更有四季经，一年四至，傅青主谓有仙骨，此择地之说也。如布种须有时候，如农家之耕耨，不失其时，苗必生发畅茂。试观禽兽，时至而合，不待再而，无不有孕，得时故也。古语云：三十时辰两日半，落红满地君须算，妇人经候如期，不腹痛，色鲜浓，大约以三日为率，此时血海空虚，阴道不足，欲兴勃发，乃种玉时也。虽然亦不可过拘，有三日尚盛者，宜待其甫净而行之，如净后二三日，必多女矣。行房须有把握，何谓把握？宜先使男女情兴勃勃，两情酣畅，男子坚持不可先泄，俟女甫泄，而后用力射之。事毕不可再动，再动则滑而不留。大抵阳精盛者成男，阴精盛者成女，尤不可即速舒卧，宜伏息片时，慢慢舒卧，先使女子向左边卧好勿动。所谓乾道成男，坤道成女，受精于左者为男，右者为女也。此时未定，向左则流于左，向右则流于右。古人谓：血开裹精为男，精开裹血为女，此说恐非是，盖不独男子有精，女子亦有精，《内经》谓“两精相抟合而成形”者是矣，结胎之后，女子以血长养之，非血与精相结而成胎也，如此定多男子，

反是则否。此布种之说也，言似近亵，实有至理，前人以汙亵，不尽言耳。且行房时，男妇不可思想恶念，不可矫俦造作，若有此等，定生恶子。倒交则子哑，酒后行房多不育，此皆人事应有之理，不可不慎也。尤宜修德行善，以挽天心，天心默佑，必生好子。如耕者之望岁，布种由人，丰歉由天。所谓尽人事以待天心者也，若人事不尽，则天亦无权耳。外如孙真人所云：夫妻本命五行相生，及与德合并，本命不在，子休废死墓中者，则求子必得。若其五行相克，及与刑杀冲破并在，子休废死墓中，则求子了不可得，得之亦不育，慎其措意云云。不在此例，此惟修德行善可挽天心耳。

肾为胃关胃亦为肾关说

方书每谓肾为胃关，而余谓胃亦为肾关，其说云何？夫肾为胃关者，一则胃中之水谷藉肾火之蒸腾始能磨运分消，否则冷灶不能自熟也；一则二便之秘别亦藉肾气之蒸化始尿道爽利，大便有节，胃气得下行，水谷入二肠膀胱，胃中空虚乃能容受。盖大肠属燥金，其润赖胆汁以灌之，其出赖肾气以送之，肾火盛则便燥，衰则便溏。老人便不坚而不易出者肾气虚，大肠无气以送也；烟客之便坚黑难出，胆汁枯而肠液燥也；温病之便秘不通者，胃火盛而燥金被劫也。胃之关系于肾，岂浅鲜哉！此肾为胃关之说也。若胃亦为肾关者，肾之吸气由肺下胃，肾乃能纳；肺之呼气由肾过胃，肺乃能出。若胃气窒碍，则肺肾之呼吸不灵，观痰饮喘逆病，每由胃气之顺下失职使然。酒客易病喘逆，

酒伤胃也。痰饮易病喘不得卧，饮积于胃也。古人说虚喘治肾，实喘治肺，此固有理，不知胃病居大半。试观天地之升降，天气下降入于黄泉，必由地面而渐下；地气上腾，亦必由黄泉出地面而上升。胃为地面之阳土，夫人知之，胃虽属腑，乃一身之橐籥，犹自鸣钟之法条也，若胃家顺化失常，肾气不能独治，则喘逆肿胀之病生焉，此胃亦为肾关之说也。《经》谓：有胃则生，无胃则死。胃气败坏，余脏虽不病亦无生理，其关系岂不重哉？

吐泻痢疾论

上吐下泻名霍乱，霍乱者，三焦之气挥霍紊乱也。此证大有轻重之分，轻者脾胃感受寒湿之邪，胸痞腹痛，或微寒热，所吐清水，所泻稀水而已。六和汤、正气散或兼五苓，或佐以温脾可愈。重者中焦格拒不通，即饮即吐。所吐酸苦黄涎，所泻臭秽黄赤。腹痛胸痞，湿热夹积滞也。其病夏秋为多，大抵湿热郁遏，脾胃受困，肝胆之清气失升，中焦之转输失职，肺气之通调不灵，三焦之气窒而不化，胃气郁滞，水谷之甘香变为酸苦秽浊。郁极必泛上，脘之浊从吐而出，下脘二肠之秽从泻而出。元气充足之人，秽浊之邪既去，正气胃气来复，其病自已。治法芳香以宣中气，苦辛以化湿热，甘淡以利小便，观湿热熟轻熟重而定方。此尚霍乱之轻者，更重者乃时行不正之气，或偏行一方，或延数省，吐泻数次，即四肢冰冷，目陷音低，脉伏肉脱，有五六时而即死者，治之诸药不效。中脘否格，水药到口即吐，虽属霍乱，乃天地之疠气，有不可以理喻

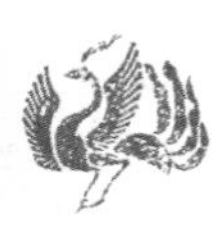

者，能延周日者治之多生。取效亦非一法，有凉药效者，有温药效者，有温凉并用者，大抵重用苦泄辛通为最合。如黄连、干姜、石膏、苍术、吴萸、肉桂、黄芩、寒水石之类，芳香辟秽如诸葛行军、玉枢、紫金锭解瘟丹之类，亦不为缺。自光绪辛巳以来，夏秋皆有，惟多寡无定耳，俗名瘪罗痧，实霍乱之最重者也。若但泻不吐，名水泻，乃湿伤太阴之阳气致水谷不分耳。化其中气，利其小便，如平胃、五苓佐芳香利气，挟积滞宜神、楂、麦、槟、枳、木香之属。腹痛者，稍温肝脾，略佐姜桂，温则气行，其痛自平也。夫疫疠霍乱虽难理喻，其间亦有理可言者，夏秋当热反凉，或冷雨连绵，食污浊之水，其病必寒湿胜；燥热过盛，亢旱不雨，兼感秽浊之气，必郁热胜。若当夏久阴、交秋暑热则湿郁热遏中宫，闭极必盛，有吐之不快、泻之不爽者，此无他，郁遏过甚，中焦不通，三焦之气不得宣化也。虽然仍是天地之常邪、常气，其不病于春冬而病于夏秋者，以盛夏之时，人身之阳尽泄于外，五脏阴气胜阳气衰，秽邪易积易犯，一也；湿土司令，湿蒸热郁脾最恶之，兼无知之人恣食生冷、油腻，胃亦恶之，中气正孱弱无力之际，尚不保养，秽浊更易停留，二也；且肺为暑迫输布力弱，卫气少固，腠理不密，一切风寒暑湿之邪易犯，三也。有此三者，故夏秋之病多于他时耳。能慎寒暖，节饮食，调劳逸，必可免此疫病矣。其若湿热蒸郁既久为腹痛后重，里急不爽，痢下赤白黏腻。或能食或不能食，能食者轻，不能食者名噤口，湿热重结于胃口故不能食，食到即恶，病必重。古方以姜汁炒黄连五分，苏叶一钱泡汤，缓呷之，先开胃口之闭结，然后进药，此法甚妙。

然须胃气之根本尚在，如胃元败坏，亦不效也。痛痢而有表热者，先治其表，如败毒散加减法。三四日寒热去而痢益甚者，阳邪内并入阴，由表传里也。若表邪犹未尽，可仍提其陷下之邪，使得微汗从表解为便，或表里兼治最妙。若腹中绞痛，坐圊不爽，湿热积重并二肠，为气结滞也，与通因通用法治，洁古芍药汤、木香槟榔丸入剂煎之。赤者伤血分偏热，白者伤气分偏寒，赤白相兼寒热错杂。赤宜凉血和血，香、连、归、桃之类。白宜调气通气佐微温，官桂、黑姜之类。胸痞苔黄，渴不多饮者，姜、连、厚朴、蔻、橘、桔、枳、香、砂。小便短赤，滑石、车前、通草、二苓通之。视其人之元气而投剂，若通因通用，乃大黄、牵牛，仿佛承气，须量其胃气，若积去而胃气亦去者，不可也。若元气可当，不妨放胆用之，所虑攻削恐元气不支，补益恐邪滞不去，此时当量孰轻孰重，孰缓孰急，急者重者宜先治，盖邪不去正益伤。若元气尚可支持，不可因循怠缓，瞻前顾后，老年人亦然，恐因循数日，正元益不支，欲攻愈不敢，惟有调气养血，扶正祛邪，待敝而已。至胃败呃逆，浊泛口糜，肠直不禁，色为败酱血汁，或五色兼下，脉弦涩动急，舌干光无津，皆脏真败坏，不可治也。然呃逆、口糜两证，亦有可治者，总视胃气之有无而断之。胃脉和缓之情尚在，开之化之，亦可转危为安。烟客下痢最宜观其神气，若色夺神败，其脏真先竭，虽轻亦重。寻常湿热，或浊或利，急与化邪逐积，初起正元可支，不妨放胆，若瞻前顾后，旬日后津枯胃败，邪势留逗，攻补两难，彷徨无措，此必败之道也。若邪少虚多，急以养正为主，切勿再攻其邪。津枯胃困者养津扶胃，阳虚肾惫者固

肾扶阳，投之不胀，宜与大剂养津，如石斛、麦冬、洋参、五味之类，扶胃为参、术、山药、红枣、砂仁、木香佐归芍益血，扶阳为附子、肉桂、黑姜、故纸之属，固肾为熟地、炙草、山茱、杜仲、杞子、菟丝子之属。此言大概，未可执泥。烟客脉多空大弦豁，是津气空虚，可投甘补，勿谓邪势尚盛也。若弦涩搏指，细涩紧急，全无和缓之情，乃元气已竭，不可治也。至滑利不禁，欲与固涩，必不得之。欲固涩，莫如鸦片，鸦片不能固，岂石脂、禹粮、石榴皮等能所效乎？夫烟痢之所以难治者，以平日吸烟过多，五脏之精气已消耗殆尽。一经泻痢，脏气先罄，胃气随手告败，即胃气尚可支持，精血、神气、脉象已夭夺者，亦不过多延旬日，仍同归于尽也，鸦片之害亦酷矣哉！

烟痢论

烟痢之死，死于脾肾败坏，津气两亡耳。如夫寻常痢疾，古人言已详尽。百年以前，鸦片虽至中国，尚未大行，所以方书痢疾门中未及烟痢。今则吸之者实繁，有徒受病，固非一端，而于痢疾为尤重。咸曰：烟痢不可治。余尝思其受病之由、治之之法，清晰言之。夫鸦片之为物，乃罂粟浆炼成，其味苦寒，其性收敛。对火吸之，寒性虽去，苦味与收敛之性不移。吸之年久，气血日耗，精津日竭，脾胃失其转运，谷食日渐减少，嗜好愈重。谷食愈减，五脏之资生之本，精气日损伤，偶然外感湿热，内伤积滞，脾家升举之气下陷，湿热与积滞交结，则痢疾生焉。然非不可治也，其治法不过始同终异耳。假如形寒发热，有表

邪者，以轻疏之药散之；腹痛后重者，香、砂、槟、枳等攻之；积重正胜任者，不妨通因通用；湿热为之清化，湿寒为之温通，与常痢同法。所不同者，凡用攻发，须退一步处之，照顾脾肾津气，庶不决裂败坏。若七八日以后，或过旬日，或已服过攻发之药，虽表里之邪未清，则以扶脾益肾为主，疏通卫气，和养营血，视邪留何部，佐以分疏彻邪之味，使正旺邪却，不可再与攻发。若外无形寒发热之表，内无里急腹痛之里，而仍便下脓血，或下深黄如坏酱，此全由脾肾关门不固阴精，阳气大虚之兆。或痢次已大减，所下或血水黄水，仍腹痛不止，乃气滞不化，不可再攻伐，宜温中调气，其痛自平，所谓痛随痢减也。关门不固，脉空大搏指，须纯甘壮水、益气，佐固摄肾精，如参、甘、苍术、归、地、杞、芍之扶正，佐以化邪之法。如肾虚滑脱者，以故纸、五味、石脂、禹粮之类，参以熟地、附子。如舌干口渴，津涸阴少者，佐阿胶、麦冬、石斛、洋参养液，切勿苦寒凉降，盖苦寒伤胃，凉降伤脾，胃伤则纳减，脾伤则气陷，精气愈无所恃。如口干舌红或光剥，益不喜饮者，此阴中之阳不足，宜佐桂、附、炮姜之类，助阳气以生阴津，前药始能得力，甚者鹿茸亦可加入。盖阳生而后阴长，阳气得行，清气始升，能举陷，能益津益血，以助胃气。若日久而痢犹不止，佐涩敛于温补之中，然涩药如鸦片，亦徒然耳。或变煎为丸，或佐升阳益气，仿东垣法，汤丸并进，但不可徒事升涩，恐肝肾阴精不支，虚阳转而上越。

再论痢疾之脉，诸书以微弱缓小为顺，弦大数急为逆，烟痢亦然。但烟痢之缓弱即为阳气之虚，若弦大空豁全是

脾肾津血之伤，未可指为邪滞之盛。盖脾肾精气空虚，水不摄火，致脉见浮弦空大也。至“数”之一字，诸书皆以热论，而烟体之数虽热亦属虚热，不可乱投苦寒。数大鼓指，按之中空，全属水不济火，虚热上浮之征。纯甘壮水中，宜佐附、桂引导之法，《经》所谓反佐以取之也。

若舌苔，吸烟之人灰黄垢腻居多，须问其平日，若素常有此，勿谓其湿热内盛，辄投香燥攻伐。若光红干裂，此中气大伤，阴津亦涸，切忌苦寒，尤戒香燥，宜甘凉温润，养其中而助其液。若干光色紫如猪肝者，乃肝肾败坏，虽大进温润恐难救药。

再论小便，痢疾为湿热居多，小便黄赤短涩此其常也。而烟体脾肾两虚，即无湿热，小便亦多短涩黄赤。《经》所谓：中气不足，溲便为之变。若余症已见虚象，不可谓有湿热未清，尚事渗利，渗利更耗津液耳。若神倦呓语，呼之则清，少顷复迷，全由精神失守，或中焦挟有痰浊，并非热入胞络，痰阻关窍，虚实异治，相隔霄壤，勿进芳香开窍，宜守甘温补益。至若口糜，为胃家虚火挟浊阴上泛。呃逆为胃气虚寒，肝肾阴火上冲，皆不治之证。加以形如烟熏，肠如直筒，痢下五色无度，脉情弦急无胃，谷食不进，此先后天俱败，五脏真元告竭，常痢犹不可治，而况烟痢乎。

前论指烟体之虚者而言，始同终异，一语须着眼。盖烟痢亦湿热积滞为病也，宜疏散，宜苦泄辛通，原与常痢无异，量其元气，急为逐邪留正，切勿因循至邪势已衰，正元大虚，温补、清补或扶正御邪，因症而施，亦不可徒补留邪，转咎立言之偏也。再吸烟之人，往往因病加吸数

倍，此闭门留贼。盖鸦片烟不能治病，徒耗津气，痢疾吸之，似可暂缓，至烟性一脱，其痢加倍，津气愈伤，药力无效矣。

青蒿白薇辨

医者之发药犹射者之指鹄，射期中的，药期中病。必先审病之外感、内伤，阴阳表里，而后择药之寒温补泻以施之。今也不然，以师传为真诀，以杂凑为良方，举世皆然，是非莫辨，良可慨矣。余游虞之初，见虞地之患湿温暑风者，相率以青蒿、白薇为发表之套剂，心窃怪之，初犹为风土之相宜，病情之不同也。既而见服青蒿、白薇者，病未愈且益甚，而后知蒿、薇之发表，即虞地未必相宜。按《本草》青蒿，性寒，杀三尸，治鬼疰，理阴虚劳热。白薇味苦咸性寒，利阴气、下水气，治血热、血厥，妇人伤中淋露，为阳明冲任血分之药。稽其功与湿温暑风，病之在表者两不相涉，考诸方书从未有用此两味入发表之剂者，而何以虞地诸公，一见恶寒发热，辄以青蒿白薇冠首？重其铢量，岂真有所本耶？抑别有心得耶？或曰子既读《本草》，岂不知青蒿得少阳春木之令，最早入少阳厥阴血分，故治寒热起伏有清暑辟秽之功，故治暑湿内热。白薇益阴利水，治热淋温疟，寒热酸痛，岂无所本而妄用哉？余曰：唯唯否否，子知其一未知其二也。夫青蒿既入血分，以血分而来往寒热即非发表可愈，苦寒之性，可治热而不可治湿。白薇治温疟寒热，乃取其益阴利水之功，血分之热去而温疟自已。试问今之用蒿、薇者，病在血分乎？在

气分乎？夫湿温之病，病在太阴、阳明。气分热胜，则阳明居多，湿胜则太阴为甚。湿遏于外，故胸痞；热郁于中，故口渴。湿热牵制，故渴而不能多饮。太阴之湿作则恶寒，阳明之热作则发热。投以青蒿、白薇之苦寒，苦则性降而不升，寒则多遏而少宣。阳明之热愈不化，太阴之湿愈不开。少阳胆木之气为湿热抑遏，不得遂其条达之机，致寒热起伏无已，淹缠日久，湿就燥化，口渴喜饮，唇焦齿垢，胸痞除而脉洪数。病由气而入血分，神昏呓语，此时尤非蒿、薇所能治矣。至暑风病，乃内受暑热，外袭凉风。暑伤其气，风闭皮毛，其病在气在表，更可知服蒿、薇必有加无已。或又曰：依子之言，蒿、薇终无可用乎？无如法贵圆通之谓何？余曰：子亦深于医矣，法贵圆通，为医者上乘。余所言者，湿温暑风之在表在气，不可以蒿、薇为发表之套剂，非终不可用也。诚如《本草》所言而出之以圆通，有何不可？或者语謇而去，余喜其言有裨于吾道也，故笔之于书。

疟癖成臌论

吴地夏秋最多疟疾，乡人目之为小恙，漫不经意。当寒热时，仍不肯避风节食，使其屡得畅汗，而邪泄疟平，延及旬日不愈。或且以劫霸之药遏截之，不成大病，必至中脘结块，如杯如掌，为终身之累。或时发时作，再失调养，必至成臌胀矣。然此等臌胀，原从疟癖散大而来，与气鼓不同。论其病原，其所结者，乃湿热与痰浊气血胶黏于脏腑之外，肌肉之里，伏于膜原之分，聚于胆胃之间，

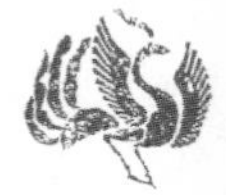

结于左胁之下。左胁为肝胆经络游行之地也，暑湿先伤肺脾。肺主气，暑必伤气，脾恶湿，湿必伤脾，肺脾既伤暑湿，气弱不能化邪，肝胆升达之气不遂，郁逆之气挟痰浊湿热积于肝胆经络游行之地而成癖焉。治之之法，不可徒补，亦不可徒攻，须量其脏气虚实而施治。正不胜邪者，补正以化邪；正能胜邪者，逐邪以养正。补正以辛甘淡，运脾和胃为主；逐邪以苦辛淡，疏肝利气，开泄湿热，消磨结块为主，不可用血腻之药。若用芩、连，必与姜、桂、吴萸等，寒热相间，以甘温调中，以苦泄热，以辛宣气，以淡渗湿，以咸软坚。邪久郁陷宜佐柴、桂，以疏木郁而提之。此证多黏痰凝瘀与寒热错杂，阻其气分，结于脘旁，不可辄与攻削之品，但疏调其肝脾郁结，扶养其脾胃元气，其癖自消散矣。若久病作痛者，疏通其血络，所谓久病入络，将欲腹膨也。鳖甲煎丸方出《金匮》，用多不效，大抵药味太多，力弱不专耳。若已成黄疸臌胀，仍从两门治之。然从疟癖而为疸为臌者，仍属湿热为本，以前法变通求之。若系脾肾内虚，从六君理中以补中阳、调中气，金匮肾气汤加减以益肾通阳，苦泄耗气之药不可乱投矣。疸病分五种，阴阳虚实不同，宜别论。

续孙梦兰读张静莲《辨小儿惊风说》书后

仆秋间卧病，见儿辈读医学报纸，遂于枕上取阅以消愁闷，而叹此事实难，乃雪樵周先生毅然行之。是非学问精纯，读书有得，则一言出口指摘丛来，非比别项报纸，可以无稽之言搪塞，佩甚，佩甚，而又叹立言更不易。如

三十一期报中，有张君仿喻、陈两贤，力辟小儿惊风称名之妄以挽世俗颓风，改“惊”为“经”，欲辟此“惊”字。后经魏天柱先生论辩，孙梦兰先生书后，可称尽善尽美，无可再议。而仆又有说者，夫改“惊”为“经”固有未妥，而易“惊”为“痉”本诸《金匮》。然考之古人，此证有两，一名“痉”，而一名“瘛”，虚实不同，病情名异，不得尽称为痉也。自后世瘛痉同呼，且风动痉厥四字蝉联而下，混淆不分，名实之不辨极矣。始即瘛痉两字言之，痉者实证也，挟外感而来，或风热或温邪，内挟痰火，堵塞其六腑机窍，经络之风邪不得宣泄，内为痰火煽灼，火盛生风，致脚弓反张，卧不着席，戛齿目窜，在小儿或有先痉而后发热者，俗称急惊风是也；瘛者虚症也，多久病见之，或亡血，或误汗，或吐泻过甚，或跌仆去血太多，乃耗失阴津血液，致木燥土虚，经络其所荣养，则搐搦抽掣，四肢振动，在小儿俗称为慢惊风，病情原因各异，治法不同。后人同以惊风名之，仆以诸名家反复推论，尚有未尽，故论次及之，非敢抨击诸君也。读吴鞠通《温病条辨》后，言之颇详，再考惊风名始于《颅囟经》，此书不知何人所作，宋翰林医学钱乙为儿科高手，谓得力于《颅囟》，考其在宋以前已擅用牛黄脑、射金石之药，其来已久，至今日而欲辟之，恐难乎其难也。

痴狗咬效验方

痴狗咬伤最为恶毒，不必破皮，其毒已沾染难疗。自古无善治之法，如世传五虎符禁法，加味人参败毒散汤剂

为最妙，然轻者效，重者多不效。岁己丑宁波象山县多痴狗被咬者十死八九，有耕牛亦遭此患而死。剖其腹有大血块如斗，色紫黑，搅之蠕蠕然动，一方惊传其事。有张君者明医术，闻之悟曰：仲景云，瘀热在里其人发狂，又云人如狂者，血证谛也，下血而愈。此证得非瘀血为之乎？不然牛腹中何以有此怪物乎？”乃用下瘀血汤治之。任其毒之轻重，证之发与未发，莫不应手而愈，转以告人，亦百不失一。余从医学报中得之，急为抄录传写，或者能免此无妄之灾乎。

下瘀血方

上好生大黄三钱　桃仁七粒，带皮去尖打　地鳖虫七只，炒去足

上三味研末，加白蜜三钱，用酒一碗，煎至七分，连渣服之。如不饮者，用水对和煎亦可，小儿减半，孕妇不忌。空心服药后，备净桶一只，以验大小便。必有恶物如鱼肠、猪肝之类，小便如苏木汁数次，药力尽，二便如常。再服再下，不拘帖数，须大便无恶物为度，不可中止，留余毒以致复发。无论轻重，急宜服之，此毒近则一月，远则七八十日必发，发时如狂如痴，烦躁、燥渴莫名。或谓腹中生小犬，蚀人脏腑，其实非也，乃恶毒瘀血、蕴热阻于肠脏，无路可出以致如此。若毒发未过周时者尚可治，宜一日服此药两三帖，下净恶物为止，不可服斑蝥等毒药谓以毒攻毒，必至闷乱而死，戒之戒之。如咬者不知狗之痴与否，不妨以药试之。果是痴狗，必下恶物，好狗便溏而已。服后忌发物，房事、锣鼓声等可勿忌。

加减人参败毒散方

即人参败毒散原方加地榆炭一两，或再加桃仁七粒去尖打，生军三钱，酒水各半，煎不拘帖数，须下尽恶物乃妙。或云地榆炭不合此症，当用榆白根皮一两，以榆根皮滑肠去瘀，能通大便耳。人参可不用。

湿温病论

湿温者何，湿与温合病也。或冬令伏温未发，或春末感受温热，更受夏初之湿邪，郁遏中焦，为新风暴寒引动，故始亦形寒发热，二三日后即但热不寒，有汗不解，胸闷渴不多饮，或呕恶，舌苔白腻、质绛，或糙厚、有朱点，乃湿郁热伏之象也。脉阳濡为湿遏，阴数为热伏，或浮按虚数，沉按滑数小数。若关尺沉按数实有力，或夹宿滞，初起形寒，宜微苦微辛，兼以疏表。形寒去而但热不寒，不可再与表散。古人谓湿温不可发表，以邪不在表，在中焦脾胃之分耳。盖脾恶湿，湿易伤脾；胃恶热，热易伤胃，脾胃虽夫妻之脏，而好恶不同，阴阳亦异。脾属阴脏而湿伤之，胃属阳腑而热伤之，同时受病，好恶不同，治法各异，所以纠缠不清也。夫治热以寒凉，凉则湿邪愈黏滞不化；治湿以香燥，燥则热益甚而耗津。当分湿热之孰轻孰重，而定治法之宜苦宜辛。热重者，阳明为多，以凉苦为主，佐以辛淡分泄之；湿重者，太阴为多，以辛燥为主，佐以苦淡、泄热利湿分之之法。当验舌苔，湿甚者，白腻质淡，胸痞愈甚，竟不思饮，脉更濡弱不扬，或重按不甚

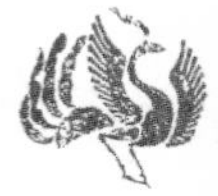

数而涩小，以湿主濡滞也；热重者，苔厚腻黄糙，心或罩灰，唇绛舌赤，虽不多饮，时时燥渴，脉浮濡沉数，或滑大，此阴中伏阳，阳主流利也。若湿热参半，亦以苔脉合之，乃六七日一候内情形也。一候以外，湿重热轻者，热势起伏不清，多日不变，或如类疟，以阴邪濡滞不速耳。热重湿轻者，始白苔质绛，渐布黄糙，化灰罩灰，渐唇齿焦垢，或呓语昏谵，脉转弦数，湿亦从燥化矣。若滑数有力，按之沉实，挟宿滞，宜重投苦泄凉解兼通腑。通腑之法，与冬温春温不同，彼宜急下，此宜缓攻，以热虽盛而挟湿黏滞也。若急下之，热滞去而湿益黏，胃气伤损，以后湿恋其热，胃伤而难以措手。盖温邪所下者燥屎，热与屎结，结去而病愈矣。湿温所下者溏粪，乃湿热蒸郁而成者，至溏粪尽后见干垢，宿垢清矣。两候内能热松胸爽，邪势向化，两候自可清楚。两候内不松，恐交两候外昏变内陷等，接踵而来，此热胜之证如此。若湿胜者，多纠缠不易变，若不昏变，仍湿蒸热郁不化，其邪渐深，其热愈甚。湿从燥化，以苦泄凉解为主，甚则石膏、益元、芦根、芩、连，但不可与鲜斛、沙参等滋腻之品，恐抑其邪不得泄也。盖湿虽化燥，终属阴邪，每见灰苔化后，仍布白腻，此湿温与伤寒、温邪不同处。余见三鲜汤，误人多矣。神糊者，湿热蒸痰，蒙闭神明，不得泄化也，此名湿蒙。究是蒙闭清窍，未必即陷入胞络，可与芳香宣窍之品，入苦辛凉淡之中治之，倘及营分，神糊，苔黄或灰，舌尖绛，唇焦齿垢，为入营之象。舌色不绛，虽糊恐仍气分也。犀角、犀黄幽香透窍可用，珍珠未必合，以其沉降下抑也。丹、栀或细生地较清而凉血，不致泥膈。亦有夹滞与邪热

蒸郁，致肠胃三焦不能通化，致神糊呓语，宜凉苦通下之法，如凉膈散之类，邪滞去而神明即清。若两候外热势仍起伏类疟，朝衰暮盛，苔白或带灰，胸痞脉仍濡数，仍与微苦微辛、芳淡分疏之法，仍属湿与热恋，不可以日数多而与重剂劫夺，盖有是证则用是药。青蒿清血分，不可动辄用之，频用最为误事。若两候能热退神清，红白疹发与不发不在此。盖白疹从气分，红疹从血分，从肌肉营卫而出，与脏腑无涉。每见二疹累发而热仍不退，表解而里不解也，须舌苔化，脉象和，二便清利，方为脏腑之湿热宣化，表里两清，然后知饥思谷，乃为真愈。惟体有虚实，病有错杂，时有久暂，固难豫拟。以立夏至小暑为正湿温，小暑后或夹暑夹痧秽，别有治法。然夏秋虽夹暑夹痧，要不离湿热两者为患。盖天之热气下冒，地之湿气上蒸，人在其中无处可避，感受其邪虽名曰暑，不外湿热两邪耳。立秋后更多疟疾，乃湿温之变病，夏令贪凉饮冷，为湿热郁蒸，胃气失化，蒸成酸苦涎水，伏于膜原，一或秋凉斯寒热往来日作，而疟成矣。亦须分湿热两者孰轻孰重而治。柴胡不可早用，最劫肝阴，古人以柴胡汤治疟，不尽然也。总以宣化中焦湿热痰饮为主，无汗兼疏表，有汗即不宜表。至赤白痢，乃属湿热郁蒸其积滞而成，与湿温病不同，感受稍异。痢疾病肠胃为主，兼及经络肌表；湿温以中焦而及上下焦，外及经络营卫。一则有形积滞，一则无形湿热，故治不同也。湿温有延经月不清者，必阳虚湿胜也，略佐温通阳气，气化而湿自化。或宣布肺气，利其小溲，以甘淡之法。病后或有气虚中满，或遍身浮肿，乃气虚而余湿不尽，以甘香轻淡法治之。或胃纳无味，气力不复，乃余湿未清，中气不运也，以资生丸等，或运脾化湿调之，立冬后燥胜湿衰，秋燥冬温病来矣。

论切脉大要

脉有体象，来去至止，如长短大小，脉之体也；缓急滑涩，脉之象也。《内经》以六字总括之曰：浮、沉、大、小、缓、急；《难经》亦以六字总括之曰：浮、沉、长、短、滑、涩。此六脉已包括三阴三阳，盖浮大缓长滑为阳，沉小急短涩为阴，以此推广虽二十四种，亦不能尽其形容，总不外阴阳盛衰耳。一来者为阳，自筋骨而至于皮肤、心肺之营气也。去者为阴，自皮肤而还于筋骨、肝肾之营气也。来有余而去不足，即心肺盛而肝肾衰，来不足去有余即肝肾盛而心肺衰。

脉为四诊之一，其理深微。《难经》谓：望而知之为神，闻而知之为圣，问而知之为工，切而知之为巧，四者不尽参观，而欲知病情之吉凶变化者，皆欺人之言也。夫脉为血气之先，寸口为肺经气血之总会，切其脉不过知其气血有余不足、寒热阴阳耳，非能尽知病情也。古人浮表沉里迟寒数热不过言之大概，不能拘定。每见表病不浮，里病不沉，寒不见迟，热不见数，其谓之何？须从望闻问三者得其病情，而后凭之以脉，脉与病合固无疑，脉与病不合，参其何以不合，想出道理，庶有把握。其疑似处，可意会难以言传，非读书阅历多者不能尽其妙。读石芾南《医原》，其论脉，独赞圆字为最妙，盖圆者，指下从容圆润，不迟不数，不硬不软，应指自有和顺、圆稳之状，无

论何脉中藏得圆字在内，即属胃气，即属神根，病尚可治。古人谓尺中未绝，枝叶虽枯槁，根本将自生，此言难据。每见绝证，尺中未尝断绝，而证已不治，总须察其见症，方可断其吉凶。若脉之名色，当以仲景《伤寒论》为主，后人二十四脉，难以尽凭。如李时珍之奇经八脉，亦诊三部九候，更属荒唐。脉之浮、沉、迟、数、弦、大、滑、涩、紧、芤、细、微乃气血之有余不足、寒热虚实之见端，皆非死脉总要。脏得和缓圆顺之情，病便可治。若浮而搏指无情，弱而微细隐约，浮而重按不见，数而滑指无伦，迟而一息二三至、不匀，沉而至骨难寻，紧芤辟辟如弹石，微细如蜘丝影响，皆胃气已离、脏真欲绝之死脉也。更有尺部弦大搏指、寸关反弱小，寸脉弦大、尺中细涩，或左右手如出两人，此必有故。或痰气阻塞，或宿恙闭结，致脏气不能融贯，须寻思其故。若无别故，病必难治，以脏气大有偏胜，有偏胜后必有偏绝之忧耳。若寻常六部中有一部独异者，其病必在独见之部为重。更有何病见何脉为忌，见何脉为将愈。如阳证不宜见阴脉，阴证不宜见阳脉，虚证不宜见实脉，实证不宜见虚脉。寒热表里亦然，此即脉与证不合也，而其中有辨焉。阳证见阴脉多不治，阴证见阳脉若有和缓之情，证虽阴而脉则阳，属可治。虚证见实脉，谓邪盛正虚。

医学会问题

宣统纪元，中国仿泰西政治，各省立宪政，君权变民权，地方立自治会，由自治会而分学会、商会、农学会、

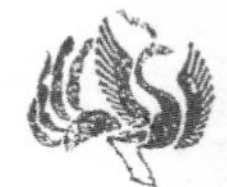

医学会等名目。今秋李君伦章开立医学研究会，集诸医在会研究医学及疑难之症，推余为会长，辞之不得，余实浅陋愧赧①。然既以研究医学为名，似宜于宗旨稍有着落，乃于第四会期出问题二，其一曰：医者绍自《灵》、《素》，想诸君平日研究已精，其五脏六腑既各有名，何复有三阳三阴、十二经之名分属五脏六腑，使后学纠葛不清。然古圣非空有此名，必有深意存乎其间，仆未能明了，请诸君详言其义，以启余蒙。其二曰：今泰西医学流入中国，用汉文译出者颇多，其考验脏腑功用比中国确实可据。自唐容川著《中西汇通医经精义》所论外，考中国古方是否有与西医所言脏腑功用暗合者，是何等方？请指出以示同学在会之人。条对者仅十余篇，而以张树铭君健为佳，陆聘君亦尚明白，此外无足观者，兹录张君对词于下。

此问似浅实深，树铭资禀鲁钝，读书甚少，不能阐发其理，谨以鄙陋之义，贡其一得之愚如下。古圣论列人体以五脏六腑主内，三阴三阳主外，其中具有深意，非独标本之谓也。若但以标本论，则心为心经可也，何必谓之手少阴？膀胱为膀胱经可也，何必谓之足太阳，其所以必如人之有名有字者。盖以易象阴阳交互，体用相需之义也。故太阳为诸阳之冠，名曰盛阳，而其所主则为寒水。阳明为两阳合明，名曰二阳，其主运则以燥金。少阳为一阳始生，其主运反以相火（相火属阴）。是则三阳者，体阳而用阴也。太阴为之至阴，而其所主则寄旺四季之湿土（坤土属阳）。厥阴为两阴交尽，乃主以风木之阳。少阴名为一

① 赧：nǎn，因羞愧而脸红。

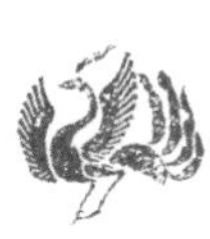

阴，而所主反属君火。是三阴者，体阴而用阳也，此关于运气之一说也。虽然经络脏腑，本各具阴阳，各有体用，阳中有阴，阴中有阳，阴阳互根，太极之至理存也。故《阴阳离合论》曰："阴阳者，数之可十，推之可百，数之可千，推之可万，万之大不可胜数，然其要一也。"故得其意可以类推，不得其解则目迷五色，无下手处矣。

第二问题答者三人，或辟西医之谬，或以五脏六腑之言纠葛了事，与本题全无干涉，余乃自述题旨如下。中国脏腑论，以胆为清静之腑，无出入之路。而西医则谓胆有两管，一进汁管在肝内，一出汁管正对大肠之口，其汁色绿，味极苦，藉其汁灌入大肠，以榨食物精液，以通润大便。故大便之色青黄而润者，胆汁之色也。若无胆汁灌入，则大便坚而色白难出矣。因思古方之三承气汤及更衣丸，其色味有类胆汁，乃助胆汁之不逮，用以消食通腑润肠者也。若猪胆导竟以胆代胆矣，岂非中国古方与西医脏腑功用有暗合者乎？在古人立方时，亦未知其然而然也，此愚之臆想，未知有理否。

医学会余幼鸿《烂喉丹痧时疫辨》云：《张氏医通》云"麻疹者，手太阴、足阳明蕴热所致。无疫火则身热咳嗽，神清有汗，喉不腐为时痧，痧形云密为轻。有疫火则身热无汗，痧隐脉郁，神烦喉烂，为疫痧甚重。时痧感由肌表，故宜疏达。疫痧口鼻吸入，毒在脏腑，故疏达反险也"等说，因拟论以答之。

查《张氏医通》论麻疹极为详细，而未及烂喉一证，大抵彼时未有此症乎，不然何以独未及也。张云，从前方书每附于痘科之末，不甚注意。今则其病甚多，且较前重。今去

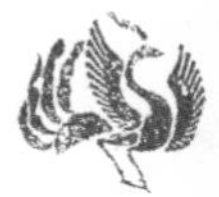

张氏二百数十年，其症更重。烂喉者比比，不可不研究也。余君假张氏而发挥已意，所论甚是佩服，余则更有说焉。按张氏谓麻疹发于手足太阴、阳明，而未及手足少阴，乃未见烂喉丹痧之明证。夫咽喉乃肺管、胃管之口，温疫之毒不烂肺胃而烂其管口，盖有手足少阴胎毒之火上炎熏灼成之也。余君谓有疫则重，窃思疫从何来？夫疫乃冬春之温毒，挟本身之胎毒，蕴酿而成也。胎毒何来？从牛痘而来。忆二十年前亦有丹痧，不闻烂喉者，今独多者，岂天时之不同与？抑人秉之有异与？殆非也。自牛痘盛行，烂喉痧子日多，若非胎毒不清留伏五脏深处，即感温热之邪，不过出风痧、丹痧或春温重症耳。惟两邪合并，蕴结不化，郁极而发。斯烈如爆竹，其势震天矣。按牛痘不过损手膊皮肤以传浆，大约经络肌肉之毒可泄，脏腑之毒断不能清。苗痘由鼻管而上脑下肺，遍传脏腑，且有毒轻毒重、发多发少之分，亦有险逆者。牛痘则不问毒之轻重，同此数粒，且有不发及浆不全者，其毒何能尽乎？愚故谓烂喉之症，乃温毒挟胎毒而发也，否则何以二十年前无烂喉症，二十年后烂喉甚多乎？忆七八年前，京师传来白喉风方，一派甘凉养阴之药，以疏散解毒为禁剂，轰传一时。医者未见此症，从而和之，病家信之，枉杀儿命无数。以愚之见，若寻常痧子，从张氏言之已详。如发热甫起即口燥舌干，痧子未见，但肤色红肿，已有咽痛喉肿等情，深恐烂喉，不妨先投微辛轻凉之法，为桑、菊、银、翘、牛蒡、元参、中黄、射干、杏、贝、栀、芩之类，清泄解毒，兼以吹药。便闭者，入酒磨大黄七八分或钱许，微下以逐其蕴伏之毒，泄其外兼清其内。若其势不衰，竟是烂喉，可用犀角、大黄、神犀丹、清瘟败毒散、竹叶石

膏去半夏之类选用，津伤者佐麦冬、花粉、石斛之类，总以凉解气血之燔，兼解毒逐毒之法，重者犀角、石膏宜重用，吹喉药亦不可少，如锡类散之类。重用犀、黄，不可重珠粉，以犀、黄幽香解毒，珍珠沉阴下降也。当此之际，泄散固不可，而一味清滋养阴亦断非是。盖清滋腻膈、养阴凝滞使邪无路泄，毒不能解，乃入井下石之治也。愚于七八年前，已有温毒挟胎毒之说，无论人不我信，亦不敢自信。今思之验之，更觉得有理。若欲预防之法，惟牛痘后再种苗痘，势必轻稳而毒清也，否则古有稀痘方，无免烂喉丹痧方，亦不过节慎饮食寒暖而已。质之诸君，以为然否，幸以教我，爰拟一方于后，预免烂喉丹痧神方，服之可免烂喉丹痧之患。

乌犀角磨极细，三钱　羚羊角磨极细，三钱　粉甘草生晒为研粉，五钱　真犀黄一钱五分　真血珀一钱，上二味用灯心三分研极细末　川黄柏五钱　鳖甲盐水炙脆，研，三钱　子黄芩生晒，研，五钱　穿山甲炒脆研，一钱五分　青木香生晒，研，一钱五分　九节菖蒲生晒，研，二钱　紫草茸生晒，研，一钱五分　大生地切薄片，以陈酒四两浸一宿，绞汁捣丸，一两五钱　黑大豆一合　小赤豆一合　青绿豆一合

上十八味，先用青竹筒一段，两头留节，截去一头。将三豆水润，用甘草粉拌匀，装入竹筒内，原盖盖好，竹钉钉牢，用黄蜡封口，冬至后浸露天粪坑中，十日夜取出，于长流水中再漂，七日夜取出劈开，将豆晒干研细末，细筛筛之，合前药称净末和一处，以生地大黄汁捣为丸（不足稍加炼蜜）。每粒干重五分，朱砂为衣，择天德黄道吉日修合。三岁五岁儿，每年交小寒、冬至节服三粒，开水磨；大寒节服三粒，分三日每晨空心服一粒。交立春节再服三粒，春分

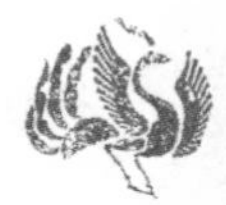

服三粒，不及三岁酌减如上法。忌辛辣发物，可免烂喉丹痧之患矣。连服三年，十岁儿倍之。上方从稀痘方脱胎而来。以黑豆入肾，赤豆入心，绿豆入肝，佐以甘草，制如人中黄法，通解五脏先天胎毒。以犀、羚、犀黄、琥珀幽香之品解瘟热毒，兼解胎毒；臣以生地、黄柏、黄芩、大黄，清瘟热而泻上下焦蕴伏之火；佐以鳖甲入阴，菖蒲豁痰开窍，以紫茸引入血分、木香引入气分为使；穿山甲穿经入络，直达病所，为之向导。吾意先天之胎毒，后天之瘟毒，尽可豁然而清矣。

前论牛痘之毒不清，何以不再出时痘而发烂喉丹痧乎？盖以牛痘已泄肌肉经络之毒，惟五脏深伏之毒不泄。惟其深伏五脏，不能再传经络肌肉而出时痘。有伏二三年者，有伏七八年者，遇瘟毒盛年与瘟毒同发。挟君相二火上炎之势，直冲清道。咽喉为五脏经脉聚会之道，无有不受灾矣。即时痘亦挟温热而发，所以险重者多。丹痧为温热之病，即不烂喉，其重者亦有胎毒不清之故也（按肺脉系喉管，心脉挟咽，脾脉挟咽连舌本，肝脉循喉咙之后，肾脉循喉咙。至六腑之脉者，不过颈上头也）。

肝胃气论

天为积气所成，气阳也，从地底上升无极而为天；水阴也，从天下降雨露而灌江河为水。人身营出中焦，心生血也；卫出下焦，丹田化气也，亦由天之气升于下，水降于上也。运行于脏腑者曰气血，运行于四肢经脉者曰营卫。营卫二字，犹循环护卫，不使外邪干犯之意，黄农命

名非无意。妇女之病，每多清阳之气不上升，浊阴之水不下达。中阳失化，中焦少转输，水与气结而患痞胀满痛，或泛呕酸苦，人以为情志不遂所致，名之曰肝气，其实非情志之病，乃中焦阳气不振不能化水饮布输洒陈而归膀胱也。夫土主四维，运化水谷。脾土之阳气弱，不能运胃中之水饮，胃积水饮则脾寒胃湿，金气囚而不降，木气郁而不达，木郁则克土，横逆于中脘，为脘痛脘胀；木火蒸其湿饮，则变酸苦黄涎；金郁土中，且变辛辣之味，其原皆由中焦阳微而起。治以丹溪左金法，吴茱萸宜加重，盖非辛通不能达木之郁也；痛甚者用肉桂，辛甘气香，尤能温脾平肝；呕吐用制半夏、茯苓；降逆则旋覆代赭、苏子之类；宣气则乌药、香附、白豆蔻；如饮积重而体实者，控涎丹以下之，中虚者不可妄投，恐饮邪去而中气不复也；胆木郁陷者，加减逍遥法，此证少年之女喜餐凉嗜酸得之俱多。

切脉论续

读王叔和《脉经》、李濒湖《脉诀》，病其头绪太多，使后学无从下手。所言二十四脉，每有见此病而非此脉，见此脉而非此病者。且相类甚多，如细之与小，微之与弱，弦之与急，牢之与紧，数之与疾，皆相类似，虽细细推求，终属仿佛疑似。愚谓诊脉当取其大纲以意会之，不宜过分深求，求之至深，于病情反难捉摸。以仿佛疑似之脉合之，病情大致亦相去不远。惟牢、紧、数、疾稍有不同。夫望问闻切为四诊，切脉居后，必先从望、问、闻三者细细详

审，是表是里，是寒是热，是虚是实，然后切脉以合之。其合也固无疑，不合也须寻思其何以不合处寻出原委，庶有定见。《脉经》之浮表沉里，迟寒数热，不过言其大概，亦有浮不在表，沉不在里，迟非寒，数非热者，此故非一言可尽。肺为血气之末，血气通畅，脉亦顺四时，圆转流利。既病矣，血气之流行自与无病者不同，切脉不过察病人之血气盛衰、虚实寒热而已。病有数百种变态不常，岂二十四脉能概之乎？尤宜知其人之常脉，而后方知其病脉。人之禀性不同，脉体亦异，有素大素小，素沉素细者，其间真假虚实，却宜细细推求，未可一依《脉诀》陈言。盖脉之变动，推而广之，虽二十四不能尽，约而言之，不过刚、柔、大、小、浮、沉、缓、急可概矣。其遏要在和缓从容，有根有神，无论何脉，中有和缓之象者，病必可治；全无和缓者，虽轻病难治，重病必死矣。夫和者，柔也，缓者，软也，从容者，不疾不徐，应指圆稳也。能从此四字推而求之，病无遁情矣。脉学当以《内经》、仲景为主，然仲景之言，亦当以意会，其言如蛛蜘丝，如羹上肥，乃微细难求、轻浮泛泛无根之意。按朱晦翁谓《脉经》非叔和著，乃高阳生伪托，信然。西医论脉，谓两臂两条血管，何有寸、关、尺之分。要大皆大，要小皆小，可笑中国医生将两条血管，一寸之中分为三部九候。夫血气固有盛、衰、大、小、迟、数，即盛衰之象也，安有前三分后三分，而病情大异乎？此真欺人之言也。余读之似属有理，盖中国医书不可信者甚多，无怪其讥诮之也。不知医理深微，脉理更微，彼固不知，所以终身在梦中耳。余则读古人书，不敢菲薄，是非得失，以意会之，断之于心云尔。

五痫丸方论

五痫者，俗名羊头风病也，发时其声有类猪、羊、狗、马、牛之鸣，故方书谓之五痫。发则自亦不知，不论在家在外，忽然跌倒，口中白沫直流，声如羊鸣猪叫，戛齿嚼舌，两目上视，经一二时之久，吐去白沫，慢慢起坐如无病矣。此病小儿甚多，成人亦有，老年多无此病。其发或为外感引动，或劳碌过甚，肺胃之气一有不顺，乃肝风胆火猝发，冲击其胃中之痰浊，胃之五窍不宣，惟有气逆神蒙，肺亦不降，风痰上塞，故作恶声耳。顷之肝胆之风火渐定，肺胃之气得转，白沫吐出，神清气爽，病自平矣。此症究不知何因而起，小儿亦每有之。此病古方甚少且无效者多，余谓此病非邪犯包络，乃胆胃病也。盖胃有五窍，《经》谓胃之五窍者，闾里门户也。风痰堵塞其胃之五窍，则肺失降，胆失升，三焦之气闭塞，神明猝然昏糊，木来克土，风阳上击其痰浊，致白沫上泛，迨白沫得出，胃中安和，病自退矣。若病久脏真伤则难治矣，因制一方，二十年来治愈多人，颇有效验，兹录方于下。

人参切片，烘脆，三钱　石菖蒲九节者，切细，烘，三钱　远志肉三钱　茯苓三钱　半夏曲炒，三钱　牛胆星烘脆，三钱　真针砂火煅、醋淬三次，水飞，三钱　竹节白附子切片，姜汁炒透，三钱　羚羊角剉，研极细　炙乳香去油，一钱　原麝香五分　巴豆霜研如面，去净油，二分　锦纹大黄生研，三钱　飞辰砂为衣，三钱　肥甘遂甘草汤泡，晒干，研末，以不落水猪心血拌蒸三次，再干研末，三钱　白明矾研末，三钱　肥皂荚拣不蛀者去子弦，研细末，入明矾内熬枯，再研细，称净末，三钱

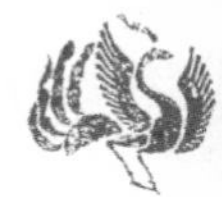

上十七味，选地道依法炮制，各称净末，和一处。用鲜原竹沥三两、生姜汁三钱同研和，稍加炼白蜜为丸，如鸡豆子大，朱砂为衣，晒干，磁器密封。每服一钱，十岁以上服钱半，钩藤、薄荷汤送。竹沥一两、姜汁三匙送更妙，不发时服五分可矣。

此方以人参、半夏、茯苓和胃扶正而通阴阳，羚羊、针砂、牛胆星清肝胆风火而平木，白矾、皂荚、菖蒲、远志、白附子豁痰通窍，巴霜、大黄、甘遂荡涤寒热痰积，熏陆、麝香开窍，领诸药至病所，辰砂为衣，辟邪镇惊心也。合而论之，熄风镇肝、豁痰宣窍之方也，小儿急惊风亦可治，大人中风等亦治之。

脏腑五行生化标本说

经文谓：肺与大肠、心与小肠、脾与胃、肝与胆、肾与膀胱，各为表里，乃五行气类相同，不过有阴阳、功用不同之分，故曰：表里为用耳。余拟相生之义，若肺与膀胱、心与胃、脾与大肠、肝与小肠、肾与胆，五形相生标本为用，亦似经文之表里，盖有说焉。夫肺属手太阴，居至高之位，行气于一身，外主皮毛，为卫气以御百邪，体阴而用阳。膀胱为足太阳，三阳之冠，主一身卫外之阳气，以御外邪，本体为寒水之府，其藏水也，不得肺家阳气之化，则膀胱癃闭、水溺不能出矣，是膀胱与肺相因为用，可称表里焉。

手少阴心为至阳之脏，亦居至高之位，主神明而生血，血得肺气之化流灌脏腑、经脉，百骸赖以柔润，体阳而用

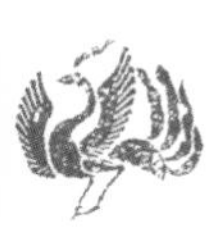

阳，故亦称太阳。胃为水谷之海，属足阳明，两阳合明，亦体阳用阳，同气相求，水谷入于胃中，不得心火之熏蒸变化，饮食不能腐熟而化膏液，犹地土之生物不得日光煦照，则不能畅茂条达。将冷灶无烟，百骸失其滋生矣，火生土为表里也。

脾属足太阴湿土。阴土者卑下之土也，终年湿润，不得肾中命火之蒸腾，则为死物，不能发越阳土之气，而化生万物。大肠属燥金，为手阳明，燥气太甚不得湿土之濡润，则呆钝而消化无力，渣滓燥结不能出。燥金之不觉其燥者，湿土濡润之力也，故可称表里焉。

肝为阴木，属足厥阴。阴木者，津润之木也，主藏血，其体虽阴，其性则刚，故有将军之称。若阴血亏损，则燥急火生，世言阴虚者，大抵肝血不足，肝风虚阳上扰，诸病生矣。血液足始小肠润泽，消化健而传送速。小肠为火府，属手太阳阳火之府，以阴木之血滋之，自不燥热，二肠居下，转属手经，阴阳错综变化无方，为表里焉。

肾为阴水，属足少阴。少阴者，阴极阳生，阴中之阳也。虽属水府，而中藏阳气，犹地底生火，即为命火藏水土之中含蓄不露，其火挟水气而上升蒸腾变化，脏腑之气赖以输布，得以灌溉滋生，若肾中水火衰弱，身即委顿，诸病生矣。胆为阳木，属足少阳，乃阳气始生之府，以汁为用。肾主五液，肾气不足，水亏火衰，则胆汁不足，不但大便不润，且精神委顿，谋虑决断皆不用矣。盖胆得肾中水火之气，犹冬藏而变春生，乃汁足而力全，故可为表里也。此以五行相生相化而言，于《素问》别树一说，未知有理否，俟有识者正之。

三奇方

余生平得三奇方，皆亲经验。少时，右无名指生一疔，痛彻三昼夜，不能合目。外科云蛇眼疔，刀刺药敷其痛不减。忽邻老鲍某见之云，只须虾蟆肝捣烂敷之，移时觅得敷之，其痛即止，渐即向愈。又五年前，煎滚鸦片膏，倾于手背，其痛难当，检《玉历钞》传云，烧酒敷之效，即取高粱拭之，其痛如失，顷之又痛又敷，两时许，痛平肿退，并不起泡，经四五日，脱皮而愈。今年九月左盘牙齿痛，三日不止，贴牙痛白玉膏稍减，似不定。内子云，醋浸生大蒜敷之宜效。取蒜一瓣切碎，醋浸片时，捣烂敷颊下牙根痛处，皮肤如火灼，其痛截然而止，惟其齿活动不能嚼物矣。年五十四，目昏齿落，宜其如此。记此三方，以便人用。醋蒜敷一二时，即洗去，否则起泡。

南门外颜巷有白果治肺痈，以陈白果浸真菜油内，数年晒干，未知是否。

治臌胀单方

症患臌病，此方真为第一神效。病愈者须要点天香十天，又各庙烧香。

金匮肾气丸六钱　沉香粉四钱　益智仁五钱　带皮苓五钱

大温中丸六钱　车前子三钱　生麦芽二钱　广藿梗二钱　陈香橼四钱　葶苈五钱　佩兰叶二钱　海南子一钱　冬瓜皮五钱

八月札二钱　福泽泻二钱

又方用猪水胞一个，吹气胀大，内入生大黄二两，蔻米二分，老胆矾五分，共研细末，入内扎脐腹中，倘干，再用一个即愈。亦要烧天香十天，诚则有灵，不可心惑。

世有猴枣。猴伤于猎，自采草药以治愈而成疤，再为人获。疤中有物如石子，圆润光洁，名猴枣，入药清凉解毒，亦犹牛黄、狗宝难得所贵矣。

小儿赤游丹至脐腹膨胀即死，读《野叟曝言》云："以川连三钱，核桃七枚。煎浓汁灌下，外以甘草汤软帛洗净，拭以陈胞水，濒死可活"，未知验否，志之俟后日一试。

治病知原委譬儒家作文

圣人云"治病必求其本"，本者何？病之原委也。必先明原委，而后可以议药。譬如作文者，必先明题旨，而后可以论文。若题旨不明，文章虽佳妙，其如与题无涉，何然文不着题，害至功名。如用药不当，有误性命，医家治病，顾可不先论病之原委哉。今时医家、病家往往掩病论药，而病家尤甚。医开一方，先指而论之曰某药寒，某药泻，言之凿凿，至病之原委，茫然不知，深可慨矣。余目见郑氏女，病湿温一月，表热已退，胸痞呕恶，医见其苔灰舌红也，再三下之，大便不通，延余。余曰：中有痰饮，胃气已虚，阳明之气不肯下降，虽有积滞不可不下也。今即再下，亦不能通，即勉强通之，病邪不伏，反多变端，更难为矣，苟用辛苦芳淡，和其中，开其痰，气通

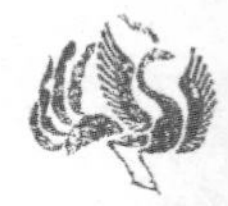

病解，不必下业而大便自通，通后更无他变。其父不信，以为积滞，非通不可，连进生军数帖，大便大通，通后呃逆昏厥，三日而死。冤哉此女，竟为医杀之耳。余每论大便之理，譬如行舟。舟无水不行，便犹舟也，气犹水也，阳明之气通降，不能业力而行，其不行者，其气不通也。须明其何故不行，以法行之，未可辄与硝黄攻伐，二药最伤中气。中气受伤，病必难治。要知三承气乃专攻肠胃实热，当瞻前顾后，有汗多禁忌，医者不可不知也。

农家占节气医家占疾病说

农家觇节令之风寒，以占年岁，医无占时令之寒温，预知疾病，其理一也。丁酉岁朝，西北风狂燥，其年秋成大歉，冬令温暖如春，雨雪绝少。戊戌立春节，东风岁朝亦然。正月二月，阴雨连绵，严寒彻骨，农家牛死过半。交三月春，温病大行，慧日寺乞丐一月中路毙四十余名，寺前后人家病死者亦数十人，端午后始病平静。五六月间米升至六十四钱，幸其秋田稻倍收，幸其各州县发赈施粥，得以苟延。若秋成再欠，必至大乱矣。八月初至己亥元旦，历五月之久，晴旱无雨，虽小雨三四次，不及一寸，家家井涸，河中无水，麦苗未种者十四五，种而已出者亦枯萎，冬令如春。立春日西北风烈，烈而寒冷。元日则东南风，朝阴暮晴。予谓：今春温病必多。年岁必歉，颇耽杞忧，记之以占后效耳。光绪二十五年，己亥岁元旦志。

治便秘用紫菀一味论

已亥正月，借读瞿氏铁琴铜剑楼藏书。目录中载：影钞宋本《史载之方》二卷。言载之疗蔡元长大肠秘，因市紫菀以进，须臾遂通。此其大便秘门，正有紫菀一方。《宋稗类钞》载眉州朱师古得异疾，趋郡谒史载之，载之言病名为食挂，谓出《素问》，制药服之，三日久愈。不言所用何药，按宋时眉州属成都，是载之为成都人也。予按《素问》并无食挂之病名，要是妄造以眩人耳目耳。若紫菀之疗大便秘，乃开肺气以通大肠之闭塞，甚有思路。盖肺与大肠相表里，肺气窒而不降，胃气不得下行，大便不通，肺以通大肠。古人用药，诚有至理所在。

时医治温病发疹不发疹辨

今时俗医，一见寒热证，不问轻重，先恐吓病家，要发红白疹。病家一闻此言，不但闭窗塞户，重衣厚被，要其大汗，甚则数人守压，不许动抬，如是危殆者不可胜计。其实病之轻重、愈不愈，不在发疹不发疹。盖红疹发于营分，白疹发于卫分，内属心肺，外在肌肤。其来源不深，里热蒸腾于营卫发出耳，每每红白疹密布，表里之灼热仍不解。此何故表解而里不解也？温邪由里出表，要必里热化始表热亦解。虽不发疹，亦未尝不愈。且春温湿温每每发疹，若伏暑湿热疟疾、脾胃肝胆病多不发疹。亦有发疹者，药误使之耳。药不对病，寒热郁蒸，经旬不解，汗出

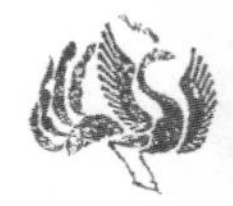

太多，热蒸津液，逼于皮外，从毛窍而出。其来更浅，更无关病之安危也。再论发㾦，固无关大局，然既两㾦透发之后，要神情清爽，表热退而里热亦松，口不渴，舌苔化，脉亦和，方谓表解里化。若㾦已透发，表里之热仍灼，此热在里不在表也。须知㾦发于皮肤肌肉，与脏腑无涉，多发最伤津气。古人言：水晶㾦，气液伤，白如枯骨，无精光者死，气液竭也。前人论发㾦者甚少，惟叶氏略言之，因述大概于此。

弘扬国粹、传承中医，从典籍整理做起

中华人民共和国科学技术部科技基础性工作专项资金项目
中医药古籍与方志的文献整理（课题号：2009FY120300）

中医古籍是中医学术的重要载体，蕴涵了宝贵而丰富的资料和文化原创潜质。中医古籍不可再生，对其整理和研究是实现抢救性保护的重要手段，这对于中医药学术传承和发扬具有重要意义。

本次出版的40余种中医珍稀古籍，是从未单行点校整理出版的珍本医籍中遴选而来。本套丛书的选辑通过书目考察、实地调研、辨析内容、核实版本、详查书品，从学术价值、文献价值、版本价值、书品状况等方面进行综合评价，选择其中学术价值和文献价值较高者。除按照现行古籍整理方法予以标点、校对、注释外，为突出所选古籍学术特色和价值，由点校整理者在深入研究原著的基础上，对每一种古籍撰写导读，包括全书概述、作者简介、学术内容与特色、临床及使用价值等，对于读者阅读掌握全书，大有裨益。几易寒暑，书凡40余册，结集出版，总其名为“中医药古籍珍善本点校丛书”，以飨读者。

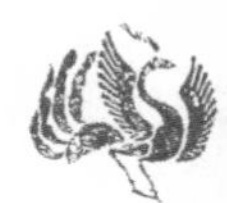

中医药古籍珍善本点校丛书

一、医经

《黄帝内经始生考》 定价：22.00 元
（明）佚名 撰著

《难经古注校补》 定价：22.00 元
（清）力钧 著

二、外科

《外科集验方》 定价：18.00 元
（明）周文采 编撰

三、妇、儿科

《女科心法》 定价：22.00 元
（明）郑钦谕 撰

《胎产大法》 定价：18.00 元
（清）程从美 著

《新刻幼科百效全书》 定价：28.00 元
（明）龚居中 撰

《幼科集粹大成》 定价：18.00 元
（明）冯其盛 编撰

四、五官科

《白驹谷罗贞喉科·眼科六要》 定价：18.00 元
（清）罗贞 //（清）陈国笃 撰

《眼科启明》 定价：26.00 元
（清）邓雄勋 撰

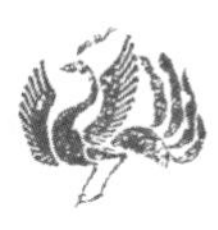

五、通治

《士林余业医学全书》 定价：58.00元

（明）叶云龙 撰

《医学脉灯》 定价：28.00元

（清）常朝宣 著

《灵兰社稿》 定价：48.00元

（清）佚名 撰

《太素心法便览》 定价：24.00元

（明）宋培 撰

《医家赤帜益辨全书》 定价：86.00元

（明）吴文炳 撰

《医学原始》 定价：38.00元

（清）王宏翰 著

《名医选要》 定价：68.00元

（明）沈应旸 著

《医林口谱六治秘书》 定价：46.00元

（清）周笙 纂集

《敬修堂医源经旨》 定价：68.00元

（明）余世用 著 李日宣 编

六、方书

《神效集》 定价：24.00元

（清）无名氏 著

《新刻经验积玉单方》 定价：16.00元

（明）艾应期 撰

《脉症治方》 定价：28.00元

（明）吴正伦 著

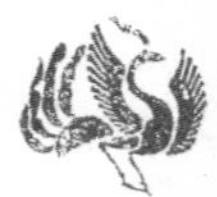

《汇生集要》 定价：36.00元

（清）陈廷瑞 著

《悬袖便方》 定价：28.00元

（明）张延登 著

七、本草

《要药分剂补正》 定价：68.00元

（清）刘鹗补正

八、医案医话医论

《婺源余先生医案·续貂集》 定价：28.00元

（清）余国佩 著//（清）刘文正 著

《冰壑老人医案·东皋草堂医案》 定价：26.00元

（明）金九渊 撰//（清）王式钰 撰

《鲁峰医案》 定价：16.00元

（清）鲁峰 撰

《倚云轩医案医话医论》 定价：48.00元

（清）方耕霞 著

《续名医类案》 定价：350.00元/套

（清）许勉焕 辑著

《清代三家医案合编》 定价：36.00元

（清）吴金寿 汇辑

《崇陵病案》 定价：18.00元

（清）力钧 著

《奇效医述·两都医案》 定价：28.00元

（明）聂尚恒 著//（明）倪士奇 著

《大方医验大成》 定价：28.00元

（明）秦昌遇 撰

九、诊法

《太素脉要·脉荟》 定价：16.00元

（明）程大中 著//（明）程伊 著

十、伤寒金匮

《伤寒选录》 定价：99.00元

（明）汪机 辑

《金匮方论衍义》 定价：36.00元

（明）赵以德 著

《高注金匮要略》 定价：68.00元

（清）高学山 撰

十一、针灸

《铜人徐氏针灸合刻》 定价：38.00元

（明）徐凤 著

《罗遗编》 定价：18.00元

（清）陈廷铨 撰

十二、养生

《卫生要诀》 定价：18.00元

（清）范在文 著

《张三丰医学三书》 定价：68.00元

（明）孙天仁等 编辑

学苑出版社医药编辑室

陈　辉　付国英

2015.5